レジデントノート別冊

救急・ERノート ⑨

犯人は誰だ！

急性中毒を推理・解決する

症状から見極め診断・治療する、実践的ケーススタディ

上條吉人／編

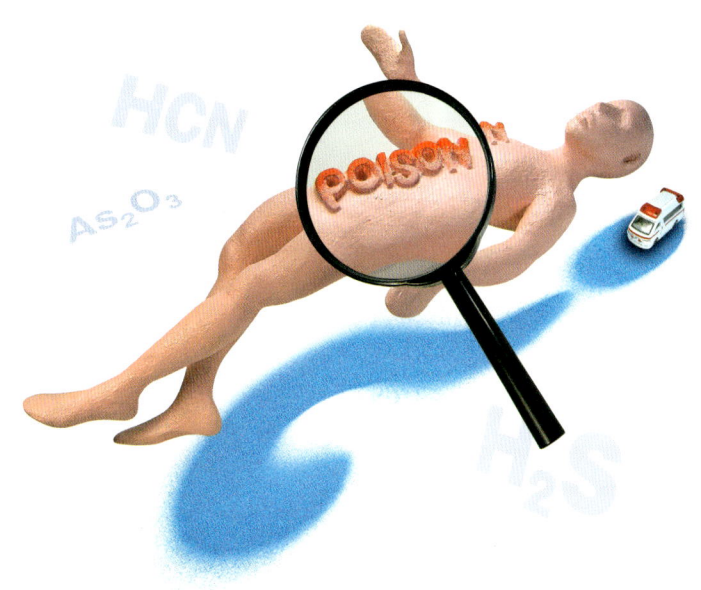

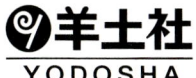

謹告

　本書に記載されている診断法・治療法に関しては，発行時点における最新の情報に基づき，正確を期するよう，著者ならびに出版社はそれぞれ最善の努力を払っております．しかし，医学，医療の進歩により，記載された内容が正確かつ完全ではなくなる場合もございます．

　したがって，実際の診断法・治療法で，熟知していない，あるいは汎用されていない新薬をはじめとする医薬品の使用，検査の実施および判読にあたっては，まず医薬品添付文書や機器および試薬の説明書で確認され，また診療技術に関しては十分考慮されたうえで，常に細心の注意を払われるようお願いいたします．

　本書記載の診断法・治療法・医薬品・検査法・疾患への適応などが，その後の医学研究ならびに医療の進歩により本書発行後に変更された場合，その診断法・治療法・医薬品・検査法・疾患への適応などによる不測の事故に対して，著者ならびに出版社はその責を負いかねますのでご了承ください．

序

　2011年より日本中毒学会は臨床中毒学の分野における豊富な臨床経験や知識が認められた先生方を『クリニカル・トキシコロジスト』として認定する制度を発足させました．『クリニカル・トキシコロジスト』は医師に限らず，薬剤師，法医学者，獣医学者，薬毒物分析担当者，日本中毒情報センター職員，科学捜査研究所職員など多職種におよびます．これまでに，150名弱のクリニカル・トキシコロジストが誕生しています．医療現場では，多職種による『チーム医療』の重要性がうたわれているなかで，職種を超えた絆が最大の特徴であり魅力でもあるこの制度の立ち上げに私も少なからず貢献できたことに大きな喜びを感じています．そこで，本書ではクリニカル・トキシコロジストの先生方に急性中毒の推理の道筋と解決の極意を，救急医療を志す若手の先生方に伝授していただこうと思います．

　救急医療を志す若手の先生方は，原因不明の重篤な病態で搬送された患者が実は急性中毒であったという症例を経験することがあると思います．「患者（被害者／ガイシャ）」が搬送されてきたとき，まず，「動機」などから「急性中毒事例（事件／ヤマ）」であることを疑い，「発見された状況，sign & symptoms, 検査所見（鑑識結果）」などから「原因薬毒物（犯人／ホシ）」を「推定」して，「薬毒物分析（科学捜査）」や「生活歴，既往歴，処方歴（アリバイ）」などから「裏を取る」いわば「謎解き」を経て「診断（犯人の特定）」に至るといった「推理」を行い，解毒薬などを用いて治療することによって「解決」します．「推理・解決」が見事にはまって，患者を救命できたときは，この上ない喜びを感じます．本書の執筆者であるクリニカル・トキシコロジストの先生方はこのような喜びを数多く経験しています．

　そこで今回，クリニカル・トキシコロジストの先生方に，急性中毒事例であることを疑い，患者の発見された状況，患者のsign & symptoms, 検査所見などから原因薬毒物を推定し，生活歴，既往歴，処方歴，薬毒物分析などから裏を取って診断に至るといった推理の道筋，および適切に治療するといった解決の極意を示していただき，救急医療を志す若手の先生方に急性中毒診療の魅力を存分に伝えていただこうと思います．

　皆様の日頃の救急医療現場での診療にお役立ていただければ幸いです．

2013年6月

上條吉人

レジデントノート別冊
救急・ERノート ⑨

犯人は誰だ！急性中毒を推理・解決する
症状から見極め診断・治療する、実践的ケーススタディ

上條吉人／編

序 ────────────────────────── 上條吉人 ……… 3
カラーアトラス ─────────────────────────── 9
執筆者一覧 ─────────────────────────── 11

第1章 【総論】中毒診療の基本の方法をマスターしよう

1 推理力を磨こう〜中毒を見抜くためのポイント ───── 上條吉人 ……… 14
■ 急性中毒事例（事件〈ヤマ〉）であると疑う　■ 動機を解明する　■ 原因薬毒物（犯人〈ホシ〉）を推定する

2 急性中毒診療の5大原則 ───────────── 上條吉人 ……… 18
■ 吸収の阻害　■ 排泄の促進　■ 解毒薬・拮抗薬　■ 精神科的評価および対応

3 【Special Tips】急性中毒診療に役立つ語呂合わせ ── 上條吉人 ……… 26
● THIN FOG：原因不明の意識障害の鑑別に用いる薬物　● CHEMIST：アニオンギャップ開大性代謝性アシドーシスの原因となる薬毒物　● GAME：浸透圧ギャップの原因となる薬毒物　● CASH：横紋筋融解症の原因となる薬毒物　● 3AsまたはABC：急性中毒の三大合併症　● CAT MEAL：血液浄化法の適応となる薬毒物

contents

第2章 実践！中毒診療〜謎を解き診断に至る推理の道筋

1 昏睡状態，心室頻拍　42歳，女性 ―――― 上條吉人 ……… 32
- 極意 ● 炭酸水素ナトリウムの静注
- One More Experience ● 静脈脂肪乳剤による治療

2 昏睡状態，著しい呼吸抑制　35歳，男性 ―――― 植嶋利文 ……… 38
- One More Experience ● 投薬処方の依頼に潜む危険

3 昏睡状態　23歳，女性 ―――― 八木啓一 ……… 44

4 遷延する意識障害　31歳，女性 ―――― 織田 順 ……… 49
- 極意 ● フェノバルビタール中毒

5 徐脈，血圧低下，高血糖　21歳，女性 ―――― 村田厚夫 ……… 53
- 極意 ● "臨床推論"的診療
- One More Experience ● 静脈脂肪乳剤治療

6 徐脈，低血圧　49歳，男性 ―――― 佐藤 馨，池上敬一 ……… 58

7 徐脈，高カリウム血症　72歳，男性 ―――― 杉田 学 ……… 64

8 嘔吐，痙攣重積発作　26歳，男性 ―――― 森脇龍太郎，伊良部真一郎 ……… 70
- 極意 ● テオフィリン中毒における低カリウム血症
- One More Experience ● テオフィリンの急性中毒・慢性中毒

9 総合感冒薬の過量服用による悪心　38歳，女性 ―岩崎泰昌 ……… 77
- One More Experience ● N-アセチルシステイン（NAC）投与の工夫
  ● トライエージ® の結果についての意義づけ

10 嘔吐，過換気，耳鳴り　30歳，男性 ―――― 若井聡智，定光大海 ……… 84
- 極意 ● 尿アルカリ化 ● 血清サリチル酸濃度ノモグラム

11 意識障害，間欠的痙攣発作　29歳，男性 ―――― 須賀弘泰 ……… 91
- One More Experience ● 小児の急性薬物中毒

12 口腔粘膜，舌にびらん　76歳，女性 ―――― 岩崎泰昌 ……… 97
- One More Experience ● 血漿灌流による治療

救急・ERノート ❾

13 集団での副交感神経刺激症状 ──────── 奥村　徹 ······ **104**
　　極意 ● 状況から疑え！
　　One More Experience ● 日本の医療機関における化学テロ対応能力の現状

14 意識障害，ショック，徐脈，唾液量の増加　67歳，女性
　　──────────────────────── 神應知道 ······ **111**

15 遅発性呼吸停止　58歳，男性 ─────── 廣瀬保夫 ······ **116**
　　極意 ● グルホシネート中毒の治療のポイント

16 急性肺障害（ALI），腎障害　52歳，男性 ─ 山口　均 ······ **121**
　　極意 ● 胃洗浄について
　　One More Experience ● グリホサート中毒の疫学について

17 咽頭痛，前胸部痛，心窩部痛　46歳，男性 ── 石原　諭 ······ **128**
　　極意 ● 内視鏡検査に関する現在の考え方
　　One More Experience ● 超音波内視鏡による予後予測

18 全身に著名なチアノーゼ　60歳，男性 ──── 藤芳直彦 ······ **134**
　　極意 ● メトヘモグロビンの生成と体内動態
　　One More Experience ● メトヘモグロビン濃度と症状

19 酩酊，悪心，嘔吐　56歳，男性 ─────── 杉田　学 ······ **138**

20 昏睡，低体温，アセトン臭，下腿腫脹　26歳，男性
　　──────────────────────── 横山　隆 ······ **143**
　　極意 ● 急性薬物中毒における横紋筋融解症，急性腎不全

21 激しい嘔吐　50歳代，男性 ───── 久保健児，千代孝夫 ······ **150**

22 著しい呼吸困難　56歳，女性 ─────── 池内尚司 ······ **158**
　　極意 ● 観察期間が重要
　　　　　● Reactive airways dysfunction syndrome（RADS）と呼吸機能検査

23 入浴中の意識障害　71歳，女性 ────── 八木啓一 ······ **164**
　　One More Experience ● CO中毒に対する高気圧酸素療法（HBO）の適応について

24 交感神経症状を伴う興奮状態　39歳，男性 ── 清田和也 ······ **170**
　　One More Experience ● 疑うことから

contents

25 縮瞳，昏睡，呼吸抑制　68歳，女性 ———丸山克之……175
極意 ●ナロキソン塩酸塩の薬物動態

26 著しい精神運動興奮，痙攣　25歳，男性 ———井出文子……179

27 口唇のしびれ，呼吸困難　66歳，男性 ———廣瀬保夫……185
極意 ●フグ中毒で最も重要な対処法

28 口のしびれ，不整脈　25歳，男性 ———八木啓一……190

29 指先から上腕に拡がる著しい腫脹　72歳，女性 ———林田昌子……196
極意 ●血清病の予防

第3章　Pros & Cons〜あなたならどうする？

1 今暴かれるPAMの素顔
有機リン中毒にPAMを投与すべきか？
有罪？ 無罪？ 裁くのはあなた ———冨岡譲二……202
【Cons 反対論】❶起訴状：PAMの何が問題なのか　❷検察側の冒頭陳述〜PAMの罪状とその証拠　【Pros 賛成論】❶PAMの臨床効果　❷PAMの予後改善効果　【再度 Cons 反対論】

2 一酸化炭素中毒に高気圧酸素療法を施行すべきか？
———井出俊光……208
【Pros 賛成論】❶HBOは遅発性神経症状を改善する　【Cons 反対論】❶CO中毒の病態は急性期の低酸素障害だけではない　❷臨床研究

第4章　専門家も陥ったピットフォール〜失敗から学べ

1 アジ化ナトリウム集団中毒の体験から ———廣瀬保夫……214
❶救急通報から搬送まで　❷ER到着　❸初期治療の方針は　❹原因毒物の推定…「解毒拮抗薬」はどうする？　❺混乱する現場で，医療スタッフが「具合が悪い」と訴えた　❻原因毒物と二次被害のメカニズムの判明
One More Experience ●トキシドロームとは　●胃内容のリスクを知っておこう

救急・ERノート ❾

2 クロルピクリンによる集団二次被害の体験から
毒物を飲んだ，と搬入依頼！〜何を考え，何を準備すべきか
———井 清司 ……218

❶事例の概要　❷被害を受けた人たちと経過　❸経過と対応，反省点　❹事後の対応策
One More Experience ●クロルピクリン中毒のその他の事例

3 地下鉄サリン事件の体験から
化学テロ対応の鍵と課題
———奥村 徹 ……223

❶医療機関は，個人防護の文化を　❷誰がウォームゾーンの命を救うのか　❸簡易避難呼吸防護具の普及　❹解毒薬早期投与の重要性

Column

医師でも知っておきたい薬毒物分析の基礎知識（藤田友嗣）	25
日本中毒情報センターの利用の仕方（黒木由美子）	30
急性中毒と推理小説①〜バルビツール酸と推理小説（上條吉人）	43
急性中毒と推理小説②〜ジギタリスと推理小説（上條吉人）	69
硫化水素自殺（上條吉人）	115
急性中毒と推理小説③〜青酸化合物と推理小説（上條吉人）	127
急性中毒と推理小説④〜ヒ素と推理小説（上條吉人）	157
急性中毒と推理小説⑤〜一酸化炭素と推理小説（上條吉人）	169
急性中毒と推理小説⑥〜違法薬物と推理小説（上條吉人）	184
急性中毒と推理小説⑦〜自然毒と推理小説（上條吉人）	189
急性中毒と推理小説⑧〜ニコチンと推理小説（上條吉人）	195

索引 ……226

Color Atlas

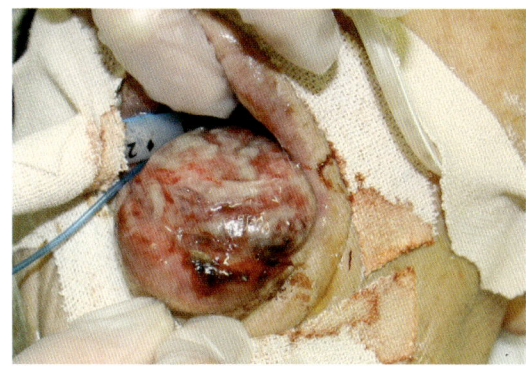

●患者の舌（p.98図1参照）
発赤，びらんが強く認められる

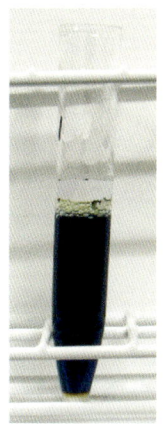

●尿中パラコート定性反応
　　（p.99図2参照）
患者の尿5 mLに水酸化ナトリウム0.1 g，ハイドロサルファイトナトリウム0.1 gを加えたところ，濃青色に変化

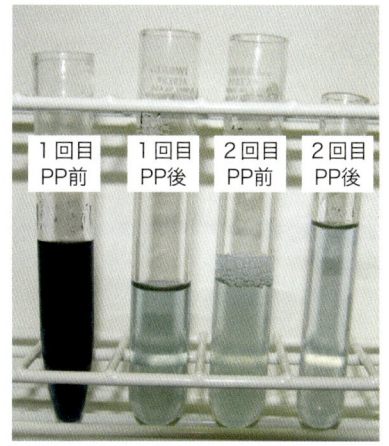

●1回目および2回目の血漿灌流（plasma perfusion：PP）前後の尿中パラコート定性反応（p.100図4参照）
1回の血漿灌流で血中のパラコート濃度が低下し，尿中へのパラコート排泄が減少したため，青色呈色が薄くなっている

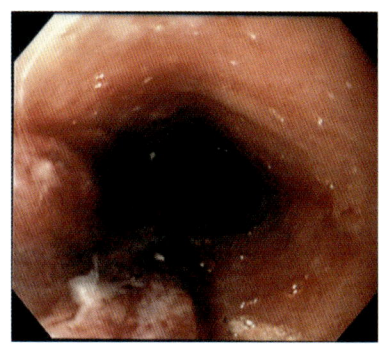

●食道の内視鏡所見（p.101図5参照）
食道粘膜に発赤，びらんが認められる

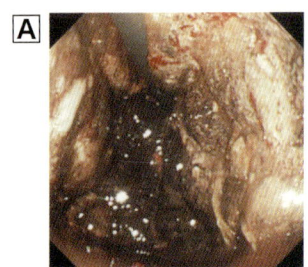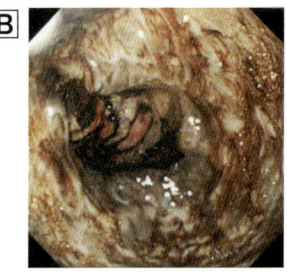

- ●食道から十二指腸に形成された深い潰瘍と白色痂皮（p.131図2参照）

A）食道，B）幽門

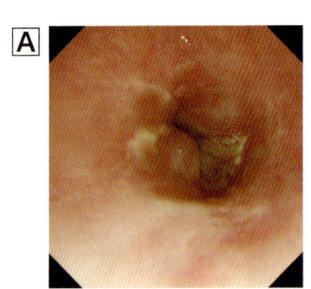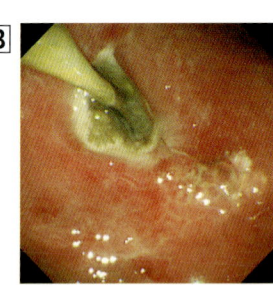

- ●食道から十二指腸に形成された治癒傾向にある潰瘍（p.131図3参照）

A）食道噴門部，B）幽門

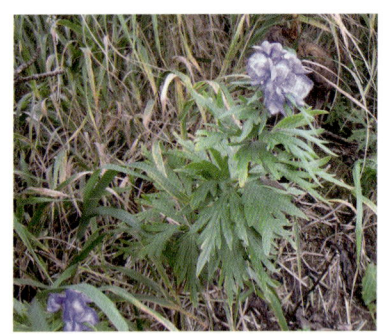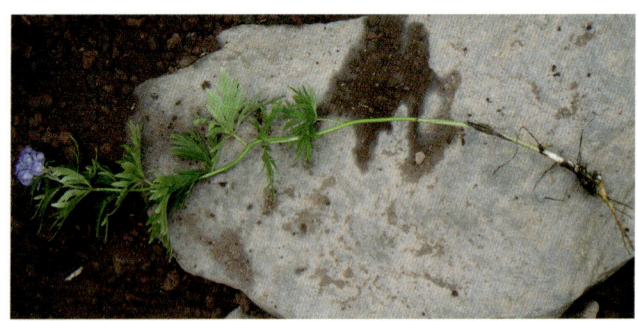

- ●トリカブト（リシリブシ）（p.193図2参照）

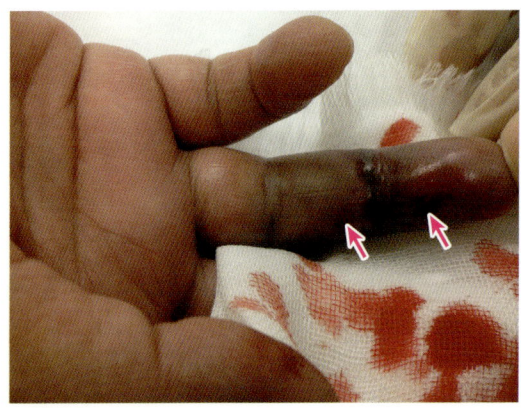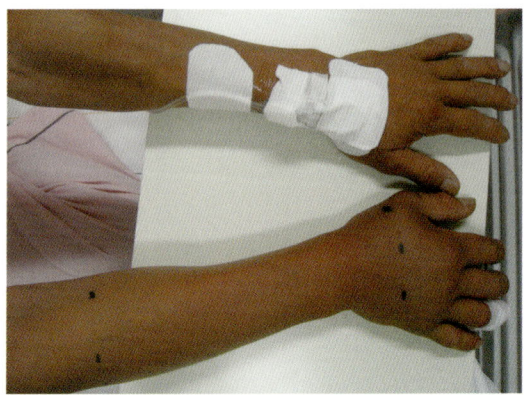

- ●来院時に認めた手指の傷（p.197図1参照）
- ●拡大する腫脹（p.199図3参照）

執筆者一覧

❖編集

上條吉人	北里大学医学部中毒・心身総合救急医学

❖執筆（掲載順）

上條吉人	北里大学医学部中毒・心身総合救急医学		奥村　徹	内閣官房安全保障・危機管理担当
藤田友嗣	岩手医科大学高度救命救急センター薬物毒物検査部門		神應知道	北里大学医学部中毒・心身総合救急医学
黒木由美子	公益財団法人日本中毒情報センター		廣瀬保夫	新潟市民病院救命救急・循環器病・脳卒中センター
植嶋利文	近畿大学医学部附属病院救命救急センター		山口　均	大垣市民病院救命救急センター
八木啓一	横浜市立みなと赤十字病院救命救急センター		石原　諭	兵庫県災害医療センター
織田　順	東京医科大学救急医学講座		藤芳直彦	千葉県救急医療センター
村田厚夫	福岡大学筑紫病院救急部		横山　隆	札幌東徳洲会病院腎臓内科・血液浄化センター
佐藤　馨	獨協医科大学越谷病院救急医療科		久保健児	日本赤十字社和歌山医療センター救急科部・感染症内科部
池上敬一	獨協医科大学越谷病院救命救急センター		千代孝夫	日本赤十字社和歌山医療センター高度救命救急センター
杉田　学	順天堂大学医学部附属練馬病院救急・集中治療科		池内尚司	防衛医科大学校病院救急部
森脇龍太郎	独立行政法人労働者健康福祉機構千葉労災病院救急・集中治療部		清田和也	さいたま赤十字病院救命救急センター
伊良部真一郎	独立行政法人労働者健康福祉機構千葉労災病院救急・集中治療部		丸山克之	近畿大学医学部附属病院救命救急センター
岩崎泰昌	広島大学病院高度救命救急センター・集中治療部		井出文子	北里大学医学部救命救急医学（現）関東労災病院精神科
若井聡智	独立行政法人国立病院機構大阪医療センター救命救急センター		林田昌子	福島県立医科大学地域救急医療支援講座
定光大海	独立行政法人国立病院機構大阪医療センター救命救急センター		冨岡譲二	整形外科米盛病院救急科
須賀弘泰	東京女子医科大学東医療センター救急医療科		井出俊光	北里大学医学部救命救急医学
			井　清司	熊本赤十字病院救命救急センター／集中治療部

第1章

【総論】
中毒診療の基本の方法をマスターしよう

第1章 【総論】中毒診療の基本の方法をマスターしよう

1 推理力を磨こう
～中毒を見抜くためのポイント

上條吉人

　推理小説の世界ではエルキュール・ポアロなどの名探偵が登場し，難解な毒殺事件に遭遇しても，見事な推理で解決してみせる．推理小説をヒントに，現実の救急医療現場ではどのようにして中毒を見抜いたらよいか考えてみよう．

1 急性中毒事例（事件〔ヤマ〕）であると疑う

　推理小説の世界であれば，犯人によって病死，中毒事故，服毒自殺などに偽装された事例を名探偵が毒殺事件であると疑い，見事な推理で解決してみせる．現実の世界ではどうだろうか？　実際に起こった，当初は毒殺事件と疑わなかったため危うく完全犯罪となるところであった事例を紹介する．

事例 1

沖縄トリカブト事件

　1986年5月20日，沖縄の石垣島を旅行していた33歳の女性に発汗や嘔吐などの症状が突然に出現した．女性はすぐに病院に搬送されたが，1時間後に心停止となり死亡した．「異常死体」として警察に届けられた遺体は行政解剖されたが，心臓の冠状動脈に石灰化が認められる以外に所見はなく死因は「心筋梗塞」と診断された．

　この事例では，**急性中毒事例であることを疑われず，病死として処理された**．ところが，後になって思いがけない展開をみせた．

　この女性の夫の最初の妻も2番目の妻も心臓疾患による死亡として処理され，夫は2人目の妻の死亡の際に1千万円の保険金を受け取っていた．さらに，夫は本女性に1億8千万円の保険金をかけていた．ところが，**保険会社は本女性の死亡に疑いがあるとして保険金の支払いを拒否し，民事裁判に発展した**．この裁判がマスコミに注目されたのをきっかけに事件が見直され，夫による保険金目的の殺人の可能性について再捜査された．幸いなことに，**本女性の死因に疑いを感じていた担当医師の指示で血液が保存されていた**．この血液を東北大学医学部附属病院（現 東北大学病院）薬剤部，水柿道直教授が分析したところ，高濃度のトリカブト毒であるアコニチン類（アコニチン22.7 ng/mL，ヒパコニチン

表1　意識障害の鑑別－AIUEO TIPS

A	Alcoholism	急性アルコール中毒など
I	Insulin	低血糖など
U	Uremia	尿毒症，肝性昏睡など
E	Encephalopathy, Epilepsy	急性脳血管障害，痙攣など
O	**Opiates, Overdose**	**急性中毒など**
T	Trauma	急性硬膜下出血など
I	Infection	髄膜炎，敗血症など
P	Psychiatric	緊張病性昏迷，解離性昏迷など
S	Syncope	洞不全症候群，血管迷走神経性失神など

> 37.8 ng/mL，メサコニチン41.4 ng/mL）が検出された．夫は殺人容疑で逮捕され，最終的には保険金目当てで妻にトリカブト毒を服用させて殺害したとして裁判で無期懲役が確定した．

　この事例が解決するきっかけとなったのは，保険会社と担当医師の抱いた**"疑い"**である．このように疑うことこそ，解決への糸口なのである．
　実際の救急医療現場では，当初は原因がわからず，最終的に急性中毒であることがしばしばある．原因がわからなかったら，**"急性中毒事例であることを疑う"**習慣をもつことが重要である．例えば，原因不明の意識障害の鑑別には古くから"AIUEO TIPS"という語呂合わせが用いられている（表1）．このなかには，"O"，すなわち"Opiates（オピオイド類）"などの中枢神経抑制のある薬毒物の摂取，または"Overdose（過量服薬）"，すなわち急性中毒も含まれている．意識障害に限らず原因がわからなかったら，**"急性中毒事例であることを疑う"**習慣をもとう．

2　動機を解明する

　推理小説の世界であれば，毒殺事件であると疑ったら，殺人の**"動機を解明する"**ことが重要になる．この事例の場合は保険金目当てという殺人の動機が解明されたことが**"急性中毒事例であることを疑う"**きっかけとなった．ただし，救急医療現場で殺人を目的とした急性中毒事例に遭遇することはほとんどない．仮に遭遇したとしても，動機の解明は警察に任せる以外にない．救急医療現場で多いのは**"自傷行為・自殺企図を目的とした急性中毒事例"**である．したがって自傷行為・自殺企図の**"動機を解明する"**ことこそが，**"急性中毒事例であることを疑う"**または**"裏付ける"**きっかけとなるはずである．そこで，うつ病などの精神疾患の病歴，自殺念慮（希死念慮）の存在，幻覚・妄想などの本人が苦痛に感じている精神症状の存在，金銭問題，対人関係，身体疾患などの悩み，自傷行為・自殺企図の既往，薬物の乱用・依存など

を確認することが重要である．

3 原因薬毒物（犯人 ホシ）を推定する

推理小説の世界であれば，名探偵が毒殺事件と見抜いた後，死に至るまでの症状や検死によって原因薬毒物が推定され，薬毒物分析の結果によって原因薬毒物が特定される．現実の世界ではどうだろうか？ 実際に起こった事例で，毒殺事件と疑ったものの原因薬毒物の推定に難渋した事例を紹介する．

事例 2

和歌山ヒ素カレー事件

1998年7月25日に和歌山県和歌山市の郊外にある園部という地域で，夏祭りのカレーライスを食べた町内の人々が次々に嘔吐や激しい下痢などの症状を呈して倒れ，4人が死亡するという事例が起きた．和歌山県警は患者の吐瀉物により10円硬貨が綺麗になったことから青酸化合物が検出されたと報道した．

この事例では，病院も警察も，当初は消化器症状のほかに特徴的な症状がないことから集団食中毒を疑った．その後，死亡者が続いたこともあり毒性の強い薬毒物による**"急性中毒事例であることを疑った"**結果，上記のように原因薬毒物を青酸化合物と推定した．ところが，実際には全く異なった毒物だったのである．

和歌山県警は8月2日にヒ素が検出されたと報道した．さらに，8月3日に聖マリアンナ医科大学への依頼検体よりヒ素が検出された．10日以上も経過してからヒ素による中毒であることが明らかになり，最終的に急性ヒ素中毒と診断された患者の数は63人に上った．後にカレーに三酸化ヒ素を混入したとして犯人が逮捕された．

本事例では，"急性中毒事例を疑う"まではよかったのだが，当初は，**"原因薬毒物を三酸化ヒ素ではなく誤って青酸化合物と推定してしまった"**のである．そのため，本事例では急性期にジメルカプロール（バル®）による解毒ができなかったことが，症状の悪化に影響したとして，和歌山市と患者が死亡した2病院が民事裁判で訴えられた．どちらの毒物も遠い昔から殺人事件に用いられた過去があり，また，多くの推理小説で毒殺の手段として用いられてきた（**Column 3，4参照**）．ところが，近年では，救急医療現場ではどちらの毒物による急性中毒事例も経験することは稀になってしまった．これらの急性中毒の**"sign & symptomsや検査所見（鑑識結果）"**に救急医療スタッフが慣れていなかったことが，原因薬毒物の推定に難渋した原因の1つではないだろうか．適切に原因薬毒物を推定するためには，経験の有無にかかわらず数多くの薬毒物による急性中毒の**"sign & symptomsや検査所見"**を熟知していることが重要である．なかでも，原因薬毒物（犯人 ホシ）の推定のヒントになる，薬毒物の特徴的な

表2　薬毒物に特徴的な臭い

アセトン臭	アセトン, エタノール, イソプロパノール
ガーリック臭	ヒ素, 有機リン
腐敗卵臭	硫化水素
焦げたロープ臭	大麻
防虫剤臭	ナフタレン, パラジクロロベンゼン
アーモンド臭	青酸化合物

臭い（表2），アニオンギャップ，浸透圧ギャップ，横紋筋融解症などの所見についても熟知していることが重要である（アニオンギャップ，浸透圧ギャップ，横紋筋融解症に関する語呂合わせはp.26 **1-3**参照）．

参考図書

1）「臨床中毒学」（上條吉人/著，相馬一亥/監），医学書院，2009
2）「急性中毒診療レジデントマニュアル 第2版」（上條吉人/著，相馬一亥/監），医学書院，2012

第1章 【総論】中毒診療の基本の方法をマスターしよう

2 急性中毒診療の5大原則

上條吉人

■ はじめに

　一般に，急性中毒診療は「全身管理」，「吸収の阻害」，「排泄の促進」，「解毒薬・拮抗薬」の4大原則だといわれている．ところが，重症の急性中毒事例の多くは自らの意思で薬毒物を摂取する自傷行為や自殺企図などの自損行為の結果として生じる．したがって身体的治療と並行して「精神科的評価および対応」も重要となる．そこで筆者は，急性中毒診療は「精神科的評価および対応」を含めた5大原則であると主張している．本項では，5大原則のなかで急性中毒診療に特異的な「吸収の阻害」，「排泄の促進」，「解毒薬・拮抗薬」と，対応に精神科的知識を要する「精神科的評価および対応」について解説する．

■ 吸収の阻害

　薬毒物が生体内に吸収される前に除染することである．有毒ガスの曝露であれば患者を有毒ガスの発生源から避難させて新鮮な空気または酸素を投与する．薬毒物の皮膚・粘膜への曝露であれば大量の水または生理食塩液で洗浄する．ただし，これらの方法はプレホスピタルで重要である．

　一方，救急医療施設では経口摂取された薬毒物が吸収される前に除染する消化管除染法が重要である．消化管除染法としては，以前は「催吐」，「胃洗浄」，「下剤の投与（単回）」が行われていたが，これらの方法は予後を改善するというエビデンスがない一方で，合併症は有意に増加することから現在では推奨されていない．「活性炭の投与」が第一選択で，いくつかの適応のある薬毒物には「腸洗浄」を施行する．

❶ 活性炭の投与

　吸着力が非常に強く，表面積が非常に大きく，消化管内では不活性である活性炭を消化管内に投与して，薬毒物を活性炭に高率に吸着させて便と一緒に排泄させる方法である．「活性炭の投与」は「胃洗浄」に比べて有意に合併症が少ない．「活性炭の投与」を単独に施行しても，「胃洗浄」の後に「活性炭の投与」を施行しても除染効率は有意差がない．したがって，活性炭に吸着される薬毒物であれば「活性炭の投与」のみで十分である．

　【適応】中毒量の活性炭に吸着される薬毒物を服用した場合，1時間以内であれば考慮する．しかし，初診時には服用時間が明確でないことが多く，重篤な合併症を引き起こすおそれがないこともあり，多くの施設では服用後数時間以上経過しても施行されてい

表1　活性炭に吸着されにくい薬毒物

Alcohols（アルコール類）	Glycols（グリコール類）
Inorganic acids（無機酸類）	Alkalis（アルカリ類）
Fluorides（フッ化物）	Iodide（ヨウ化物）
Iron（鉄剤）	
Kalium（カリウム）	Lithium（リチウム）

る．ただし，活性炭に吸着されにくい薬毒物には無効である（表1）．

【禁忌】「意識状態が不安定である，または咽頭反射が消失しているのに気管挿管されていない場合」および「イレウスなど消化管の通過障害がある場合」である．

【方法】1 g/kgまたは服用量の10倍の活性炭を大人であれば微温湯，小児であれば加温された生理食塩液に懸濁し経鼻胃管より投与する．意識がよければ経口投与してもよい．

❷腸洗浄

下剤を持続的に投与して消化管内の薬毒物を速やかに，かつ持続的に移動させて便と一緒に排泄させる方法である．

【適応】中毒量の徐放剤，腸溶剤，鉄剤，違法薬物の包みや詰め物の服用であれば考慮する．

【禁忌】「意識状態が不安定である，または咽頭反射が消失しているのに気管挿管されていない場合」および「イレウスなど消化管の通過障害，消化管穿孔，消化管出血，不安定な循環動態，難治性の嘔吐がある場合」である．

【方法】ポリエチレングリコール溶液（ニフレック®）を大人では1～2 L/時，小児では25～40 mL/kg/時の速度で経鼻胃管から持続的に注入し，直腸からの廃液が綺麗になるか，違法薬物の包みや詰め物の排泄が確認されれば終了とする．

排泄の促進

生体内に吸収された薬毒物を効率よく排泄する方法である．「尿のアルカリ化」，「活性炭のくり返し投与」，「急性血液浄化法」などの方法がある．

❶尿のアルカリ化

主として腎排泄される弱酸性の薬毒物には有効な可能性がある．通常は酸性である尿を炭酸水素ナトリウムの静脈内投与によってアルカリ化すると，弱酸性の薬毒物はろ過や分泌によって尿細管腔内に入り陰イオン型の割合が増加する．陰イオン型は尿細管細胞を通過しにくいので，再吸収されずに尿中への排泄が促進される．このメカニズムをイオン・トラッピングという．

【適応】血液透析法の適応のない中等症～重症のアスピリン/サリチル酸塩中毒では第一選択として考慮する．なお，アスピリンは吸収後に速やかに加水分解されてサリチル酸となる．

【方法】炭酸水素ナトリウム200 mEq（メイロン®静注8.4％ 200 mL）を1時間以上かけ

て静注する．先行するアシドーシスがあれば投与時間を短縮するか投与量を増やす．その後は炭酸水素ナトリウムを適宜静注して尿のpHを7.5～8.5に維持する．

❷ 活性炭のくり返し投与

活性炭をくり返し投与して，肝臓で代謝されて胆汁を経て消化管内に分泌される薬毒物や代謝物を活性炭に吸着させて便といっしょに排泄させる方法である．腸肝循環する薬物や分布容積が小さく腸管粘膜を介して活性炭に吸着（腸管透析）される薬毒物には有効な可能性がある．

【適応】生命を脅かす量のカルバマゼピン，フェノバルビタール，テオフィリンなどの服用であれば考慮する．

【方法】活性炭を初期投与した後に，4時間ごとに0.5～1 g/kgの活性炭を投与する．

❸ 急性血液浄化法

太い静脈にバスキュラー・アクセスを挿入し，ポンプによって血液を循環させて吸着のメカニズム（血液灌流法）または拡散のメカニズム（血液透析法）で，数時間かけて薬毒物を除去する方法である．半減期がある程度長く，分布容積が小さく組織より血液中または細胞外液中に分布している薬毒物には有効な可能性がある（1-3参照）．

A）血液灌流法（direct hemoperfusion：DHP）

ビーズ状の吸着剤が充填されたカラムに血液を灌流させて薬毒物を吸着剤に接触・吸着させて除去する方法である．本法での急性中毒の対処でも吸着剤として活性炭が用いられている．したがって，本法を適応する際は，もちろん，活性炭に吸着される薬毒物でなくてはならない．なお，蛋白に結合していても活性炭に接触・吸着されるので蛋白結合率にはあまり影響されない．

【適応】カルバマゼピン，フェノバルビタール，フェニトイン，テオフィリンによる中毒であれば考慮する（1-3 表6：CAT参照）．

B）血液透析法（hemodialysis：HD）

中空糸となっている透析膜の内側に血液を，外側に透析液を灌流させて，半透膜である透析膜を介して血液と透析液を接触させて，薬毒物を濃度の高い血液中から，濃度の低い透析液中に移動させて除去する方法である．

【適応】メタノール，エチレングリコール，アスピリン/サリチル酸塩，リチウムによる中毒であれば考慮する（1-3 表6：MEAL参照）．

解毒薬・拮抗薬

薬毒物の毒性を減弱させる薬物である．適切な全身管理と組み合わせて投与すると予後を改善する可能性がある．

❶ 受容体の競合拮抗薬

A）ナロキソン塩酸塩：オピオイド類中毒

モルヒネなどのオピオイド類による中毒では昏睡，呼吸抑制・呼吸停止，針穴（針の目，ピンホール）縮瞳などが生じる．

拮抗薬として投与するナロキソン塩酸塩は，オピオイド受容体拮抗薬でオピオイド類と競合

的に拮抗する．

B）アトロピン硫酸塩：有機リン中毒，カーバメート中毒

　　有機リンやカーバメートなどのアセチルコリン・エステラーゼ阻害薬による中毒では神経終末に過剰に存在するアセチルコリンによって縮瞳，徐脈，発汗，気道分泌物の増加，流涎，流涙，気管支攣縮，喘鳴などのムスカリン様症状が生じる．

　　拮抗薬として投与するアトロピン硫酸塩は，ムスカリン受容体でアセチルコリンと競合的に拮抗する．

❷ 酵素を再活性化する薬物

A）ヒドロキソコバラミン：青酸化合物中毒

　　青酸カリ（シアン化カリウム，KCN）などの青酸化合物による中毒では，シアン化物イオン（CN^-）は，チトクローム・オキシダーゼの活性中心にあるヘム鉄（Fe^{3+}）と結合してこの酵素を失活させる．この結果として，細胞呼吸障害が生じる．

　　解毒薬として投与するヒドロキソコバラミンの分子中のコバルトイオン（Co^+）は，ヘム鉄（Fe^{3+}）よりもCN^-に対する親和性が高いので，ヘム鉄（Fe^{3+}）と結合していたCN^-は解離して，Co^+と結合していた水酸イオン（OH^-）と置換され結合して無毒なシアノコバラミン（ビタミンB12）が生成される．この結果として，チトクローム・オキシダーゼは再活性化される．

B）亜硝酸ナトリウム：硫化水素中毒

　　硫化水素中毒では，スルフヒドリルイオン（HS^-）は，チトクローム・オキシダーゼの活性中心にあるヘム鉄（Fe^{3+}）と結合してこの酵素を失活させる．この結果として，細胞呼吸障害が生じる．

　　解毒薬として投与する亜硝酸ナトリウムは赤血球のヘモグロビンの二価の鉄イオン（Fe^{2+}）を三価の鉄イオン（Fe^{3+}）に酸化してメトヘモグロビンを生成する．メトヘモグロビン中のFe^{3+}は，ヘム鉄（Fe^{3+}）よりもHS^-に対する親和性が高いので，ヘム鉄（Fe^{3+}）と結合していたHS^-は解離して，メトヘモグロビン中のFe^{3+}と結合して毒性の低いスルフメトヘモグロビンが生成される．この結果として，チトクローム・オキシダーゼは再活性化される．

C）プラリドキシムヨウ化物（パム®）：有機リン中毒

　　有機リンはアセチルコリン・エステラーゼをリン酸化して失活させる．

　　解毒薬として投与するプラリドキシムヨウ化物はリン酸化アセチルコリン・エステラーゼからリン酸基を奪い自らがリン酸化される．この結果として，アセチルコリン・エステラーゼは再活性化される．

❸ キレート剤

A）ジメルカプロール（バル®）：ヒ素中毒，水銀中毒

　　ジメルカプロールの分子中に隣接する2つのスルフヒドリル基（-SH）はヒ素（三価）や水銀（一または二価）と共有結合して，毒性の低い安定した5員環を形成して尿中に排泄される．

B）EDTA2Na・Ca（EDTAカルシウム）：鉛中毒

　　EDTA2Na・Caは，鉛イオン（Pb^{2+}）を捕集して，Pb^{2+}-EDTAキレート錯体を形成して尿中に排泄される．

C) デフェロキサミン：鉄中毒

デフェロキサミンは，鉄と強固に結合して，フェリオキサミンを形成して尿中に排泄される．

❹ その他：毒性代謝物の産生を抑える薬物

A) エタノール：メタノール中毒，エチレングリコール中毒

メタノールやエチレングリコールは，アルコール脱水素酵素およびアルデヒド脱水素酵素によって代謝されて毒性代謝物となる．

解毒薬として投与するエタノールは，メタノールやエチレングリコールに比べてアルコール脱水素酵素との親和性がはるかに高いので，競合基質であるメタノールやエチレングリコールの毒性代謝物の産生を抑える．

B) アセチルシステイン：アセトアミノフェン中毒

アセトアミノフェンの一部は肝臓でチトクロームP450酵素系によって代謝されて毒性代謝物である N-acetyl-p-benzoquinone imine（NAPQI）となる．

解毒薬として投与するアセチルシステインは，代謝されてスルフヒドリル基（SH基）をもつシステインとなり，NAPQIと結合して，これを無毒化する．また，グルタチオンは，3つのアミノ酸，すなわち，グルタミン酸，システイン，グリシンがこの順番にペプチド結合したトリペプチドで，肝臓に存在してNAPQIを無毒化するが，アセトアミノフェン大量服用時には枯渇してしまう．アセチルシステインは，グルタチオンの前駆物質としてグルタチオンの貯蔵を増加させる．

C) メチレンブルー：メトヘモグロビン血症

アニリン誘導体などの酸化作用のある薬毒物は，ヘモグロビンの Fe^{2+} を酸化して Fe^{3+} として，メトヘモグロビンを産生する．メトヘモグロビンには酸素運搬能がないため，血中濃度が高いとチアノーゼを引き起こす．

解毒薬として投与するメチレンブルー（還元型）は，メトヘモグロビンからヘモグロビンへの変換を促進してメチレンブルー（酸化型）となるが，NADPH-メトヘモグロビン還元酵素によって再びメチレンブルー（還元型）となり，メトヘモグロビンの還元化を促進する．

D) 酸素：一酸化炭素中毒

一酸化炭素（CO）中毒では，COはヘモグロビン（以下，Hb）に結合している酸素と置換してカルボキシヘモグロビン（CO-Hb）を形成し，組織の低酸素ストレスを引き起こす．

動脈血中の溶解酸素含量は，酸素分圧に比例して増加する．常圧酸素療法または高気圧酸素療法などの酸素療法によって血中の溶解酸素含量が増加すると，HbからのCOの解離が促されるためCO-Hbの半減期が短縮される（表2）．

表2　酸素投与条件とCO-Hbの半減期

酸素投与条件	CO-Hbの半減期
室内気（room air）	平均5時間（2〜7時間）
常圧酸素療法（NBO）	平均1時間（40〜80分）
高気圧酸素療法（HBO）	平均20分（15〜30分）

精神科的評価および対応

❶死の意志を確かめる

　　患者，または家族などの関係者から薬毒物の摂取に至った事実関係をできるだけ正確に聴取する．自らの意志によって薬毒物を摂取したという自損行為が疑われたら，患者から死の意志があったかどうか単刀直入に確かめる．いたずらに刺激してしまうのでは，という心配は不要である．「死にたいと思った」と死の意志が明確であれば自殺企図と判断してよいが，「死にたいと思ったかどうかわからない」と死の意志が漠然としていても自殺企図を疑う．

　　表3に薬毒物中毒による自殺企図者の特徴を示す．少量〜中等量の過量服薬などによる身体的に軽症な患者は若い女性に多い傾向がある．一方，大量服薬，農薬などの服毒，一酸化炭素中毒などによる身体的に重症な患者は中高年の男性に多い傾向がある．

❷精神科的介入の緊急性の評価と対応のポイント

　　表4に薬毒物中毒による自殺企図者への精神科的介入の緊急性の評価と対応のポイントを示

表3　薬毒物中毒による自殺企図者の特徴

身体的に軽症 （生命の危険が乏しい）	・軟らかい手段，すなわち，少量〜中等量の過量服薬が多い ・若い女性が多い ・軽症うつ病，神経症性障害，ストレス関連性障害，パーソナリティ障害の割合が高い
身体的に重症 （生命の危険が高い）	・硬い手段，すなわち，大量服薬，農薬などの服毒，一酸化炭素中毒など ・中高年の男性が多い ・アルコール依存症，統合失調症，重症うつ病の割合が高い

表4　精神科的介入の緊急性の評価と対応のポイント

緊急性が低い	・身体的に軽症である ・言葉や表情が和らいで，自然な感情交流が可能である ・処置にも協力的である ・"ばかなことをした"，"助かってよかった"，"もうしない"，などの肯定的な表現をする ・家族は傷病者の気持ちを共感的にとらえている 【対応】・簡単な精神科的介入 　　　　・精神科外来での通院加療を考慮する
緊急性が高い	・身体的に重症である ・言葉や表情に緊張が強く，自然な感情交流がみられない．おし黙っている，または，不自然に冷静で他人事のよう ・興奮状態，幻覚・妄想状態，著しいうつ状態などを認める ・処置に非協力的，または，言葉や行動がまとまらない ・助かったことへの肯定的な表現が出てこない ・家族は傷病者に対して著しく拒否的，または，批判的である 【対応】・薬物療法や精神療法などによるきちんとした精神科的介入 　　　　・精神科入院加療を考慮する

す．自殺企図者であれば身体的重症度や患者の言葉や行動を観察することによって精神科的介入の緊急性を適切に評価しなければならない．ただし，自殺企図によって精神症状が修飾されている場合があるので注意が必要である．例えば，自殺企図によって張り詰めた風船が萎むように，一時的に内的緊張から開放（**カタルシス**）されて精神症状が軽度であるようにみえる，または，むしろ気分が高揚しているようにみえることがある．しばらくすると多くは本来の精神症状に戻るが，カタルシスを加味して緊急性を過小評価しないことが重要である．精神科的介入の緊急性が低いと評価すれば，できれば精神科外来での通院加療を考慮する．精神科的介入の緊急性が高いと評価すれば精神科入院加療を考慮する．

一方，「死にたいと思ったわけではない」と死の意志が明確に否定されれば自殺企図でないと判断してよい．例えば，向精神薬の過量服薬の場合は，「嫌なことを忘れてしまいたかった」，「深く眠りたかった」など現実逃避の手段であることがある．この場合も精神科外来での通院加療を考慮する．

参考図書

1）「精神障害のある救急患者対応マニュアル」（上條吉人／著，宮岡　等／監），医学書院，2007
2）「臨床中毒学」（上條吉人／著，相馬一亥／監），医学書院，2009
3）「急性中毒診療レジデントマニュアル」（上條吉人／著，相馬一亥／監），医学書院，2012

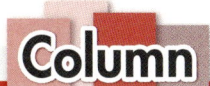

医師でも知っておきたい薬毒物分析の基礎知識

藤田友嗣

　原因薬毒物（犯人）を特定（逮捕）する際，医師（刑事）が原因薬毒物を見誤らない（誤認逮捕）ために知っておきたい薬毒物分析（科学捜査）の基礎知識について解説する．

「医師が知っておきたい分析の3つの基礎知識」
①検査試料：原因薬毒物（犯人）はどこに？
②簡易検査：原因薬毒物（犯人）の"あたり"をつけるための手段
③機器分析：原因薬毒物（犯人）を"特定"するための手段

①**検査試料**：試料としては血液，尿が一般的である．しかし，胃内容物，食べ残し・飲み残し等の試料は，血液・尿に比べ高濃度に原因薬毒物（犯人）が存在している可能性が高く，可能であればこれらも試料として提出する．なお，試料を保存する際は，1つの容器に全量保存するのではなく，定性用，定量用，再検査用と少なくとも3本に分割し冷凍保存する．1つの容器に保存して凍結・融解をくり返すと中毒起因物質が分解することがあるからである（拘留中の容疑者が変な問題を起こさないように注意する）．
②**簡易検査**：臨床で広く用いられているトライエージ®等の抗原抗体反応を用いる方法について知っておきたい知識を示す．この方法は，交差反応を示すことに注意すべきである．例えば，風邪薬服用患者の尿をトライエージ®で検査するとアンフェタミン（AMP）類（覚せい剤）が陽性になることがある．これは風邪薬の成分であるエフェドリンが反応するためである（エフェドリンと覚せい剤の構造は類似している）．安易にAMP陽性＝覚せい剤と判断しないように注意

する．簡易検査法はあくまでも原因薬毒物（犯人）の"あたり"をつけるための手段である．
③**機器分析**：機器分析は原因薬毒物（犯人）を"特定"するための手段である．ただし，1つの装置でありとあらゆる薬毒物を分析できる万能な機器など存在しない．ガスクロマトグラフ（GC）でなら検出できる薬毒物が，液体クロマトグラフ（LC）では検出できないなど，薬毒物と機器の相性もある．警察でも強盗・殺人，知能犯，暴力団等に対応するさまざまな部署があるのと同じであり，機器においてもそれぞれ得意とするものがある．一般的に揮発性化合物はGC，難揮発性化合物はLCを用いて測定する．自施設にはどのような装置があり，どのような薬毒物が測定できるのか調べておくこともよいだろう．

　以上，簡単ではあるが医師が覚えておきたい分析の基礎知識について解説した．分析結果だけをうのみにすることなく，患者の臨床症状や検査値，さらには救急隊等からの情報を総合的に判断し原因薬毒物を特定することが必要である．

Memo
存在しないことを証明することは難しい…

　簡易検査法，機器分析法では，試料中に存在する薬毒物の検出可能な最低の量（検出限界）が存在する．「検出されなかった：Not detected」の意味は「薬毒物は存在しない」ではなく，その方法において，検出できる量以下であったという意味である．正確には「検出することができなかった：Not detectable」というべきかもしれない．

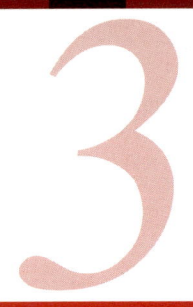

第1章 【総論】中毒診療の基本の方法をマスターしよう

3 【Special Tips】急性中毒診療に役立つ語呂合わせ

上條吉人

筆者は「臨床中毒学」（医学書院，2009）や「急性中毒診療レジデントマニュアル」（医学書院，2012）といった著書のなかで，急性中毒診療に役立つ語呂合わせを考案してきた．そのうちのいくつかを紹介する．

● THIN FOG：原因不明の意識障害の鑑別に用いる薬物（表1）

例えば，診断的治療において，意識障害，針穴（針の目，ピンホール）縮瞳，呼吸抑制・呼吸停止などの中毒症状がナロキソン塩酸塩を静注して改善したら，モルヒネなどのオピオイド類による中毒と診断される．フルマゼニルを静注して意識障害が改善したら，ベンゾジアゼピン類による中毒と診断される．非再呼吸式リザーバーバッグ付きフェイスマスクで高濃度高流量の酸素を投与して意識障害が改善したら，一酸化炭素による中毒が強く疑われる．これら意識障害を鑑別する薬物の頭文字をとると，THIN FOG となる．

気象用語でTHIN FOGは霞（かすみ）のことである．"霞（THIN FOG）が晴れるように意識障害の原因が明らかに"と覚えてみてはどうだろうか？

表1　原因不明の意識障害の鑑別に用いる薬物—THIN FOG

THI	Thiamine（チアミン，Vitamin B1）	→ ウェルニッケ脳症
N	Naloxone（ナロキソン）	→ オピオイド類中毒
F	Flumazenil（フルマゼニル）	→ ベンゾジアゼピン系薬物中毒
O	Oxygen（酸素）	→ 一酸化炭素中毒
G	Glucose（グルコース，ブドウ糖）	→ 低血糖

● CHEMIST：アニオンギャップ開大性代謝性アシドーシスの原因となる薬毒物（表2）

アニオンギャップ：$Na^+ - (Cl^- + HCO_3^-)$

例えば，青酸化合物や硫化水素はミトコンドリアのチトクローム・オキシダーゼを失活させる．この結果として，好気性エネルギー代謝が障害されて代償的に嫌気性代謝が亢進して乳酸アシドーシスが生じる．一酸化炭素中毒では，組織の低酸素ストレスから代償的に嫌気性エネルギー代謝が亢進して乳酸アシドーシスが生じる．これらアニオンギャップ開大の原因となる薬毒物の頭文字をとると，CHEMIST となる．

アニオンギャップのように化学式が並んでいると，われわれ体力勝負の救急医療スタッフはお手上げである．それこそ**"アニオンギャップは化学者（CHEMIST）にお任せ"**したいものだ．

表2　アニオンギャップ開大性代謝性アシドーシスの原因薬毒物―CHEMIST

C	Carbon monoxide（一酸化炭素），Cyanide（青酸化合物）
H	Hydrogen sulfide（硫化水素）
E	Ethanol（エタノール），Ethylene glycol（エチレングリコール）
M	Methanol（メタノール）
I	Iron（鉄），Isoniazid（イソニアジド）
S	Salicylate（サリチル酸塩），Seizure（痙攣発作）*
T	Theophylline（テオフィリン）

＊急性中毒による症状

●GAME：浸透圧ギャップの原因となる薬毒物（表3）

浸透圧ギャップ：計算上の浸透圧（$2Na^+ + Glu/18 + BUN/2.8$）－浸透圧の実測値

アルコール類などの蛋白に結合しない分子量の小さい物質は浸透圧ギャップの原因となる．これら浸透圧ギャップの原因となる薬毒物の頭文字をとると，GAMEとなる．

浸透圧ギャップ×（分子量の1/10）から血中濃度を推定することができる．筆者はよく若い医師をつかまえて飲酒後に救急搬送された患者さんのアルコール血中濃度の推定値を計算してもらっている．**"ゲーム（GAME）感覚で浸透圧ギャップから血中濃度を推定してみよう"**と覚えてみてはどうだろうか．

表3　浸透圧ギャップの原因薬毒物―GAME

G	Glycols（グリコール類）：エチレングリコールなど Glycerol（グリセロール）
A	Alcohols（アルコール類）：メタノール，エタノールなど Acetone（アセトン）
M	Mannitol（マンニトール），Magnesium（マグネシウム）
E	Ethyl ether（エチルエーテル）

●CASH：横紋筋融解症の原因となる薬毒物（表4）

筋肉に直接作用する薬毒物だけでなく，急性中毒による症状または合併症である挫滅症候群/コンパートメント症候群，痙攣発作，高体温などが横紋筋融解症の原因となる．これら横紋筋融解症の原因となる薬毒物の頭文字をとると，CASHとなる．横紋筋融解症があると入院期間が長期となりそれだけ費用がかかる．そこで，**"横紋筋融解症はお金（CASH）がかかる"**と覚えてみてはどうだろうか．

表4　横紋筋融解症の原因薬毒物─CASH

C	Cocaine（コカイン），Caffeine（カフェイン） Carbon monoxide（一酸化炭素） Crush syndrome（挫滅症候群）＊ Compartment syndrome（コンパートメント症候群）＊
A	Amphetamines（アンフェタミン類）
S	Seizure（痙攣発作）＊
H	Hyperthermia（高体温）＊

＊急性中毒による症状または合併症

●3AsまたはABC：急性中毒の三大合併症 (表5)

　筆者は，頻度が高く，致死的または重篤な後遺症を生じる可能性のある誤嚥性肺炎，異常体温，非外傷性挫滅症候群/コンパートメント症候群を，急性中毒の三大合併症としている．これらの頭文字はすべてAなので，"**3As**"と覚えてみてはどうだろうか．ただし，"Abnormal"や"Atraumatic"といった形容詞を除けば"**ABC**"と覚えることもできる．

表5　急性中毒の三大合併症─3As（またはABC）

A	**A**spiration pneumonitis（誤嚥性肺炎）
A（またはB）	**A**bnormal **b**ody temperature（異常体温）
A（またはC）	**A**traumatic **c**rush syndrome **A**traumatic **c**ompartment syndrome （非外傷性挫滅症候群/コンパートメント症候群）

●CAT MEAL：血液浄化法の適応となる薬毒物 (表6)

　血液灌流法の適応のあるフェノバルビタール，フェニトイン，カルバマゼピンはいずれも抗痙攣薬（Anticonvulsants）でもある．したがってこれらの薬毒物の頭文字をとると猫（CAT）となる．一方，血液透析法の適応のある薬毒物の頭文字を並べると食事（MEAL）となる．猫

表6　血液浄化法の適応薬毒物─CAT MEAL

血液灌流法	C	Carbamazepine（カルバマゼピン）
	A	Anticonvulsants〔Phenobarbital（フェノバルビタール），Phenytoin（フェニトイン），（Carbamazepine）〕
	T	Theophylline（テオフィリン）
血液透析法	M	Methanol（メタノール）
	E	Ethylene glycol（エチレングリコール）
	A	Aspirin（アスピリン/サリチル酸塩）
	L	Lithium（リチウム）

が好んで食べる物といったら，DHAやEPAなどが豊富なサンマやイワシなどの青魚が思い浮かぶ．そこでDHAやEPAには血をサラサラにする作用があることから，血液灌流法や血液透析法の適応のある薬毒物は **"猫の食事（CAT MEAL）の青魚で血がサラサラ（浄化）"** と覚えてみてはどうだろうか．

参考図書

1）「臨床中毒学」（上條吉人/著，相馬一亥/監），医学書院，2009

2）「急性中毒診療レジデントマニュアル 第2版」（上條吉人/著，相馬一亥/監），医学書院，2012

日本中毒情報センターの利用の仕方

黒木由美子

　公益財団法人日本中毒情報センター（以下，JPICと略す）が運営している「中毒110番」は大阪府箕面市と茨城県つくば市の2カ所にあり，365日24時間体制で化学物質および自然毒に関する急性中毒について，実際に患者が発生している緊急時に情報提供を実施している．中毒110番の相談員は薬剤師および獣医師であり，臨床中毒学を専門とする医師がそれを支援するという体制で活動している．2012年にJPICで受信したヒトの急性中毒に関する問い合わせは36,018件であった．

　表に中毒110番の電話番号を示す．

　中毒110番の情報提供の手順を以下に紹介するので，念頭において利用していただきたい．

①中毒事故状況の把握
1）患者の年齢，性別，体重，状態（出現症状等）．
2）起因物質の商品名，成分・組成，用途，商品の形態．
3）事故状況の詳細（曝露理由，曝露経路，曝露量，発生時刻，経過時間等）．

②資料の検索
　製品情報を検索し，中毒起因成分を特定する．JPIC独自のデータベースおよび国内外のデータベースで中毒情報を確認する．

③中毒情報の提供
1）一般市民・その他の機関（薬局，消防，高齢者施設等）
　応急手当を伝え，医療機関への受診の必要性について「直ちに受診」，「経過観察後受診」の2通りでアドバイスする．
2）医療機関
　毒性，体内動態，中毒症状，治療（消化管除染，血液浄化法，特異的な解毒剤の適応の有無等），簡易分析法など専門的な情報を提供する．

　中毒110番で聴取したデータ，および問い合わせがあった医療機関に対して実施した急性中毒症例調査に関するデータは，すべて独自のデータベースに登録しており，必要に応じて啓発・教育活動に利用したり，重大事故は厚生労働省や消費者庁へ報告したりする場合があるため，中毒症例の積極的な登録にご協力をお願いしたい．

　また，医療従事者向けホームページ（会員制：2,000円/年）には有用な中毒情報や各種データベースを掲載しているので，登録して活用することを勧めたい（一般市民向けホームページアドレス：http://www.j-poison-ic.or.jp）．

表　中毒110番電話番号（365日，24時間）

一般市民専用電話（情報提供料無料）
　大阪　　072-727-2499
　つくば　029-852-9999
医療機関専用電話（1件2,000円）
　大阪　　072-726-9923
　つくば　029-851-9999
賛助会員専用電話（賛助会員のみ，年会費制）

賛助会員，ホームページ会員，後期研修医向け研修の申し込み・資料の請求先：本部事務局
FAX 029-856-3533

第2章

実践！中毒診療
～謎を解き診断に至る推理の道筋

第2章 実践！中毒診療～謎を解き診断に至る推理の道筋

1 昏睡状態，心室頻拍 42歳，女性

上條吉人

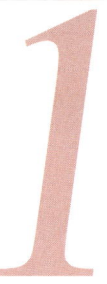 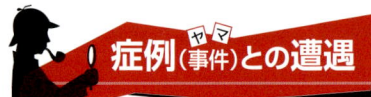 症例（事件）との遭遇

● 患者（被害者）のプロフィール

症　例：42歳，女性，主婦

発見時の状態：朝方8時頃に，なかなか起きてこないことを不審に思った夫が，ベッドに横たわっている妻に強く呼びかけても全く反応がないため救急隊が要請された．

現場の状況：救急隊がごみ箱を含めて周囲を探したが，薬の殻を発見することはできなかった．

救急隊現着時から搬送中の状態：救急隊現着時，患者はベッド上で仰臥位であった．舌根沈下し，いびき様で，呼吸数20回/分，脈拍数120回/分，血圧は触診で90 mmHg，意識レベルは痛み刺激で四肢を屈曲させ（JCS Ⅲ-200），体温38.0℃であった．心電図モニターでは心室頻拍が認められた．

患者情報：患者は1年前よりうつ病の診断で某精神科クリニックに通院し，抗うつ薬や睡眠薬などを処方されていた．いったんは改善したが，数日前より再びうつ状態となり"死にたい"と家族にこぼしていた．前日の午後に某精神科クリニックを受診し1カ月分の処方薬を受け取っていた．

● 現　症

気　道：舌根沈下し，いびき様であった．

呼　吸：呼吸数は20回/分，SpO_2は100％（フェイスマスクで酸素3 L/分），呼吸音は正常であった．

循　環：血圧は76/40 mmHgで，心拍数は120回/分（整）であった．脈は弱く，末梢の冷感・湿潤が認められた．

中枢神経：意識レベルはGCS E1V1M4で，瞳孔は左右5.0 mm，対光反射は緩慢であった．

体　温：38.4℃であった．

その他の身体所見：皮膚は乾燥していた．

● 検査所見

末梢血：WBC 1,200/μL以外は異常なし．

血液生化学：異常なし．

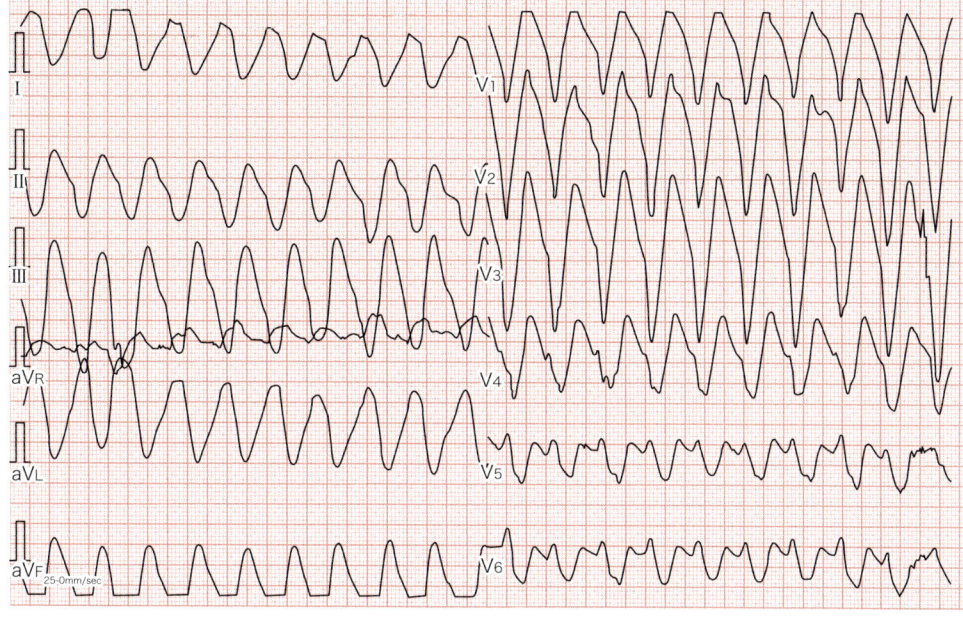

図1　初診時の心電図
心室頻拍であるが脈は触知できた

動脈血ガス：pH 7.324，PaO_2 144 Torr，$PaCO_2$ 54.6 Torr，HCO_3^- 27.9 mEq/L，BE 0.7 mEq/L
心電図：心室頻拍が認められた（図1）．
X線（胸および腹部）：異常なし．

> **➡本症例のKeyword**
> - **患者背景を整理する**：うつ病／向精神薬の服用／希死念慮／1カ月分の処方薬
> - **患者のsign & symptomsを整理する**：脈あり心室頻拍／意識障害／散瞳／高体温／皮膚の乾燥／呼吸性アシドーシス

診断に至る推理の道筋

1 原因薬毒物（犯人 ホシ）を推定する

- 患者の処方歴より，抗うつ薬やベンゾジアゼピン類などの過量服薬が疑われる．
- 向精神薬の過量服薬による中毒症状は，向精神薬の薬理作用が増強して生じる．
- 心室頻拍より心筋ナトリウムチャネル阻害作用の増強が疑われる．
- 意識障害よりヒスタミンH_1受容体遮断作用やベンゾジアゼピン受容体刺激作用の増強などが疑

われる.
- 散瞳，高体温，皮膚の乾燥よりムスカリン受容体遮断作用の増強による抗コリン毒性が疑われる.
- 心筋ナトリウムチャネル阻害作用，ヒスタミンH_1受容体遮断作用，ムスカリン受容体遮断作用を有する三環系抗うつ薬が最も疑わしい.

2 裏を取る

❶行動歴（アリバイ）は？
- 患者の通院している某精神科クリニックに問い合わせたところ，先日ノルトリプチリン塩酸塩（以下，ノルトリプチリン）（ノリトレン®）25 mg錠1日4錠およびニトラゼパム（ベンザリン®）10 mg錠1日1錠が30日分処方されていた．

❷動機は？
- 最近，家族に死にたいとこぼしていたことが聴取された．

❸分析（科学捜査）の結果は？
- トライエージ®ではTCA（三環系抗うつ薬類）が陽性であった．
- 血中ノルトリプチリン濃度は1,300 ng/mLであった．

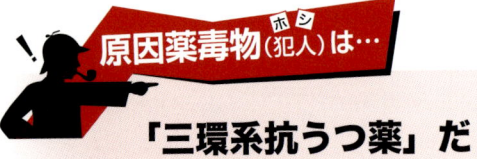

原因薬毒物（犯人）は…「三環系抗うつ薬」だ！

3 謎解きのポイント

　三環系抗うつ薬は抗うつ作用のほかに，ヒスタミンH_1受容体遮断作用，ムスカリン受容体遮断作用，$α_1$受容体遮断作用，心筋ナトリウムチャネル阻害作用を有する．意識障害はヒスタミンH_1受容体遮断作用が，散瞳／高体温／皮膚の乾燥はムスカリン受容体遮断作用が，血圧低下は$α_1$受容体遮断作用が，血圧低下／心室頻拍は心筋ナトリウムチャネル阻害作用がそれぞれ増強された結果と考えればすべてのsign & symptomsは説明できる（表）．そこで，免疫学的反応を用いた尿の定性キットであるトライエージ®を施行したところTCA（三環系抗うつ薬類）のみが陽性となった．さらに，血液分析では中毒濃度のノルトリプチリンが検出され三環系抗うつ薬中毒と診断された．

　ニトラゼパムの過量服薬でも昏睡状態は説明できるが，トライエージ®ではBZD（ベンゾジアゼピン類）は検出されず否定的であった．さらに，血液分析ではニトラゼパムは検出されなかった．

表　三環系抗うつ薬の抗うつ作用以外の薬理作用と中毒症状

薬理作用	中毒症状
ヒスタミンH_1受容体遮断作用	鎮静作用：傾眠，昏睡など
ムスカリン受容体遮断作用	抗コリン毒性： 　散瞳，洞性頻脈，高体温，せん妄， 　麻痺性イレウス，尿閉など
$α_1$受容体遮断作用	末梢血管抵抗の現象：血圧低下
心筋ナトリウムチャネル阻害作用	心筋内伝導障害：QRS時間の延長，心室頻拍など 心筋収縮力の低下：血圧低下

救命に至る治療（事件解決）の極意

治療経過

　来院後直ちに気管挿管し，人工呼吸器管理とした．また，静脈路を確保した．脈あり心室頻拍に対して炭酸水素ナトリウム 2 mEq/kg を静注したところ，洞調律に戻ったが，QRS時間[1]の延長（0.18秒）およびQTc時間の延長（0.51秒）が認められた（図2）．また，血圧低下は持続したため，急速輸液を施行したところ血圧は安定した．その後，炭酸水素ナトリウム 1～2 mEq/kg の静注をくり返し pH 7.45～7.55 に保ったところ，心室性不整脈をきたさずに次第に心電図異常は消失した．

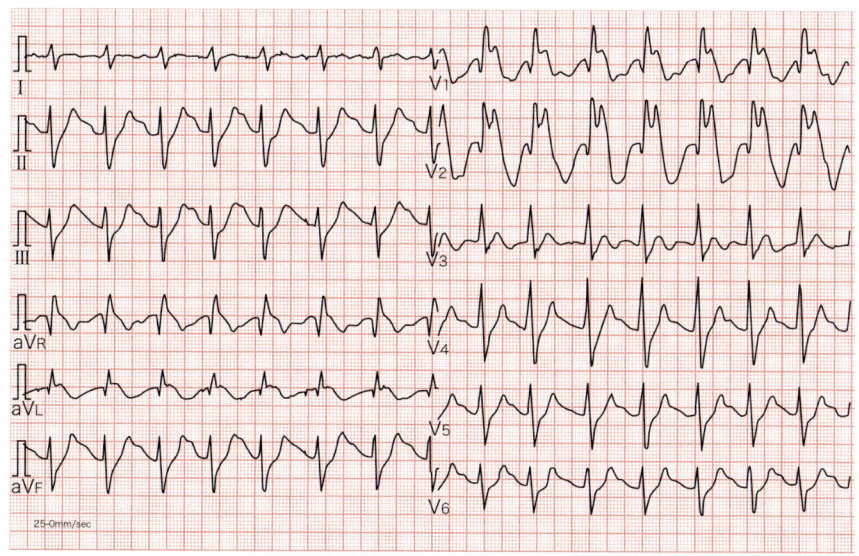

図2　炭酸水素ナトリウム投与後の心電図
QRS時間の延長およびQTc時間の延長が認められた

5大原則に則った治療のポイント

❶全身管理
気道閉塞に対して気管挿管にて気道確保．人工呼吸器管理にて呼吸性アシドーシスの改善．輸液療法にて血圧低下の改善．

❷吸収の阻害
活性炭を投与する．活性炭の投与が可能であれば胃洗浄は不要である．

❸排泄の促進
有効な手段はない．

❹解毒薬・拮抗薬
QRS時間＞0.12秒，血圧低下，心室性不整脈があれば炭酸水素ナトリウム1～2 mEq/kgの静注を適宜くり返し，血液のpHを7.45～7.55に保つ．その後は，4～6時間持続静注し，漸減する．近年，炭酸水素ナトリウムが無効な場合に静脈脂肪乳剤（intravenous lipid emulsion：ILE）療法が有効であったとする症例報告が散見される（**One More Experience**参照）．

❺精神科的評価
うつ病罹患者で希死念慮がみられた場合には，引き続き精神科での加療を考慮する．

極意

★炭酸水素ナトリウムの静注

動物モデルの研究では，血液のアルカリ化およびナトリウム負荷はいずれも三環系抗うつ薬による心毒性を減弱するのに有効であった．そこで，pHの変化のみならずナトリウム負荷によって心毒性を減弱する薬物として炭酸水素ナトリウムが注目された．臨床研究では，三環系抗うつ薬中毒の患者に炭酸水素ナトリウムを投与して血液のアルカリ化およびナトリウム負荷を行うと，QRS時間の短縮，低血圧の改善，心室性不整脈の改善などがみられたとの報告がある[2,3]．

One More Experience

静脈脂肪乳剤による治療[4]

静脈脂肪乳剤（intravenous lipid emulsion：ILE）療法は，局所麻酔薬の全身毒性による急性循環不全に対する解毒法として臨床応用されている．この原理は，脂肪乳剤を急速に静注すると，血液の中では乳化された脂肪滴（emulsified fat droplets）によって脂肪相が拡大し，この脂肪相が脂肪シンク（lipid sink）として脂溶性薬物を取り込み毒性を減弱する，というものである．これが脂肪シンク理論（"lipid sink" theory）である．近年，三環系抗うつ薬などの分布容積の大きい薬物による中毒の解毒法としても，ILE療法が注目されている（p.57 **2-5**，p.62 **2-6**も参照）．

その後の経過

身体的には軽快したが，希死念慮は持続していたため，うつ病の治療のために精神科病院に転院となった．

文献・参考図書

1) Boehnert, M. & Lovejoy, F. H. Jr. : Value of the QRS duration versus the serum drug level in predicting seizure and ventricular arrhythmia after an acute overdose of tricyclic antidepressants. N Engl J Med, 313 : 474-479, 1985
   ↑三環系抗うつ薬中毒の重症化の予測にQRS時間が有用．

2) Bradberry, S. M., et al. : Management of the cardiovascular complications of tricyclic antidepressant poisoning : role of sodium bicarbonate. Toxicol Rev, 24 : 195-204, 2005
   ↑三環系抗うつ薬中毒の心循環器症状の治療には炭酸水素ナトリウムが有効．

3) Hoffman, J.R., et al. : Effect of hypertonic sodium bicarbonate in the treatment of moderate-to-severe cyclic antidepressant overdose. Am J Emerg Med, 11 : 336-341, 1993

4) Levine, M., et al. : Delayed-onset of seizure and cardiac arrest after amitriptyline overdose, treated with intravenous lipid emulsion therapy. Pediatrics, 130 : e432-e438, 2012
   ↑難治性の三環系抗うつ薬中毒には静脈脂肪乳剤が有効．

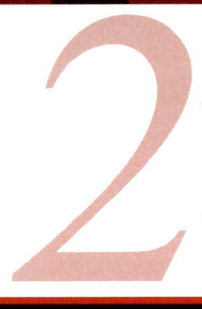

第2章 実践！中毒診療〜謎を解き診断に至る推理の道筋

2 昏睡状態，著しい呼吸抑制 35歳，男性

植嶋利文

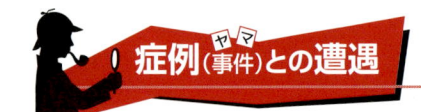

症例（事件）との遭遇

●患者（被害者）のプロフィール

症　例：35歳，男性，無職

発見時の状態：自宅で昼になっても起きてこないため，妻が見に行ったところ，反応がなかったため救急隊が要請された．

現場の状況：自室に空になった散剤の分包袋が20包見つかったが，内容は記載されていなかった．

救急隊現着時から搬送中の状態：救急隊現着時，患者は床の上に仰臥位で倒れていた．患者の口の周囲には白色の薬剤が付着していた．舌根沈下し，呼吸はCheyne-Stokes様，脈拍数80回/分，血圧は触診で80 mmHg，意識レベルは痛み刺激でも反応が認められなかった（JCS Ⅲ-300）．
　　SpO_2は82％であった．経鼻エアウェイを挿入しても呼吸状態が改善しないため，リザーバー付きバッグバルブマスクで補助換気されながら救急搬送された．

患者情報：患者は約6カ月前にリストラのため失職．その後，求職するが就職先が決まらず精神的に不安定となり，1カ月前に左手関節のリストカットをしたため近医で縫合処置を受けていた．通院歴や薬の入手元は不明である．

●現　症

気　道：経鼻エアウェイにより開通していた．

呼　吸：補助換気をやめると自発呼吸は出現しなかった．バッグバルブマスク・酸素10 L/分による補助換気中，SpO_2は99％，呼吸音は正常であった．

循　環：血圧は82/54 mmHgで，心拍数は72回/分（整）であった．

中枢神経：意識レベルはGCS E1V2M4で，瞳孔は左右2.0 mm，対光反射は迅速であった．

体　温：膀胱温で35.4℃であった．

その他の身体所見：アルコール臭は認めなかった．

●検査所見

末梢血：異常なし．

血液生化学：異常なし．

動脈血ガス：pH 7.318, PaO$_2$ 380 Torr, PaCO$_2$ 50.1 Torr, HCO$_3^-$ 25.1 mEq/L, BE -1.3 mEq/L．

心電図：異常なし．

X線（胸および腹部）：異常なし．

> ➡ **本症例のKeyword**
> - **患者背景を整理する**：空になった散剤の分包袋20包／リストラのため失職／1カ月前にリストカット
> - **患者のsign & symptomsを整理する**：口の周囲には白色の薬剤が付着／Cheyne-Stokes様の重篤な呼吸抑制／補助換気されながら搬送／深昏睡／低体温／瞳孔2.0 mm

診断に至る推理の道筋

1 原因薬毒物（犯人(ホシ)）を推定する

- 患者の自室の大量の薬包から薬物の過量服薬が疑われる．
- 重度の呼吸抑制を伴った意識障害より向精神薬の系統の薬剤が疑われる．
- 低体温や低血圧も伴っており交感神経を抑制する薬剤であることも否定できない．
- 血液検査では動脈血ガス所見でのCO$_2$貯留以外には明らかな異常がない．

2 裏を取る

❶行動歴（アリバイ）は？
家族に自宅内の検索をお願いしたところ，「ほかの薬でも眠れないとき（頓服）　イソミタール®0.2 g×14回分」と書かれた空の薬袋が2袋見つかった．

❷動機は？
求職しても仕事が見つからず，1カ月前にリストカットをしていた．

❸分析（科学捜査）の結果は？
薬物簡易分析キットであるトライエージ®ではBAR（バルビツール酸類）のみが陽性であった．血中フェノバルビタール濃度は18 μg/mL（至適血中濃度10～30 μg/mL）であった．その後，入院時の血清をHPLC（high performance liquid chromatography：高速液体クロマトグラフィー）で測定したところ，アモバルビタールが検出され血中濃度は82 μg/mLであった（治療濃度 1～5 μg/mL，致死濃度 13～96 μg/mL[1]）．

> 原因薬毒物(犯人)は…
> 「短時間型〜中時間型バルビツール酸」だ！

3 謎解きのポイント

　今回の症例における臨床症状では呼吸抑制や昏睡，低血圧，縮瞳，低体温などを呈しているが，これは多くの向精神薬でも認めることがある．したがって，短時間型〜中時間型バルビツール酸中毒であることまでたどり着くことは困難で，分析や行動歴の確認が不可欠である．

　トライエージ®でBARが検出されたが，これだけではバルビツール酸中毒とは診断できない[2]．トライエージ®の特異度表[3]で確認すると，国内で流通している内服のバルビツール酸に関しては，治療域以下でも陽性となるため，中毒の原因薬物と判断はできない．

　一方，血中フェノバルビタール濃度で治療域内の値が出たが，アモバルビタール（イソミタール®）などのほかのバルビツール酸の薬剤の血中濃度が異常高値のときも陽性の値が検出されることがある[4]ので，フェノバルビタールが原因と決めつけることもできない．今回の場合は自宅内を検索した結果「イソミタール®」が見つかったことや，臨床症状の合致，HPLCでも相当量の濃度で検出されたことから原因薬物が確定したが，原因薬物が不明のまま対処療法をする例も少なくない．

　短時間型〜中時間型バルビツール酸は，治療の範囲（治療係数）が狭く急性中毒をきたしやすく死亡のリスクも高いため，近年，処方量は激減している[5,6]．しかし，ベンゾジアゼピン系などで十分な効果が得られないときなどに処方されることがある．この中毒ではバルビツール酸が受容体に結びつき，GABAによる神経細胞興奮の抑制作用を増強させたりすることにより種々の臨床症状が現れる[5〜7]．この作用機序はベンゾジアゼピン系薬物によるGABA受容体に対するものとは異なっており，大量摂取時に呼吸抑制などの中毒症状が強く現れることとなる．詳細な作用機序については必読文献5〜7を参照してほしい．

救命に至る治療（事件解決）の極意

治療経過

　来院後直ちに静脈路の確保を行った後，気管挿管し，人工呼吸管理を開始した．また，急速輸液を施行することで血圧も100 mmHg以上まで上昇し安定した．血液灌流療法の導入も検討したが，以上の加療で呼吸状態も循環動態も安定したため行わなかった．多量内服後，数時間は経過していることが予測できたが，経鼻胃管挿入時に白色の薬剤様の胃内容が回収できたことから，胃洗浄と活性炭の注入を行った．来院24時間後には，人工呼吸器から離脱でき，意識

も改善したため，来院30時間後に気管挿管チューブを抜去した．

5大原則に則った治療のポイント

❶全身管理
　　短時間型や中時間型のバルビツール酸による中毒では意識障害に加え，強い呼吸抑制をきたすことが多く，呼吸・循環モニターが不可欠である．そのため，呼吸状態のモニターとして，パルスオキシメーターやカプノメーターを装着しておく．また，心電図モニターや自動血圧計も装着し循環動態を持続的にモニターしておくべきである．本症例のように，強い呼吸抑制や呼吸停止を認めれば，できるだけ早期に気管挿管や人工呼吸器装着を行う．
　　低血圧を認めるとき，まずは生理食塩液やリンゲル液による急速輸液を行う．十分に血圧が上がらない場合はドパミン塩酸塩などのカテコラミンの持続静脈内投与を行う．
　　低体温を合併している場合は，保温や加温を行うが，急速な体表面の加温により血圧が低下することもあり循環動態の監視が不可欠である．

❷吸収の阻害
　　致死量以上の服用があるならば胃洗浄の注入を考慮する．バルビツール酸は大量摂取した場合，消化管の蠕動を抑制するので長時間胃の中に留まり意識障害が遷延することがある[5]．そのため，胃洗浄は内服後，1時間以上経過しても有効といわれている．活性炭や下剤の投与も吸収の阻害に有効である．

❸排泄の促進
　　血液浄化療法に関しては，ペントバルビタール（短時間型）やアモバルビタール（中時間型）の蛋白結合率はともに，65％，59％と高く，血液透析よりも血液灌流療法の方が有効である[7,8]．致死量以上の薬物摂取時や意識障害の期間の短縮のために行ってもよい．また，長時間型のフェノバルビタールとは異なり，肝臓での代謝が主であり尿のアルカリ化は有効ではなく，強制利尿も効果がない．

❹解毒薬・拮抗薬
　　バルビツール酸に対する特異的な解毒薬や拮抗薬はない．

❺精神科的評価
　　リストカットなど，精神的に不安定な状態がみられる場合は，精神科による評価が望ましい．

One More Experience

投薬処方の依頼に潜む危険

　短時間型〜中時間型バルビツール酸は，前記のように治療係数が狭く急性中毒をきたしやすいことから，近年処方されなくなってきている．しかしながらインターネットの普及に伴い，本薬剤やブロムワレリル尿素との合剤の処方を依頼してくる患者さんをみかけることがある．ウェブ上では，この合剤を「最強の睡眠薬」と書き込んでいるサイトもあり，これに起因しているのかもしれない．このように，薬品名を指定して向精神薬の処方を依頼してきた場合には，医師はその危険性を考慮し，決して要望通りには処方してはならない．

その後の経過

　誤嚥性肺炎も合併せずに，入院2日後には，全身状態も軽快．薬物（イソミタール®）は知り合いから譲り受けたことも判明した．精神的には不安定な状態が続いていたため，第4病日に精神科病院に転院となった．

必読・参考文献

1) Winek, C.L., et al.：Drug and chemical blood-level data 2001. Forensic Sci Int, 122：107-123, 2001
2) 守屋文夫：トライエージDOAスクリーニングの有用性と限界．中毒研究，21：273-283, 2008
　↑トライエージ®の判定の意味合いが理解できる．使用前にぜひ読んでおいてほしい．（必読文献）
3) DOA SPECIFICITY TABLE -TRADE NAME：http://products.sysmex.co.jp/pr2/pdf/TriageDOAdoaSpecificity.pdf
4) 小宮山豊 ほか：分析が有用な中毒起因物質の実用的分析法 バルビタール系薬物．中毒研究，17：79-84, 2004
5) Mihic, S.J. & Harris, R.A.：Hypnotics and Sedatives. In：Goodman and Gilman's The Pharmacological Basis of Therapeutics, Twelfth Edition（Brunton, L., et al., eds.）, pp.457-480, McGraw-Hill, 2010
　↑さらに詳しく催眠薬や鎮静薬の薬理作用や中毒のメカニズムが解説されている．（必読文献）
6) バルビツール酸．「中毒百科―事例・病態・治療― 改訂第2版」（内藤裕史／著），pp.339-342，南江堂，2001
7) バルビツール酸．「臨床中毒学」（上條吉人／著，相馬一亥／監），pp.100-108，医学書院，2009
　↑バルビツール酸の中毒のメカニズムから治療までわかりやすくまとめられている．（必読文献）
8) 平田純生：薬物中毒における血液浄化法の薬物動態的評価．中毒研究，21：105-113, 2008
　↑中毒物質の種類による血液浄化療法の選択とその効果についてわかりやすい．（必読文献）

Column

急性中毒と推理小説①〜バルビツール酸と推理小説

上條吉人

　ミステリーの女王であるアガサ・クリスティーは，薬剤師をしていた過去があるため薬毒物に詳しく，多くの作品で薬毒物を殺人の手段として用いています．

　アガサ・クリスティーは，日本でも以前はベロナール®という商品名で処方されていたバルビタール（化学名はジエチルバルビツール酸）を殺人の手段としてしばしば用いています．『ひらいたトランプ』では，ロリマー夫人は，催眠剤であるヴェロナールによって昏睡状態にされたうえに，エヌ・メチル・サイクロ・ヘクセニル・メチル・マロニル尿素を注射されて殺害されます．ヴェロナールについては，「バルビツル酸剤（脳幹催眠剤で，催眠作用とともに運動鎮静の作用がある．バルビタール，ヴェロナール，ジアール，アドルム等がこれに属する）の一種ですね」と解説されています．

　『エッジウェア卿の死』では，カーロッタ・アダムズは，犯人と計画の成功の祝杯をあげた際に，大量のヴェロナールの入った杯を飲まされ，家に帰った後になって，ヴェロナールが効き出して，ひどく疲れを感じて，ベッドに入ったまま亡くなります．犯人は，彼女のバッグのポケットの中に，ふたの上にC・Aとルピーで頭文字を象嵌した，ヴェロナールの白い粉が上縁までいっぱいに詰まった小さな金の小箱をしのばせて，彼女がこの薬物を常用しているようにみせかけます．ヴェロナールについては，「ヴェロナールというやつはじつに不安定な薬品でしてな．山ほど飲んでも死ねないことがあると思うと，ほんのちょぴりやっただけでコロリということもある．それだから危険なのですよ」と解説されています．

　『アクロイド殺し』では，フェラーズ夫人は，夫のアシュレー・フェラーズを毒殺したこと，さらに，そのことで恐喝されていたことを地主のロジャー・アクロイドに告白した後にヴェロナールを過剰摂取して自殺します．さらに，恐喝の事実が明らかになることを恐れた犯人はロジャー・アクロイドを刺殺するのですが，エルキュール・ポアロによって事件の真相を明らかにされると自らもヴェロナールを過剰摂取して自殺します．

　ところで，1927年7月24日に作家の芥川龍之介（当時35歳）が東京都田端の自宅で睡眠薬によって自殺したのですが，薬物については，このベロナール®とジェノアル®という商品名で処方されていたブロムワレリル尿素であるといわれています．

文献・参考図書

「ひらいたトランプ」（アガサ・クリスティー／著，加島祥造／訳），ハヤカワ文庫—クリスティー文庫，2003

「エッジウェア卿の死」（アガサ・クリスティー／著，福島正実／訳），ハヤカワ文庫—クリスティー文庫，2004

「アクロイド殺し」（アガサ・クリスティー／著，羽田詩津子／訳），ハヤカワ文庫—クリスティー文庫，2003

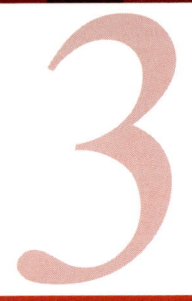

第2章 実践！中毒診療～謎を解き診断に至る推理の道筋

3 昏睡状態 23歳，女性

八木啓一

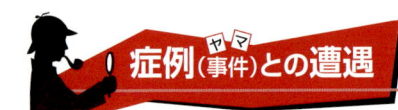

症例（事件）との遭遇

● 患者のプロフィール

症　例：23歳，女性，会社員

発見時の状態：午前1時頃，普段と変わらない様子で寝室へ入ったのを母親が目撃している．朝5時頃，大きな物音がしたので母親が部屋を訪ねると，ベッドの横に倒れていた．意識はあったが立ち上がろうとしても立ち上がれない状態であった．本人に問いただすと午前1時頃にロメリジン塩酸塩5 mg錠（ミグシス®）を3～4錠飲んで，その後焼酎をグラスに2杯飲んだとのことであった．日頃は焼酎をグラスに半分ほど飲む程度なのでアルコールによる影響かと母親は思った．しかし薬もいつもより多く飲んでいたため心配になり近くの二次救急病院に連絡したところ，当直医が専門外だから救急車を呼んで救命救急センターに運んでもらうように言われた．

救急隊現着時から搬送中の状態：救急隊が到着したときには患者は母親と玄関で待っていた．患者は呂律が回らない状態で歩行がふらついていたこと，当初アルコールを飲み過ぎたとの情報から，救急隊は部屋のなかまでは確認せずに救急車内に収容し搬送した．

患者情報：中学時代に不登校があった．20歳のときリストカットをしている．2年前より心療内科クリニックに通院し，頭痛の薬と睡眠薬を処方してもらっている．2カ月前に現在の職場に就職してから，対人関係の悩みを母親に話すことが数度あった．薬物過量服用の既往はない．

喫煙：20本/日，飲酒：焼酎グラス半分を3日に1回程度，アレルギー：そばアレルギー

● 現　症

気　道：開通

呼　吸：呼吸音清で左右差なし，呼吸数20回/分，SpO_2 99 %（room air）

循　環：血圧102/75 mmHg，心拍数71回/分（整）

中枢神経：意識レベルGCS E3V5M6，傾眠傾向だが呼びかけで開眼し，質問には正確に答える．瞳孔2.5 mm/2.5 mm，対光反射＋/＋，四肢筋力に左右差はなかったが，ふらついて立位保持や歩行はできなかった．

体　温：35.8℃

その他の身体所見：左手首にリストカット痕があること，呼気にアルコール臭があること以外に特記すべきものなし．

●検査所見

末梢血：異常なし．
血液生化学：異常なし．
動脈血ガス：pH 7.370，PaO$_2$ 93.2 Torr，PaCO$_2$ 43.0 Torr，HCO$_3^-$ 24.3 mEq/L，BE −1.0 mEq/L，Hb 12.7 g/dL，COHb 3.7％
トライエージ®：陰性
心電図：洞調律，不整脈なし．
胸部X線写真：異常なし．
頭部CT：異常なし．

> ➡ **本症例のKeyword**
> ・**患者背景を整理する**：リストカットの既往／対人関係で悩んでいた／心療内科で頭痛薬と睡眠薬を処方されている／頭痛薬とアルコールを飲んだ（本人の弁）
> ・**患者のsign & symptomsを整理する**：来院時はほぼ意識清明であった／アルコール臭あり／バイタルサイン異常なし／血液生化学検査異常なし／動脈血ガス異常なし／トライエージ®陰性

診断に至る推理の道筋

1 原因薬毒物（ホシ）を推定する

- 来院時患者は「飲んだ薬はロメリジン塩酸塩だけで，その後気分がむしゃくしゃしていたので焼酎をいつもより多く飲んでしまった」と言っていた．ロメリジン塩酸塩は片頭痛の薬で，しかし発作治療薬ではないので多めに飲むのは用法を間違っているが，4錠（20 mg）を飲んだとしても常用1日量の範囲内で，身体的には大きな問題はないと考えられる．
- 呂律が回らず歩行不能なのはアルコールのせいと考えられる．
- 患者は若いので補液を多めにして外来リカバリーベッドで午前中程度様子をみれば，酔いから醒めるだろうと考えた．
- 日勤のスタッフが出勤する時間になったころ，患者のいびきがやけに大きいのに気づいたため呼び掛けるも，目覚めることがなかった．
- 意識障害の原因として，アルコール・薬物過量服用はまず挙げられる．
- 焼酎グラス2杯にしては眠りが深すぎる．
- バイタルサイン・各種血液検査に異常がないため，体温異常・低酸素・尿毒症・低血糖は否定的．
- 直前まで意識清明であったため脳炎・各種脳症は考えにくく，徐々に意識が低下しているため

- 脳卒中・てんかんも考えにくい．
- arm drop test などから脱力・昏睡は明らかで精神疾患とも思われない．
- 頭痛薬だけを服用したとは本人が言っているだけで，睡眠薬も処方されているのが気にかかる．
- トライエージ®ではBZO（ベンゾジアゼピン類）が陰性であるが，一部の睡眠薬はトライエージ®で検知できないものもある．幸いほかのすべての項目も陰性であるので，BZO受容体拮抗薬であるフルマゼニル（アネキセート®）の使用にあたって注意を要する三環系抗うつ薬も検出されていない．

2 裏を取る

- 心療内科クリニックの診療時間となったので，処方薬を問い合わせたところ，以前からロメリジン塩酸塩とエチゾラムしか処方していないことがわかった．
- 母親にいったん帰宅してもらって患者の部屋を探してもらったところ，ゴミ箱からエチゾラムのPTPの空き殻だけが15錠分見つかった．

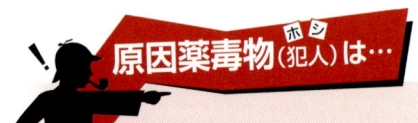

原因薬毒物（犯人）は…「チエノジアゼピン系の睡眠薬（エチゾラム）」だ！

3 謎解きのポイント

現在世間に広まっている睡眠薬の大部分はベンゾジアゼピン系（BZO）である．しかし一部にBZO受容体に結合してGABA$_A$受容体に作用するが，BZOとは化学構造が異なる薬物が存在する．チエノジアゼピン系と非ベンゾジアゼピン系がそれらである．フルマゼニルはBZO受容体へ競合的に結合することにより拮抗作用を発現するため，これらの薬物にも有効である．しかしトライエージ®では化学構造が違うためブロチゾラムを除いてこれらの系統の薬物は検出することができない（表）．

本症例でのエチゾラムはチエノジアゼピン系であるため，トライエージ®では陰性であったが，フルマゼニル投与で覚醒したのはこのような理由である．表にあげたそれぞれの代表的な薬剤名は，いずれも臨床の場ではよく耳にするものである．したがって睡眠薬過量服用の患者でトライエージ®のBZOが陰性であったとしても，これらの系統の服用で，フルマゼニルが効く可能性は頭の片隅に残しておく必要がある．フルマゼニルにより覚醒すればBZOとこれらの系統以外の薬物は除外でき，また本人からも聴取できるようになるため，診断上の利点は大きい．

表　トライエージ®の特異度表

		代表的な薬剤名	トライエージ®での最低検出濃度（ng/mL）
チエノジアゼピン系	エチゾラム	デパス®	25,000
	ブロチゾラム	レンドルミン®	700
	クロチアゼパム	リーゼ®	データなし
非ベンゾジアゼピン系	ゾルピデム	マイスリー®	100,000で検出せず
	ゾピクロン	アモバン®	100,000で検出せず
ベンゾジアゼピン系			300〜750

シスメックス株式会社のホームページ中のDOA SPECIFICITY TABLEより引用
http://products.sysmex.co.jp/pr2/pdf/TriageDOAdoaSpecificity.pdf

●今回の反省点

　薬物過量服用の患者はたいていの場合，過量服用したことを家族なり知人なりに伝え，それにより救急搬送されてくることが多い．現場には薬の空き殻が残されているのが普通で，この場合原因検索（謎解き）のとっかかりは現場での捜索であり，しかも最も確実で重要な方法になる．過量服用であることがわかっているときは，救急隊員には現場での検索をしっかりしてもらって，原因となりそうな薬物はすべて持ってきてもらうようにしている．しかしながら本症例では，母親からの救急要請の内容があやふやで，救急隊員にはアルコールが原因であるかのように伝わってしまったということや，現着時には玄関に出ていたことが災いして，現場での検索がなされなかった．

　次に本人が事実とは違う薬（ロメリジン塩酸塩）を飲んだと言ったのを信じたことが挙げられる．一般に患者は服用したことは告げても，その内容に関しては，過去の処方薬の残っていたものや，数カ所からの処方をまぜこぜにして，本人もよく覚えていないことがある．また自暴自棄になっている人がすべて正確に話すと信じてはいけない．

　したがって本人の言う内容は一応の参考にして，必ずいつも頭の片隅には別のもの（必ずしも薬物でない場合も）の可能性も考えながら対処する必要がある．

治療経過

　母親からの話では，睡眠薬の名前はわからないが，頭痛薬と睡眠薬以外は処方されたことがないのは確かで，さらにてんかんの既往もないのでフルマゼニルの使用に問題はない．そこでフルマゼニル1A（0.5 mg）の1/2Aを静注したところ，ちょうど1分後に体動が始まり，呼びかけてみるとパッと開眼し，自分の居所を確認するかのように周囲を見渡し始めた．そこで何を服用したのか尋ねると「ロメリジン塩酸塩ではなくエチゾラム（デパス®）0.5 mg錠を15錠飲んだ」「昨夜は精神的にむしゃくしゃしていたのでエチゾラムを2錠飲んで焼酎を飲み始めた．なかなか寝付けないので焼酎をいつもより多く飲むことになり，その間にエチゾラムもついつい重ねて飲んでしまった」と答えた．全く意識清明になったので，これですべてが解決した．

5大原則に則った治療のポイント

❶全身管理
フルマゼニルの血中半減期は約50分で，エチゾラムの半減期は6時間とされている．したがって，本症例では服用から4時間ほどたっていたがこの後再び昏睡に陥る可能性があるため，このまま監視の目を緩めるのは危険と考えられた．しかしエチゾラムが最高血中濃度に達するのは服用後3時間であるので，もうその時期は過ぎている．この程度の服用量ならこのまま外来で数時間様子を見て，午後になって覚醒しているのなら身体的には入院の必要はないと考えた．予想通り患者はいったん入眠したあと午後になって目を覚ました．

❷吸収の阻害
服用後早期であれば活性炭と緩下剤の投与は有効である．

❸排泄の促進
有効な手段は特になし．

❹解毒薬・拮抗薬
既述のとおり，B_zO受容体拮抗薬であるフルマゼニルにより覚醒を得ることができる．

❺精神科的評価
本症例では，もともと心療内科に通院しており，薬物の過量服用により中毒を引き起こしていることなどから，精神科による評価が望ましい．

その後の経過

精神科に診察依頼したら「病歴からは精神病圏とは考えにくく，病名を付けるなら適応障害となる．本人に自殺の意志はなく判断能力もあるため退院可能．」との返事を得た．今後はかかりつけの心療内科に通院治療するとのことで帰宅となった．

文献・参考図書

1) Veiraiah, A., et al.：Flumazenil use in benzodiazepine overdose in the UK：a retrospective survey of NPIS data. Emerg Med J, 29：565-569, 2012
   ↑フルマゼニルの使用の注意点などがよくわかる．

2) Kurisaki, E., et al.：Diagnostic performance of Triage™ for benzodiazepines：urine analysis of the dose of therapeutic cases. J Anal Toxicol, 29：539-543, 2005
   ↑トライエージ® が陰性でもチエノジアゼピン使用の可能性がある．

第2章 実践！中毒診療〜謎を解き診断に至る推理の道筋

4 遷延する意識障害
31歳，女性

織田　順

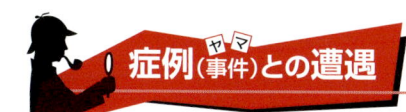

症例（ヤマ）との遭遇

●患者（被害者）のプロフィール

症　例：31歳，女性，無職

発見時の状態：同居人が帰宅するとソファに横たわっており，呼びかけても反応がないため救急隊が要請された．

現場の状況：吐物なし，薬包は見当たらない．

救急隊現着時から搬送中の状態：救急隊現着時，ソファで仰臥位であった．いびき様の呼吸で，呼吸数26回/分，SpO$_2$ 94％（room air），血圧80 mmHg/触診，脈拍130回/分で整．意識レベルはJCSでIII-200とのことであった．救急隊により酸素10 L/分が開始された．

患者情報：患者は10年来うつ病の診断で，近医で内服加療されていたらしい．

●現　症

気　道：舌根沈下，いびき様．

呼　吸：呼吸は浅く，呼吸数26回/分，SpO$_2$ 99％（酸素10 L/分），呼吸音に左右差なし．

循　環：血圧80/52 mmHg，脈拍136回/分で整．

中枢神経：GCS E1V1M4，瞳孔左3.0 mm/右3.0 mmで対光反射は鈍，四肢の運動に左右差なし．

体　温：体温37.8℃

その他身体所見：口腔内に潰瘍・びらんなし．異臭なし．

●検査所見

末梢血：WBC 11,000/μL以外に異常なし．

血液生化学：AST 70 IU/L，ALT 80 IU/L，CK 1,200 IU/L，血糖110 mg/dL

動脈血ガス（酸素10 L/分）：pH 7.411，PaO$_2$ 301.3 Torr，PaCO$_2$ 42.2 Torr，HCO$_3^-$ 25.3 mEq/L，BE －1.0 mEq/L

十二誘導心電図：洞性頻脈のみ．

胸部X線：異常なし．

> **➡ 本症例の Keyword**
> - **患者背景を整理する**：うつ病／内服処方
> - **患者の sign & symptoms, 検査所見を整理する**：意識障害／呼吸が軽度抑制

診断に至る推理の道筋

1 原因薬毒物（ホシ）を推定する

- うつ病の既往から過量服薬も疑われる．薬歴の問い合わせが必要．
- ただし，ほかの原因による意識障害もまだ外せない．

2 裏を取る

❶ 行動歴（アリバイ）は？
- 通院中のクリニックに問い合わせたところ，ベゲタミン®-A配合錠が30日分処方されていることがわかった．

❷ 動機は？
- 最近時折，同居人に「死にたい」と言っていたことが聴取された．

❸ 分析（科学捜査）の結果は？
- 頭部CT検査では明らかな異常所見を認めなかった．
- 血中アルコール濃度は検出域未満．
- トライエージ®ではバルビツール酸類が陽性となった．
- 血漿フェノバルビタールは132.8 μg/mLと中毒域であった．

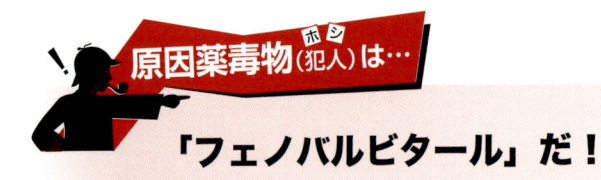

原因薬毒物（ホシ）は…「フェノバルビタール」だ！

3 謎解きのポイント

フェノバルビタールはGABA_A受容体にあるバルビツール酸結合部位に結合することにより，GABA_A受容体に対する親和性を高める．抑制性はニューロンから遊離されるGABAの作用をさらに増強するため中枢神経抑制が生じる．特に呼吸抑制，呼吸停止が死亡原因となり得る．代謝性の原因や脳血管障害の有無をチェックしつつ，病歴から薬物中毒の可能性を念頭に置く．原因物質特

定には分析を要する．

救命に至る治療（事件解決）の極意

治療経過

来院後直ちに気管挿管し，人工呼吸器管理とした．同時に静脈路を確保し，輸液を開始した．

5大原則に則った治療のポイント（表）

❶全身管理
人工呼吸管理と静脈路確保・輸液により，酸素化・換気・循環は安定した．

❷吸収の阻害
気管挿管下に胃洗浄を行ったところ，薬片が吸引された．洗浄後に活性炭40gと緩下薬を投与した．

❸排泄の促進
活性炭と緩下薬は8時間ごとにくり返し投与した．

フェノバルビタールの尿中への排泄促進を期待して，尿pHを8.0以上に保つように炭酸水素ナトリウム（メイロン® 静注8.4％）と細胞外液補充液の輸液を行った（尿のアルカリ化）．

❹解毒薬・拮抗薬
フェノバルビタールには特異的な解毒薬・拮抗薬はない．

❺精神科的評価
特に希死念慮がみられた場合には，引き続き精神科での加療を考慮する．

その後の経過 ❶

第3病日になっても意識障害（GCS E1VTM4），呼吸抑制が遷延し，呼吸器からの離脱へ進めなかった．再度血漿フェノバルビタール濃度を測定したところ，110.2 μg/mLと上昇していた．また，胸部X線写真では，左横隔膜下の透過性低下を伴うmassが認められ，薬物塊が未だ残存していることが示唆された．

このため，上部消化管内視鏡を施行した．胃の消化管蠕動はきわめて低下しており，胃粘膜は活性炭に覆われていた．活性炭を除去し，薬物塊と思われる胃壁の異物を把持鉗子ではがしとり，大量の水で洗浄した．その後のX線ではmassは認められなくなった．

翌日，血漿フェノバルビタール濃度は45.1 μg/mLに低下した．さらに翌日には意識レベルはGCS E3VTM5に改善した．抜管後，本人からベゲタミン®-A配合錠約100錠（フェノバルビタールで4,000 mg）を服用したことを聴取した．血液透析を準備していたが，循環が安定して意識レベルが改善したため導入しなかった（図）．

表　フェノバルビタール中毒の治療のポイント

❶吸収の阻害	・胃洗浄：有効 ・活性炭投与：有効
❷排泄の促進	・活性炭のくり返し投与：有効 ・尿アルカリ化：有効 ・血液透析：有効 ・血液灌流：有効
❸解毒薬・拮抗薬	なし

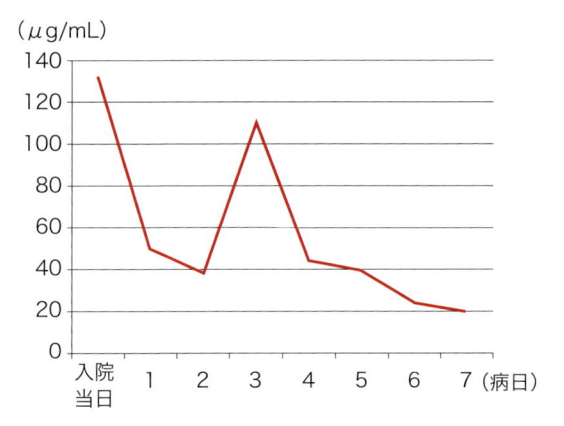

図　血漿フェノバルビタール濃度

極意

★フェノバルビタール中毒

　フェノバルビタールは長時間作用型のバルビツール酸で，半減期は24〜140時間である．大量服用時の主な症状は意識障害，呼吸抑制である．腸管蠕動の抑制作用が強く，本例のごとく胃内にとどまることもしばしばで，ときに薬物塊を形成する．バルビツール酸系の中毒は減少しているが，配合剤のベゲタミン®中毒は未だ散見される．

　ベゲタミン®にはフェノバルビタール以外にクロルプロマジン塩酸塩やプロメタジン塩酸塩が含まれるが，これらは代謝が速いため，フェノバルビタールが最も問題になる．また，フェノバルビタールは消化管からの吸収が良く，胆汁中にかなりの量が排泄される．この腸肝循環により中毒症状が遷延する．

その後の経過 ❷

　身体的には軽快したが，希死念慮は持続していたため，精神科的介入を行い，第11病日に退院となった．

文献・参考図書

1) バルビツール酸．「臨床中毒学」（上條吉人/著，相馬一亥/監），pp.100-108，医学書院，2009
　↑バルビツール酸について中毒のメカニズム・臨床症状・診断・治療について詳細に解説．

第2章 実践！中毒診療〜謎を解き診断に至る推理の道筋

5 徐脈，血圧低下，高血糖 21歳，女性

村田厚夫

症例（事件）との遭遇

● 患者（被害者）のプロフィール

症　例：21歳，女性，医療従事者

発見時の状態：朝7時頃に「薬をたくさん飲んだ．死にたい．」と彼氏に連絡．彼氏が母親に連絡，同時に救急要請．母親が到着したときにはベッドに臥床し黄色吐物を認めた状態とのこと．当院に搬送．

現場の状況：救急隊到着し周囲を探すと薬の殻が大量に見つかった．

患者情報：3カ月前より仕事を始めた．2カ月前に精神的不調を訴え休職していた．休職中に近医内科に通院し，睡眠薬，胃薬を処方されていた．

● 現　症

気　道：舌根沈下なし，喘鳴なし．
呼　吸：呼吸数は24回/分，SpO_2は100％（経鼻酸素3 L/分），呼吸音は正常．
循　環：血圧81/43 mmHg，心拍数43回/分（整），末梢冷感・湿潤は認めず．
中枢神経：意識レベルはGCS E3V5M6（13），瞳孔左右3.0 mm，対光反射迅速．
体　温：36.9℃
その他の身体所見：特に異常所見は認めなかった．

● 検査所見

末梢血：特に異常はなし．
血液生化学：Ca 9.5 mg/dL，血糖 214 mg/dL
動脈血ガス：pH 7.368，PaO_2 98.3 Torr，$PaCO_2$ 42.4 Torr，HCO_3^- 23.9 mEq/L，BE −1.5 mEq/L，Ca^{2+} 1.14 mEq/L
トライエージ®：BZO陽性
心電図：洞調律
胸部X線：異常なし．

> **→ 本症例のKeyword**
> ・患者背景を整理する：精神的ストレス／抗うつ薬処方／希死念慮

- **患者のsign & symptoms，検査所見を整理する**：徐脈／低血圧／高血糖（経時的な変化が重要）／特に，心電図は経時的にチェックする（図1，2）

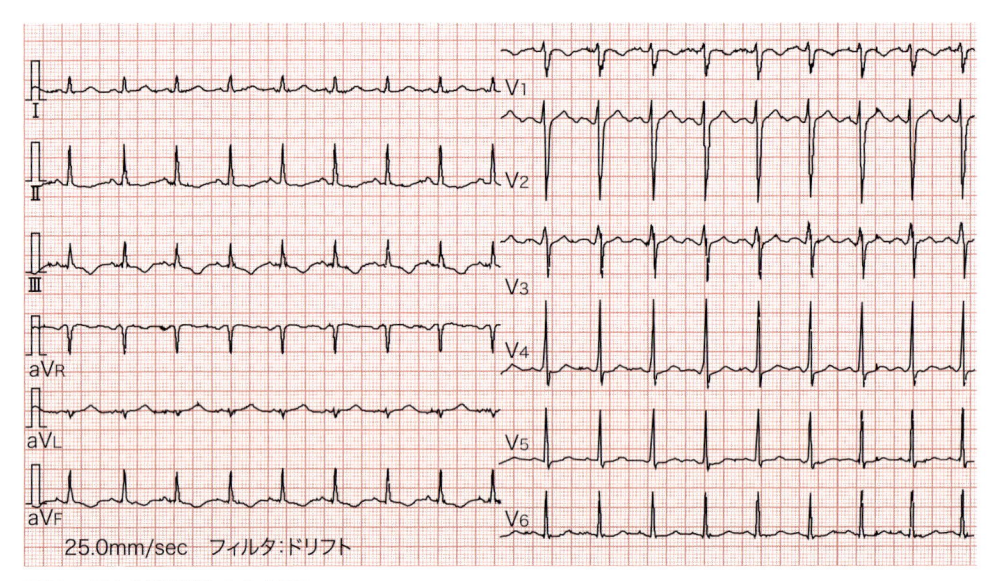

図1　ER来院直後の心電図
Ⅱ，Ⅲ，aVFでT波陰転化がみられる

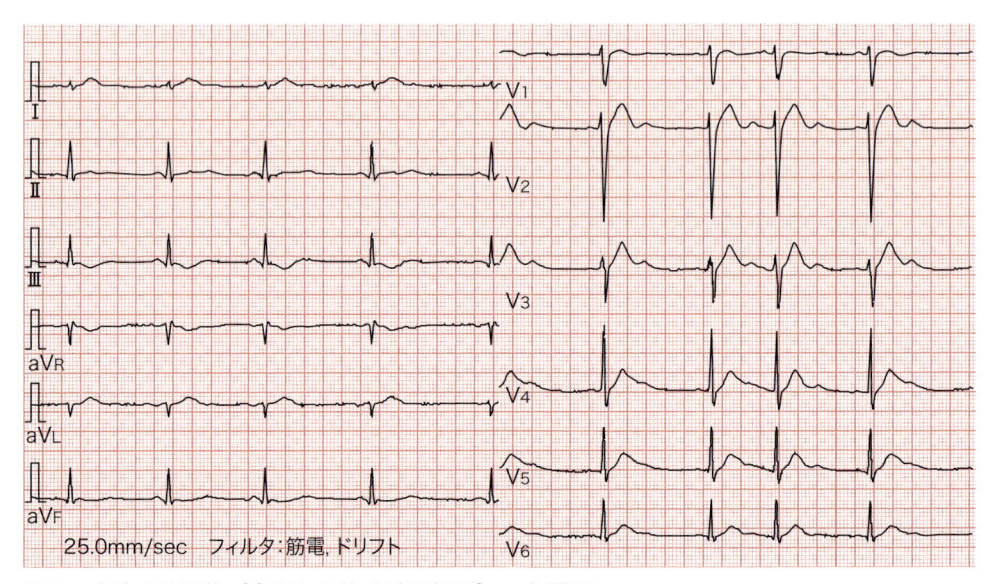

図2　来院4時間後（内服から約4時間経過）の心電図
徐脈，上室性期外収縮が認められる

診断に至る推理の道筋

1 原因薬毒物（犯人(ホシ)）を推定する

- 患者の処方歴より，ベンゾジアゼピン中毒が疑われる．
- 低血圧，徐脈からβ遮断薬やカルシウム拮抗薬が疑われる．
- 高血糖から非定型抗精神病薬やカルシウム拮抗薬が疑われる．

2 裏を取る

❶ 行動歴（アリバイ）は？

- 患者近くに空の薬包があり，アルプラゾラム24錠，アムロジピンベシル酸塩（以下，アムロジピン）120錠，ミノサイクリン塩酸塩40錠，エナラプリルマイレン酸塩60錠，モサプリドクエン酸塩水和物19錠が発見された．
- 両親が降圧薬，抗生物質などの処方を受けている．

❷ 動機は？

- 最近仕事を始めたばかりであり，人間関係がうまくいっていなかった．

原因薬毒物（犯人(ホシ)）は…「カルシウム拮抗薬」だ！

3 謎解きのポイント

　カルシウム拮抗薬は高血圧，頻脈性不整脈の治療薬として広く処方されている．アムロジピンはジヒドロピリジン系カルシウム拮抗薬であり末梢血管拡張作用がほかのものと比較して強いが，陰性変時作用はそれほど強くはない．ほかにカルシウムは膵臓β細胞に作用してインスリン分泌を行うが，その作用も拮抗されるため高血糖を生じることが多い．

　血圧低下に関してはACE阻害薬の関与も否定できないが，ACE阻害薬が主原因であった場合頻脈になることがないため主原因ではなかったと考えられる．

救命に至る治療（事件解決）の極意

治療経過

来院後は気道・呼吸状態は安定していたために気管挿管は施行しなかった．その後収縮期血圧60 mmHg台，心拍数は40回/分であったため輸液負荷を行いつつ，アトロピン硫酸塩0.5 mgと塩化カルシウム100 mEq静注をくり返した．しかし，血圧・脈拍数ともに改善認めず，PDE Ⅲ阻害薬を0.8 mg/時使用し血圧上昇を図った．その後徐々に血圧・脈拍ともに改善を認めた．

5大原則に則った治療のポイント

❶ 全身管理
- 気道閉塞や呼吸異常があれば気管挿管を考慮．
- 血圧低下に対して輸液負荷とカルシウム製剤，カテコラミン，グルカゴン，PDE Ⅲ阻害薬投与．重症例では高インスリン血症/正常血糖療法も考慮する．

❷ 吸収の阻害
- 生命に危険を及ぼすような症例かつ内服1～2時間以内であれば考慮する．
- 活性炭投与を行う．内服1時間以内に1 g/kgの投与が薬物の体内吸収を抑制する．

❸ 排泄の促進
- アムロジピンは腎代謝であり，利尿をかけることが重要．

❹ 解毒薬・拮抗薬
- 解毒薬として知られているものはない．拮抗薬はカルシウム（カルシウム拮抗薬の拮抗薬なので）．
- 最近では，静脈脂肪乳剤（intravenous lipid emulsion：ILE）療法が有効であったとする症例報告も散見される．

❺ 精神科的評価
精神的不調や不安定がみられ，向精神薬などが処方されている場合には，精神科医による評価が望ましい．

極意

★ "臨床推論" 的診療

過量服薬患者が医療従事者などの場合，本人に処方されていない薬剤を服薬することもある．「いかに『勘』を働かせるか！」，「目の前のoverdoseの患者さんの症状や徴候は，考えている薬物で説明できるか？」などの「臨床推論」的診療が求められる．

One More Experience

静脈脂肪乳剤治療

静脈脂肪乳剤（intravenous lipid emulsion：ILE）療法は脂溶性の高い薬物中毒，特に局所麻酔薬中毒に対して応用されている．作用機序の例としてはlipid sink theoryと呼ばれ，血管内の脂肪乳剤が心筋や脳組織から局所麻酔薬を血中へ引き戻すと考えられている．ほかにベラパミル，β遮断薬中毒に対して使用された報告があり，今後新たな治療の選択肢となる可能性がある（p.36 **2-1**, p.62 **2-6**も参照）．

MEMO ❶ インスリン治療

高インスリン血症/正常血糖療法（high dose insulin and euglycemia therapy：HIET）はカルシウム拮抗薬中毒で重症例かつカルシウム製剤・グルカゴン・カテコラミンに反応がないときに考慮される．心筋のインスリン受容体を介して陽性変力作用をもたらす．投与方法は1単位/kgをボーラス投与した後0.5単位/kgの持続投与を行う．その間血糖は正常範囲に保つようにする．

その後の経過

全身状態は改善した．本人より衝動的に内服したとの言葉があり希死念慮は認めなかった．心療内科受診を勧め転院となった．

文献・参考図書

1) Harris, N.S.：Case records of the Massachusetts General Hospital. Case 24-2006. A 40-year-old woman with hypotension after an overdose of amlodipine. N Engl J Med, 355：602-611, 2006

2) Blankfield, R.P., et al.：Temperature and blood pressure following amlodipine overdose. Wilderness Environ Med, 19：39-41, 2008

3) Pichon, N., et al.：Extracorporeal albumin dialysis in three cases of acute calcium channel blocker poisoning with life-threatening refractory cardiogenic shock. Ann Emerg Med, 59：540-544, 2012

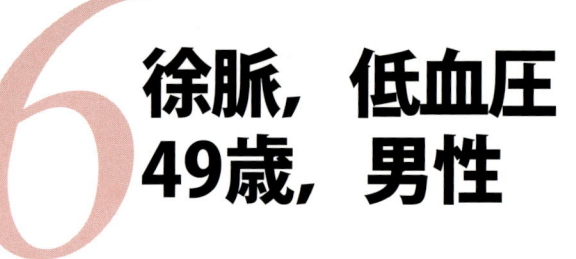

第2章 実践！中毒診療～謎を解き診断に至る推理の道筋

6 徐脈，低血圧 49歳，男性

佐藤 馨，池上敬一

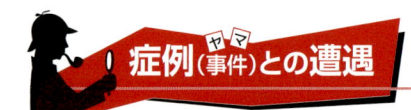

症例（事件）との遭遇

●患者（被害者）のプロフィール

症　例：49歳，男性，会社員

発見時の状態：深夜1時に，元妻へ薬物摂取したと連絡があり，かけつけた元妻がベッドに横たわっているところを発見し，救急隊を要請．

現場の状況：ベッド周囲および衣服に嘔吐物の付着を認め，ゴミ箱からワインボトル（750 mL）1本とアーチスト® 2.5 mgが60錠，レニベース® 5 mgが30錠の薬の殻が発見された．また元妻へ宛てた遺書も発見された．

救急隊現着時から搬送中の状態：救急隊現着時，患者はベッドにて腹臥位であった．意識レベルは呼びかけで開眼（JCS Ⅱ-20），呼吸数は18回/分，SpO$_2$は94％（room air），脈拍数45回/分，血圧は触診で90 mmHg，体温は36.7℃であった．

患者情報：既往に高血圧あり，内服加療中である．患者は4カ月前に妻と離婚し，現在は一人暮らしであった．2カ月前より某精神科病院でうつ病の診断にて抗うつ薬を処方されていた．

●現　症

気　道：発語あり，気道開通．

呼　吸：呼吸数は20回/分，SpO$_2$は100％（room air），呼吸音に左右差はなく正常であった．

循　環：血圧は155/65 mmHgで，心拍数は40回/分（整）であった．脈に左右差はなく，末梢冷感はなし．

中枢神経：意識レベルはGCS E3V4M6で，瞳孔は左右3.5 mm，対抗反射は迅速であった．

体　温：35.4℃であった．

その他の身体所見：衣服に嘔吐物の付着あり．

●検査所見

末梢血：異常所見なし．

血液生化学：アルコール120 mg/dL以外に異常所見なし．

動脈血ガス：pH 7.387，PaO$_2$ 82.6 Torr，PaCO$_2$ 38.3 Torr，HCO$_3^-$ 22.5 mEq/L，BE -2.1 mEq/L，LAC-A 20.8 mg/dL

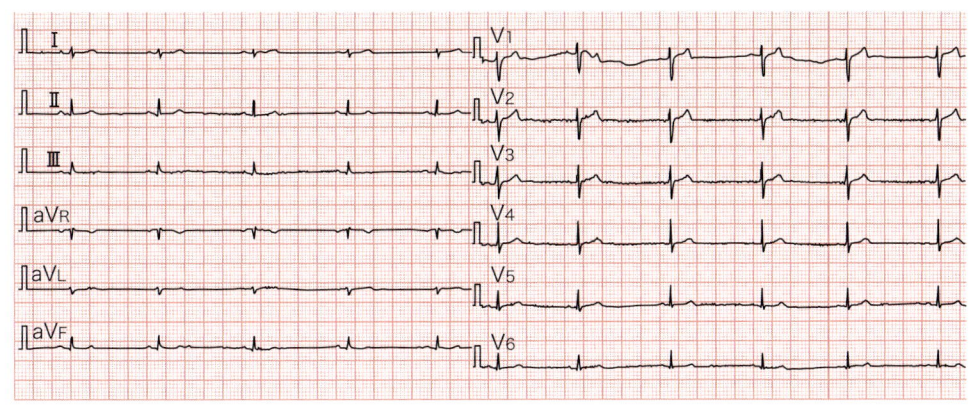

図1 初診時心電図
心拍数 44回/分と徐脈を認める

心電図：洞性徐脈が認められた（図1）．
X線（胸）：異常なし．
トライエージ®：陰性

> ➡**本症例のKeyword**
> ・**患者背景を整理する**：うつ病／高血圧症で内服加療中／自殺企図
> ・**患者のsign & symptomsを整理する**：意識障害／洞性徐脈

診断に至る推理の道筋

1 原因薬毒物（犯人(ホシ)）を推定する

- 患者は高血圧症で治療中であり，β遮断薬やACE阻害薬による中毒を疑う．
- 意識レベルの低下は脂溶性の高いβ遮断薬による中枢神経作用やエタノールによる中枢神経抑制を考える．
- 徐脈により，心筋細胞に存在する膜電位依存性Ca^{2+}チャネル（voltage-gated calcium channel）の1つであるL型Ca^{2+}チャネル（L-type calcium channel）の阻害を疑う．
- ACE阻害薬はアンギオテンシンⅡの産生を阻害し，血管平滑筋の弛緩および循環血液量の減少によって降圧作用を発揮するため，心拍数や心筋収縮力にはほとんど作用を発揮しない．また，ほかの高血圧薬の大量服薬と異なり，反射性頻脈は生じない．
- L型Ca^{2+}チャネル阻害作用，β-アドレナリン遮断作用を有するβ遮断薬が疑わしい．

2 裏を取る

❶行動歴（アリバイ）は？
- 通院している某内科クリニックに問い合わせたところ，アーチスト® 2.5 mg（カルベジロール）1日2錠およびレニベース® 5 mg（エナラプリルマレイン酸塩）1日1錠が30日分処方されていた．

❷動機は？
- 元妻へ宛てた遺書が発見された．

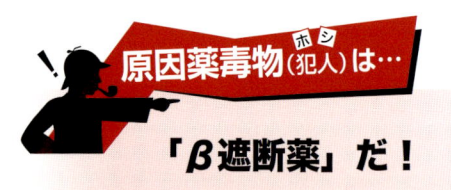

> 原因薬毒物（犯人）は…
> 「β遮断薬」だ！

3 謎解きのポイント

　β遮断薬はいずれも心筋の収縮速度を調節している$β_1$-アドレナリン受容体遮断作用をもつが，カルベジロールは血管および気管支平滑筋の緊張を調整している$β_2$-アドレナリン受容体を非特異的に阻害すると同時に，血管収縮にかかわる$α_1$-アドレナリン受容体を阻害するため血管抵抗の低下と血圧低下をもたらす（表1，2）．ACE阻害薬による低血圧も考慮すべきだが，現段階では低血圧症状はなかったため，徐脈症状からβ遮断薬中毒と診断された．

表1　代表的なβ遮断薬の薬理作用

薬物	受容体遮断作用	ISA*	膜安定化作用	脂溶性/水溶性
プロプラノール塩酸塩（インデラル®）	$β_1, β_2$	なし	あり	脂溶性
カルテオロール塩酸塩（ミケラン®）	$β_1, β_2$	あり	なし	水溶性
アテノロール（テノーミン®）	$β_1$	なし	なし	水溶性
メトプロロール酒石酸塩（セロケン®）	$β_1$	なし	なし	脂溶性
ビソプロロールフマル酸塩（メインテート®）	$β_1$	なし	あり	水溶性
カルベジロール（アーチスト®）	$α_1, β_1, β_2$	なし	なし	脂溶性

＊ISA：内因性交感神経刺激作用（Intrinsic Sympathomimetic Activity）

表2　β遮断薬の中毒症状

標的臓器	薬理作用	中毒症状
心臓	βアドレナリン受容体遮断作用： 　陰性変時作用 　陰性変伝導作用 　陰性変力作用	徐脈，房室ブロック， 低血圧，急性循環不全
	心筋ナトリウム阻害作用： 　膜安定化（キニジン様）作用	QRS時間の延長， Torsade de pointes* など
脳	中枢神経作用（脂溶性β遮断薬）	せん妄，昏睡，痙攣発作， 悪夢など
血管	$α_1$-アドレナリン受容体阻害作用	末梢血管抵抗低下：低血圧
肺	$β_2$-アドレナリン受容体遮断作用	気管支攣縮から喘息発作， チアノーゼ，呼吸困難

＊Torsade de pointes：QT時間の延長を伴う心室頻脈

MEMO ❶　ISA（intrinsic sympathomimetic activity：内因性交感神経刺激作用）

β遮断薬のなかにはβ受容体の活性発現部位にまで結合して，作動薬としての活性をもつものがあり，弱いながらも交感神経刺激作用を発揮し，心拍数や心筋収縮力の低下を小さくする．心不全や虚血性心疾患を対象とした大規模臨床試験ではISAのないβ遮断薬が好成績であったため，現在ではISAは得な性質とは考えられていない．

MEMO ❷　β遮断作用と膜安定化作用[1]

すべての中毒症状の大半は，β遮断作用によることで説明でき，心収縮力の低下に伴う低血圧，徐脈，気管支平滑筋攣縮などの症状を起こす．一方，重症患者や死亡の原因はβ遮断作用によるというより，膜安定化作用によると推測される．

膜安定化作用とは，細胞内へのNa^+の流入を阻害する作用で，キニジン作用または局所麻酔作用ともいわれ，脂溶性物質と細胞膜の脂質二重層との間の非特異的反応である．膜安定化作用の強いプロプラノールなどの薬物の大量摂取では，心筋の収縮力抑制による頑固な低血圧が生じ，これが死因となる．昏睡や呼吸停止などの症状も報告されているが，その一部は低血圧に伴う脳虚血によるものと考えられている．

血圧低下の程度は重症度の予測に役立つが，比較的早期からみられる徐脈は重症度の指標にはなりにくいとされる．

救命に至る治療（事件解決）の極意

治療経過

来院後酸素投与（マスク 3 L），静脈路確保とした．アトロピン硫酸塩水和物（以下，アトロピン硫酸塩）0.5 mg を静注したが効果を認めなかったため，5 分ごとにアトロピン硫酸塩 0.5 mg 静注を計 3 回行ったところ脈拍数 60 回/分と徐脈改善を認めた．その後嘔吐あり，嘔吐物内に 20 錠の錠剤を確認した．胃内に薬物が滞留していると判断し，胃洗浄を施行し活性炭注入を行った．入院後血圧 80 mmHg 台となったため，低血圧症状の出現と考え輸液負荷を行ったところ循環動態は安定した．

5 大原則に則った治療のポイント

❶ 全身管理

徐脈はアトロピン硫酸塩投与にて改善．血圧低下は輸液療法にて改善．

❷ 吸収の阻害

胃洗浄を施行する．また活性炭の投与も行う．徐放剤の大量服薬であれば全腸洗浄や活性炭のくり返し投与も考慮する．

❸ 排泄の促進

有効な手段はあまりない．

❹ 解毒薬・拮抗薬

カテコラミン，グルカゴン，ホスホジエステラーゼ阻害薬の投与がある．血圧低下に対してはドパミンまたはノルアドレナリンを使用する．グルカゴンは β 遮断薬中毒の心毒性に対する解毒薬・拮抗薬とされ，心筋に直接作用して陽性変力作用および陽性変時作用を発揮する．なお，グルカゴンは β 受容体とは関係なく，心筋のアデニル酸シクラーゼを賦活し，環状ヌクレオチド（cyclic AMP）を増加させ，結果的には心筋に対してカテコラミンの β 刺激作用と同じ作用を示す．また，グルカゴン投与の際には高用量が推奨されており，初期投与量は 5〜10 mg（50〜150 μg/kg），これを 1〜2 分かけてボーラスで静注する．反応を見ながら 5〜10 分ごとに静注をくり返すか，5〜10 mg/時（50〜150 μg/kg/時）で持続静注する．

近年，脂溶性で分布容積の大きい薬物による中毒の解毒法として静脈脂肪乳剤（intravenous lipid emulsion：ILE）療法が注目されており，従来の薬物治療法に反応しない β 遮断薬中毒で有効だとする症例報告が散見される（p.36 **2-1**，p.57 **2-5** も参照）．

❺ 精神科的評価

自殺企図による大量服薬の場合には，精神科による評価が望ましい．

その後の経過

　全身状態が改善したため，当院精神科へコンサルトとしたところ，うつ病治療のため精神科外来通院予定となった．

文献・参考図書

1）岩谷昭美：プロプラノール（インデラル®）．救急医学，25：216-217，2001

2）β遮断薬．「臨床中毒学」（上條吉人/著，相馬一亥/監），pp.145-152，医学書院，2009

3）Stellpflug, S. J., et al.：Intentional overdose with cardiac arrest treated with intravenous fat emulsion and high-dose insulin. Clin Toxicol（Phila），48：227-229，2010
　↑β遮断薬大量服薬によるCPAに対して静脈脂肪乳剤が有用．

4）Agura, E. D., et al.：Massive propranolol overdose：Successful treatment with high-dose isoproterenol and glucagon. Am J Med, 80：755-757, 1986
　↑β遮断薬中毒に対しグルカゴンが有用．

第2章 実践！中毒診療〜謎を解き診断に至る推理の道筋

7 徐脈，高カリウム血症 72歳，男性

杉田 学

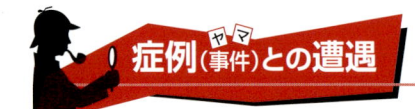

症例（事件）との遭遇

●患者（被害者）のプロフィール

症　例：72歳，男性，無職

発見時の状態：昼食中，椅子に座ったまま意識を失い救急要請となる．意識消失は30秒ほどで，救急車が到着するまでに完全に回復している．

現場の状況：昼食は焼き魚と白米，味噌汁だったが，食卓についた後食べ始めるまでに意識を失っていたので，誤嚥や窒息の可能性はない．

救急隊現着時から搬送中の状態：救急隊現着時のバイタルサインは，意識レベル JCS 1，呼吸数24回/分，脈拍数42回/分，血圧92/52 mmHg，体温36.2℃．心電図モニターでは徐脈を認めた．救急車内で一度失神と思われる呼びかけに答えない瞬間があったが，数秒後に完全に回復．

患者情報：日常生活に問題なし．高血圧，脂質異常症で近医通院中．内服薬は朝，昼，夕に飲む分を，妻がピルケースに分けて入れてある．今までは2種類だったが，1週間前より不整脈に対する薬が1種類追加された．腎臓病の既往はなし．

●現　症

気　道：開通，問題なし．

呼　吸：呼吸数は24回/分，SpO_2は96％（room air），呼吸音は正常．

循　環：血圧は96/58 mmHg，心拍数は38回/分であった．

中枢神経：意識レベルはGCS E4V5M6，JCS 1，瞳孔径は左右3.5 mm，対光反射は正常．

体　温：36.5℃

その他の身体所見：強い吐き気を訴えているが，嘔吐はない．

●検査所見

末梢血：特記すべき異常を認めない．

血液生化学：血糖94 mg/dL，BUN 18 mg/dL，Cre 0.8 mg/dL，Na 141 mEq/L，K 7.4 mEq/L，Cl 96 mEq/L

心電図（図）：徐脈，P波消失，QRS延長，T波増高

図　初診時の心電図

胸部X線：異常なし．

> **➡本症例のKeyword**
> - **患者背景を整理する**：内服薬の服用／1週間前より不整脈の薬が増える／乱用や大量服薬の誘因なし／腎疾患なし
> - **患者のsign & symptomsを整理する**：くり返す失神発作／徐脈／高カリウム血症／P波消失／QRS延長／T波増高／腎機能正常

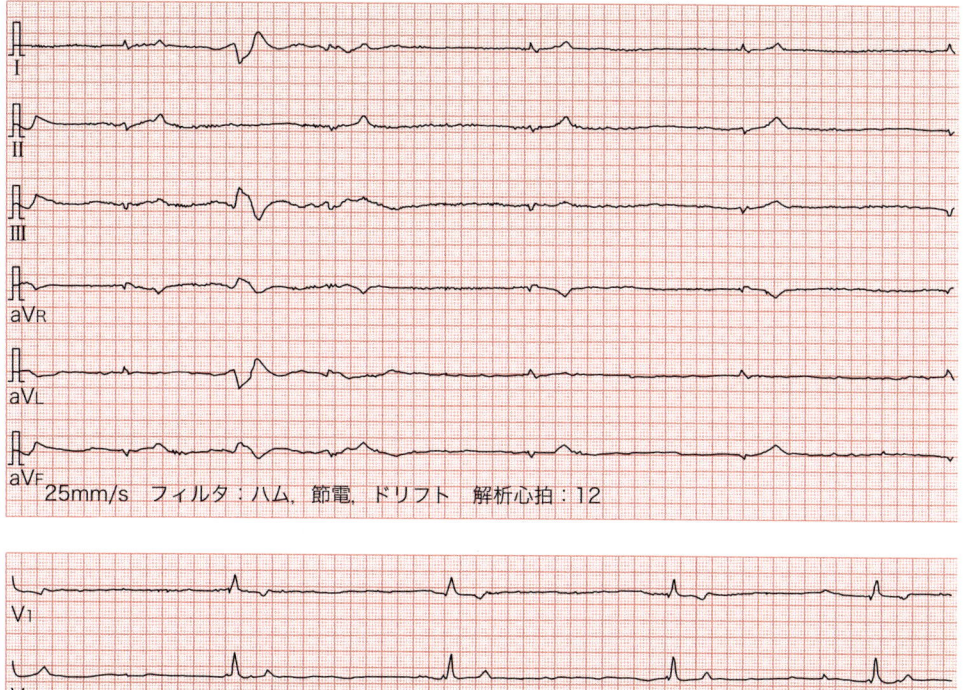

第2章　実践！中毒診療〜謎を解き診断に至る推理の道筋

7　徐脈，高カリウム血症　72歳，男性

診断に至る推理の道筋

1 原因薬毒物（犯人（ホシ））を推定する

- 失神の原因は徐脈によるものと考えられる．
- 心電図の所見は高カリウム血症に典型的なものである．
- 血清カリウムの値は7.4 mEq/Lと危険なレベルである．
- 不整脈に対する薬が最近増えたとの病歴から，この薬が原因ではないかと疑う．
- 腎機能に異常のない患者に起こった高カリウム血症は薬物が原因であることを疑わせる．
- 不整脈の治療に用いられ，徐脈と高カリウム血症をきたしうる薬はジギタリス製剤とβ遮断薬が有名である．
- ジギタリスの血中濃度の治療域は狭く，モニタリングが必要である．
- β遮断薬の中毒にしては血圧が軽度の低下にとどまっている．
- 以上よりジギタリス中毒による高カリウム血症を強く疑う．

2 裏を取る

❶ 行動歴（アリバイ）は？
- 妻の持参したピルケースを確認すると，新たに増えた薬はジゴキシンであった．

❷ 動機は？
- ピルケースには，朝1回のはずのジゴキシンが朝と夕のボックスに入れられていた．
- 途中から追加されたため，妻が勘違いして用意したものを飲んでいた．

❸ 分析（科学捜査）の結果は？
- ジギタリスの血中濃度を測定すると4.2 mg/dLと中毒域にあった．

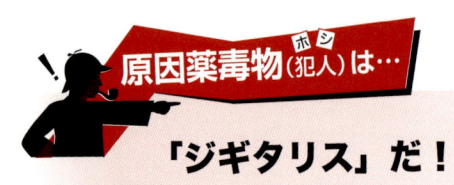

原因薬毒物（犯人（ホシ））は…「ジギタリス」だ！

3 謎解きのポイント

　臨床的に問題になる高カリウム血症の多くは，腎不全が原因である．しかし，本症例のような腎不全の合併しない高カリウム血症では，薬物が原因であることが多い．高カリウム血症は致死的になることがあり，原因が何であれすぐに治療を始めなければならない．したがって治療を進めていく過程で，原因を突き止める努力をする．
　ジゴキシンは経口摂取後速やかに消化管から吸収され，バイオアベイラビリティが高い．ま

た半減期が長いため，本症例のごとくくり返し投与されることで，簡単に中毒域に達する．ジギタリスは細胞膜のNa$^+$/K$^-$-ATPaseに細胞外から結合し，酵素活性を抑制することによりATP依存性のNa$^+$/K$^-$ポンプを阻害する．その結果細胞内へのカリウムイオン流入と細胞外へのナトリウムイオンの流出を抑制し，高カリウム血症を起こす．

救命に至る治療（事件解決）の極意

治療経過

来院後直ちに心電図モニターを装着，静脈確保を行い細胞外液と重炭酸ナトリウム（メイロン®）200 mLとマグネシウム2 gの投与を行った．グルコース-インスリン療法を開始して血清カリウムが低下してきたのを確認しつつ集中治療室に入室した．心拍数30回台/分の徐脈は続き，ジギタリス中毒が強く疑われたため（半減期が長く）中毒域を脱するには24時間以上を要すると考え，経静脈的体外式ペースメーカーを挿入した．血液透析も考慮したが，血清カリウムのコントロールが可能であったため施行せず，経鼻胃管からポリスチレンスルホン酸ナトリウム10 g（ケイキサレート®）を微温湯に溶かして8時間おきに投与した．経過は良好であり，第2病日にペースメーカーを抜去した．

5大原則に則った治療のポイント

❶全身管理

ジギタリス中毒に限らず，高カリウム血症により不整脈が起こっている場合には，その治療を優先する．重炭酸ナトリウムやグルコース-インスリン療法は，血中（細胞外）のカリウムを細胞内に移動させる方法で，効果発現が早い．ポリスチレンスルホン酸ナトリウムは便中へのカリウム排泄を促進する．カルシウムの投与は，一般的な高カリウム血症に対する最優先の治療だが，細胞内のカルシウムイオンを上昇させ心室性不整脈を起こすリスクを高めるために，ジギタリス中毒に伴う高カリウム血症では禁忌である．これらの治療でも高カリウム血症が続く場合には，血液透析を考慮する．

徐脈が循環動態に影響を与える場合には，体外式ペースメーカーの適応となるが，易刺激性の高くなっている心筋への物理的刺激により，致死性不整脈を起こす可能性に注意する．循環動態が維持できなければ経皮的心肺補助装置（PCPS）を導入する．

❷吸収の阻害

一般的な中毒と同じく，内服1時間以内の急性中毒では胃洗浄，活性炭の投与を行う．

❸排泄の促進

血液透析は高カリウム血症に対して行われることがあるが，ジギタリスの血中濃度を下げる効果には乏しい．

❹ 解毒薬・拮抗薬

Fab fragments of digoxin-specific antibodies（Fab抗体）はジゴキシンに対して特異的な親和性をもち，解毒・拮抗薬として使用される．Fab抗体が投与されると，細胞外の遊離ジゴキシンと結合し，複合体を形成して速やかに尿中に排泄される．本邦では未発売のため使用できないが，欧米では急性・慢性ジゴキシン中毒に対する第1選択薬とされる．

❺ 精神科的評価

本症例では特に必要なし．

その後の経過

身体的に軽快した後いったんジギタリスを中止し，かかりつけ医宛てに今回のエピソードを記載した紹介状を持たせて退院とした．

Column

急性中毒と推理小説②〜ジギタリスと推理小説

上條吉人

　海外の著明な推理小説家の多くが毒殺の手段としてジギタリスを用いています．アガサ・クリスティーの『毒草』では，サー・アンブローズ・バーンの邸宅の晩餐に参加した人々は，セージにまぜて摘まれたジギタリスの葉を鴨の中に詰めた料理を食べてひどい中毒を起こします．このうち，シルヴィア・キーンが死亡するのですが，ジギタリスの葉とは別に心臓病の特効薬であるジギタリスを致死量も盛られていました．ジギタリスについては，「ジギタリス，別名キツネノテブクロというやつは心臓に影響するんですよ．ですからある種の心臓病の特効薬になっていましてね」と解説されています．

　エラリー・クイーンの『フォックス家の殺人』では，ベイアード・フォックスの妻のジェシカ・フォックスは，過量のジギタリスが混入されたグレープ・ジュースを飲んで死亡します．その様子は「約2時間後にベイアードが家に帰ってみると，ジェシカが嘔吐していたのです．かわいそうなくらい苦しそうでした．脈搏が遅かったですな．あとになって鼓動が不規則になり，翌日の午後にはひじょうに早くなりました．彼女は2日目の晩方になくなりました」と描写されています．ジギタリスについては，「これはむらさきキツネノテブクロからとった暗緑色の強力な心臓興奮剤で，心臓病で代償作用が衰えた場合それを補正するために普通よく使われる薬品なのだ」「残念ながらジギタリスは体細胞の中に完全に吸収されてしまうので，検死のときに発見されるのは通例不可能なのです」と解説されています．

　ホートン・マーフィーの『毒殺はランチタイムに』では，グレアム・ドナヴァンは，ジギタリスの抽出物を混入された水さしの水でつくったアイスティーを飲んで殺害されます．その様子は「グレアム・ドナヴァンがひどく咳きこみ始めた．胸が，目に見えるほど激しく波打っている．と思ううちに，血の気がひいて，顔面の筋肉と両腕が痙攣し始めた．そして，腹を押さえると，一方へ大きくかしぎ，座っていた椅子からロジャー・シンガーの方へ，続いて床へと倒れこんだ．仰向けになったドナヴァンは，まだ腕や顔を痙攣させていた．ドナヴァンはだんだん静かになり，そのうち，1つ大きく発作的な痙攣を起こしたかと思うと，もうぴくりとも動かなくなった」と描写されています．

文献・参考図書

「毒草」（アガサ・クリスティー/著，中村妙子/訳），ハヤカワ文庫—クリスティー文庫，2003

「フォックス家の殺人」（エラリー・クイーン/著，青田　勝/訳），ハヤカワ・ミステリ文庫，1981

「毒殺はランチタイムに」（ホートン・マーフィー/著，佐々田雅子/訳），ハヤカワ・ミステリ文庫，1988

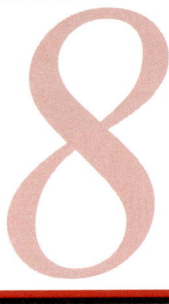

第2章 実践！中毒診療〜謎を解き診断に至る推理の道筋

8 嘔吐，痙攣重積発作 26歳，男性

森脇龍太郎，伊良部真一郎

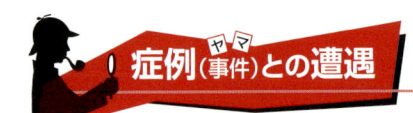

症例（事件）との遭遇

●**患者（被害者）のプロフィール**

症　例：26歳，男性，学生

発見時の状態：一人暮らし．前夜から電話が通じなくなっており，不審に思った母親が早朝に訪問したところ，ソファーの上にぐったりとして横たわっており，応答が遅いため，救急車が要請された．

救急隊現着時から搬送中の状態：救急隊現着時，周囲に嘔吐痕が散在しており，動悸，嘔気を強く訴えていた．意識はほぼ清明，呼吸数30/分，脈拍数144/分，血圧96/40 mmHg，体温37.8℃であった．周囲は散らかっていたが，明らかな意識障害は認められなかったので，中毒は疑わず，ゴミ箱を含めて薬の殻を調べたりはしなかった．

患者情報：医師国家試験浪人中で，気管支喘息でユニフィル®LA（テオフィリン徐放薬）を内服していた．春先は毎日のように通っていた予備校も，ここ数カ月はほとんど行くことがないとの報告を受けていた．また自宅にこもりがちで，ここのところ「俺はもうだめだ」などのネガティブな発言が目立っていた（母親より聴取）．

●**現　症**

気　道：開通しており，ゴロゴロ音が認められたが，吸引により改善した．

呼　吸：呼吸数は30/分で，SpO$_2$は100％（リザーバーマスクで酸素10 L/分）．呼吸音は正常であった．

循　環：血圧は100/48 mmHgで脈拍数は150/分であり，皮膚は湿って，冷汗が認められた．

中枢神経：瞳孔は左右とも4.5 mmと散大し，対光反射は認められたが，病着後すぐに全身性痙攣が認められた．

体　温：膀胱温で38.8℃であった．

その他の身体所見：特記事項なし．

●**検査所見**

末梢血：WBC 13,300 /μL，Hb 14.6 g/dL，Plt 23.3×10^4 /μL

血液生化学：Na 142 mEq/L，K 2.2 mEq/L，Cl 100 mEq/L，AST 33 IU/L，ALT 21 IU/L，CK

1,987 IU/L，Glu 222 g/dL．それ以外は明らかな異常なし．
動脈血ガス：pH 7.40，PaO$_2$ 227 Torr，PaCO$_2$ 35 Torr，BE 0.4 mEq/L，Lac 1.8 mmol/L．
心電図：洞性頻脈（心拍数 145/分）
胸腹部X線：明らかな異常所見はなし．
頭部CT：明らかな異常所見はなし．

> ➡**本症例のKeyword**
> ・患者背景を整理する：自宅にこもりがち／ネガティブな発言／テオフィリン徐放薬
> ・患者のsign & symptomsを整理する：嘔吐／頻脈・頻呼吸／散瞳／高体温／痙攣

診断に至る推理の道筋

1 原因薬毒物（犯人 ホシ）を推定する

上述した患者背景とsign & symptoms（toxidrome：中毒症候）から，テオフィリン中毒が強く疑われる．大量摂取による急性中毒の可能性が高い．

2 裏を取る

❶行動歴（アリバイ）は？

母親に自宅に帰ってゴミ箱の中をよく調べてもらったところ，ユニフィル®LA（200 mg）約75錠の薬の空きシートが発見された．

❷動機は？

ここ数カ月は自宅にこもりがちで，「俺はもうだめだ」などのネガティブな発言が目立っていた．

❸分析（科学捜査）の結果は？

・トライエージ®では何の薬剤も検出されなかった．
・テオフィリン血中濃度は99.6 μg/mLであった．

原因薬毒物（犯人 ホシ）は…「テオフィリン」だ！

3 謎解きのポイント

❶テオフィリンの作用機序

　テオフィリンは，カフェインと同じくキサンチン誘導体に属し，気管支喘息や肺気腫のような閉塞性肺疾患の治療に用いられる（図）．ただし，現在はより安全な薬剤が使用できるので，その使用頻度は減少しつつある．

　テオフィリンは，カテコラミンの放出を促進させて，その結果，交感神経β刺激作用を増強させて，治療効果を発揮する[1]．付加的ではあるが，高用量では，ホスホジエステラーゼ阻害作用によって，cyclic AMPの代謝を抑制してβ刺激効果を延長させる．また図のように，テオフィリンはアデノシンと構造が類似していることから，アデノシンに対する拮抗作用もあり，治療投与量では気管支拡張作用を有するが，中毒量では頻脈性不整脈や痙攣が起こる．

❷テオフィリン中毒の臨床症候

　中毒の臨床症候は，消化器症状，中枢神経症状，循環器症状，代謝異常，その他に分けて理解すると便利である（表1）．消化器症状としては，悪心・嘔吐が初期症状として重要であるが，テオフィリンの延髄への直接作用，胃粘膜への刺激作用，胃酸分泌量の増加などが関連するとされる．

　中枢神経症状としては，テオフィリンの中枢神経刺激作用による不安，いらだち，過換気，頭痛などで始まり，重篤になると興奮，せん妄，昏睡，痙攣などを生じる．痙攣は難治性で抗痙攣薬が無効のこともある．難治性の痙攣重積状態は中枢におけるアデノシン拮抗作用によるとされる[2]．

　循環器症状は，交感神経刺激作用によるものであり，洞性頻脈，頻脈性不整脈，一過性の高血圧に引き続く低血圧などを認める．

　代謝異常としては，高血糖，低カリウム血症，低リン血症，低マグネシウム血症，高カルシウム血症，代謝性アシドーシス，呼吸性アルカローシス，横紋筋融解症などが認められる．高血糖はテオフィリンによるカテコラミンの増加にもとづくグリコーゲン分解が関連し，その高血糖をもとに

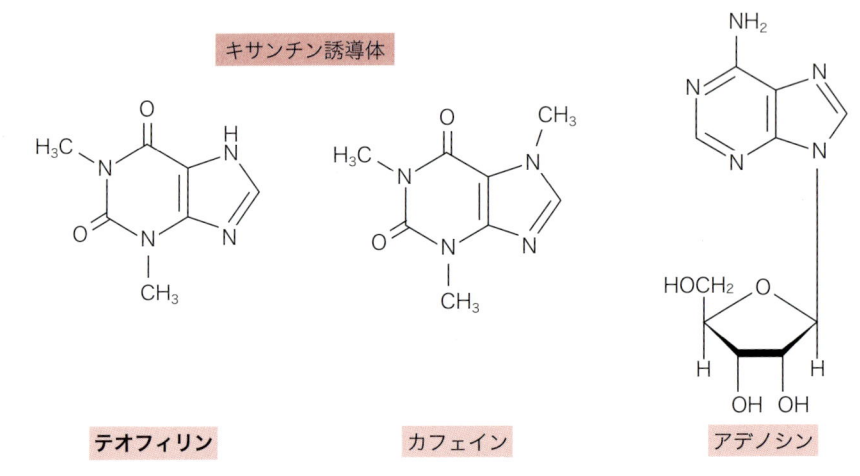

図　キサンチン誘導体およびアデノシンの構造式

表1 テオフィリン中毒の臨床症候

消化器症状	悪心・嘔吐，食欲不振，腹痛，吐血，下痢など
中枢神経症状	不安，いらだち，過換気，頭痛，興奮，せん妄，昏睡，痙攣
循環器症状	洞性頻脈，頻脈性不整脈（上室性期外収縮，心房細動・粗動，心室性期外収縮，心室頻拍，心室細動など），高血圧，低血圧
代謝異常	高血糖，低カリウム血症，低リン血症，低マグネシウム血症，高カルシウム血症，代謝性アシドーシス，呼吸性アルカローシス，横紋筋融解症
その他	利尿，振戦，高体温

高インスリン血症をきたしてグルコースとカリウムの細胞内への移動が促進されて低カリウム血症を生じる．横紋筋融解症はテオフィリンの骨格筋興奮作用に伴うものであるが，代謝性アシドーシスも同様の機序による乳酸の蓄積が関連するとされる．また低リン血症は，テオフィリンの利尿作用による．

❸テオフィリン中毒の血中濃度

テオフィリンの大量摂取による急性中毒では，難治性の痙攣や低血圧は血中濃度が90 μg/mLを超えないと起こりにくいが，慢性中毒では血中濃度が40 μg/mL程度でも起こることもある（急性・慢性中毒については，**One more experience**を参照のこと）．

本症例では，テオフィリンの徐放薬であるユニフィル®LAをもともと内服しているが，ゴミ箱の中に約75錠の薬の空きシートが発見されたこと，テオフィリン血中濃度が99.6 μg/mLと著明に上昇していたことから，急性テオフィリン中毒と考えられた．

One More Experience

テオフィリンの急性中毒・慢性中毒

テオフィリン中毒は急性と慢性に分類される．急性中毒は，主として自殺企図にてテオフィリン製剤を大量摂取することによって発生し，血中濃度＞20 μg/mLになると，悪心・嘔吐が出現し，振戦，頻脈，過換気などが認められる．低カリウム血症，高血糖などを伴い，重症例では代謝性アシドーシスの存在が予測される．また重症例では低血圧や痙攣が起こるが，血中濃度＞90 μg/mLの急性中毒で最も起こりやすい．

一方の慢性中毒は，合併疾患を伴っていたり，チトクロームP450の代謝を遅らせてテオフィリンのクリアランスを遅らせる薬剤を服用している場合などで，テオフィリンの大きな体内負荷を行った場合に起こってくる．悪心や食欲不振などの微妙な症状が起こる．血中濃度＞40 μg/mLでは痙攣などの重篤な症状が起こりやすい．痙攣が認められない限り，急性中毒と異なって異常検査値は認めにくい．

救命に至る治療（事件解決）の極意

治療経過

　来院時はテオフィリンの血中濃度は不明であったが，この時点でもともとテオフィリンを内服していること，最近うつ状態であったことなどから，テオフィリンの急性中毒が強く疑われた．テオフィリン中毒に伴う痙攣は難治性である可能性があることを念頭に置いて，ミダゾラム（ドルミカム®）10 mgの静注に引き続いて2 mg/時の持続静注を行い，さらに静注用フェノバルビタール（ノーベルバール®）15 mg/kgの静注を行ったところ，痙攣は消失した．この間自発呼吸が減弱したため，気管挿管・機械換気を施行した．また心電図モニタリング上は，非持続性心室頻拍も認められるようになった．胃洗浄に引き続いて活性炭50 gを投与し，同時進行でflexible double lumen（FDL）カテーテルを右大腿静脈より挿入して，DHP（直接血液灌流）カラムを用いた直接血液吸着を5時間施行し，DHP終了時にはテオフィリン血中濃度が33.2 μg/mLまで低下した．その後は痙攣，不整脈を中心とした中毒症状は消失し，第2病日には挿管チューブを抜去した．

5大原則に則った治療のポイント

❶全身管理
・嘔吐に対しては，メトクロプラミド塩酸塩（プリンペラン®）の静注などを使用する．痙攣の閾値を下げるので，フェノチアジン系抗精神病薬は禁忌である．
・重症患者では気管挿管と機械換気を必要とする．
・痙攣は反応性が悪いことはあるが，最初はミダゾラムやジアゼパムなどのベンゾジアゼピン系薬を静注する．ミダゾラムは持続静注も可能である．効果がなければ，静注用フェノバルビタール（ノーベルバール®）を考慮する．フェノバルビタールが効果ない場合は，プロポフォール（ディプリバン®）の持続静注が合理的である．

❷吸収の阻害
・テオフィリン中毒では，嘔吐する傾向にあるので胃洗浄は必要としないとする専門家もいる．しかし徐放剤の場合はときに胃の中で塊となっていることがあり，胃洗浄は行うが，適切な気道確保が行われていなければならない．
・活性炭1 g/kgを投与する．テオフィリンのクリアランスが上昇するので，活性炭の反復投与を行う[3]．
・徐放剤を摂取した場合は，腸洗浄を考慮する．

❸排泄の促進
　テオフィリンは分布容積が小さく，蛋白結合率が比較的低いので，血液浄化療法によって生体内の薬物をかなりの割合で除去できる（表2）[4]．以前は血液吸着が第1選択とされていたが，透析膜の改良によって血液透析でも除去できるとされる．
　血液吸着（血液透析）の適応を表3に述べる[5]．

表2　テオフィリンの薬物動態

分布容積（L/kg）	0.3〜0.7
蛋白結合率（%）	60前後
半減期（時間）	3〜20

上條吉人：テオフィリン．「臨床中毒学」（相馬一亥／監），初版，p.170，2009，医学書院より転載

表3　テオフィリンの血液吸着（血液透析）の適応

血清テオフィリン濃度（μg/mL）	その他の必須条件
—	・治療抵抗性の痙攣や致死的な心血管系合併症が認められる場合
≧100	・急性中毒
＞60	・急性中毒 ・症状が進行性で活性炭の経口投与に耐えられない場合
＞60	・慢性中毒 ・致死的な症状を認めない場合
＞40	・慢性中毒 ・心不全，呼吸不全，肝不全などを合併している場合 　あるいは，60歳以上の高齢者

文献5より作成

❹解毒薬・拮抗薬

・低血圧に対しては，20 mL/kgの急速輸液を行い，必要に応じてくり返す．本邦では保険適応上手術中の使用に限られるが，エスモロール塩酸塩（ブレビブロック®）のような短時間作用型のβ遮断薬が有用とされている．これによってβ2に関連した血管拡張作用に拮抗する．ただし気管支痙攣には気を配る必要がある．

・不整脈に対してもエスモロールのようなβ遮断薬が有用とされる．ただし，本邦ではエスモロールは保険適応上手術中の使用に限られるので，プロプラノロール塩酸塩（インデラル®）を使用せざるを得ない．プロプラノロール0.01〜0.03 mg/kgを静注する場合，くり返し投与が必要なことが多い．

❺精神科的評価と治療

自殺目的で自らの意志によって薬物を大量摂取した場合は，身体的治療に並行して，精神科的介入を行う必要がある．

> **極意**
>
> ★テオフィリン中毒における低カリウム血症
>
> 上述したように，カテコラミンの増加によるグリコーゲン分解がもたらす高血糖によって，高インスリン血症が起こり，グルコースとカリウムの細胞内への移動が促進されて低カリウム血症を生じる．したがって，低カリウム血症は生体のカリウムの総量が減少しているわけではないので，塩化カリウムなどの投与による補正は必要ないことも多く，補正するにしても正常値を目標にする必要はない．

その後の経過

精神科的介入によりうつ状態と診断のもとに抗うつ薬が投与され，第4病日に退院となった．

文献・参考図書

1) Vestal, R.E., et al.：Effect of intravenous aminophylline on plasma levels of catecholamines and related cardiovascular and metabolic responses in man. Circulation, 67：162-171, 1983

2) Young, D. & Dragunow, M.：Status epilepticus may be caused by loss of adenosine anticonvulsant mechanisms. Neuroscience, 58：245-261, 1994

3) Berlinger, W.G., et al.：Enhancement of theophylline clearance by oral activated charcoal. Clin Pharmacol Ther, 33：351-354, 1983

4) テオフィリン．「臨床中毒学」（上條吉人／著，相馬一亥／監），pp.169-175，医学書院，2009

5) Cooling, D.S.：Theophylline toxicity. J Emerg Med, 11：415-425, 1993

6) Overdoses. Theophylline. In：The Washington Manual of Medical Therapeutics（Washington University School of Medicine, ed.），pp.988-990, Wolters Kluwer/Lippincott Williams & Wilkins, 2010

第2章 実践！中毒診療〜謎を解き診断に至る推理の道筋

9 総合感冒薬の過量服用による悪心　38歳，女性

岩崎泰昌

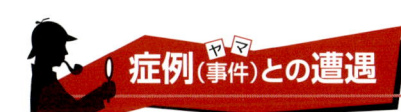

症例(事件)との遭遇

●患者（被害者）のプロフィール

症　例：38歳，女性，主婦

発見時の状態：午後8時頃，自宅にて夫婦喧嘩が原因で，自殺目的に市販の風邪薬を40包服用した．午後9時頃から悪心があり，午後10時頃に1度少量の嘔吐があった．午後10時30分頃，心配した夫により救急隊が要請され，午後11時に当院に到着した．

現場の状況：救急隊が本人から事情を聴いたところ，市販の風邪薬は，顆粒状の総合感冒薬（1箱40包入り）で，これをすべて服用したとの情報を得て，ゴミ箱から総合感冒薬の空箱を回収した．

救急隊現着時から搬送中の状態：救急隊現着時，患者はベッドの上で仰臥位であった．気道は開通しており，呼吸数18回/分，脈拍数100回/分（整），血圧120/62 mmHg，意識レベルはJCS Ⅰ-1，体温は37.0℃であった．

患者情報：患者は今までに自殺企図はなく，精神科の通院歴もなかったが，最近は家族関係で悩むことが多かった．特記すべき既往症はなく，アレルギー，常用薬もなく，最終の食事は当日の午後6時頃少量の夕食を食べたとのことである．

●現　症

気　道：開通

呼　吸：呼吸困難（−），呼吸数16回/分，SpO$_2$ 98％（room air），呼吸様式 正常，呼吸音 正常

循　環：血圧110/76 mmHg，心拍数87回/分（正常洞調律，レギュラー），心音異常なし，四肢冷感なし

中枢神経：意識レベル JCS Ⅰ-1（少しボーとした感じがある），GCS E4V5M6，瞳孔 左右4 mm，対光反射 左右迅速

体　温：37.0℃

その他：悪心，気分不良あり．体重55 kg

●検査所見

末梢血：WBC 8,920/μL，RBC 427×10^4/μL，Hb 13.4 g/dL，Hct 39.5％，Plt 21.5×10^4/

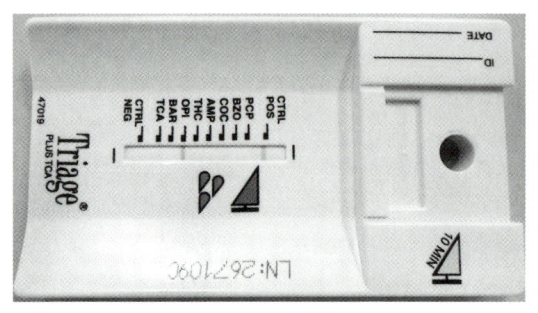

図1 乱用薬物スクリーニング検査キット　トライエージ® の結果
CTRL POS（Control Positive）とOPI（モルヒネ系麻薬）にバンドが出現しており，OPI陽性と判断できる

μL
血液生化学：T-Bil 0.7 mg/dL，AST 18 IU/L，ALT 12 IU/L，LDH 163 IU/L，CK 83 IU/L，TP 7.3 g/dL，Alb 4.4 g/dL，CRP 0.2 mg/dL，Glc 103 mg/dL，BUN 6.0 mg/dL，Cre 0.47 mg/dL，Na 140 mEq/L，K 3.3 mEq/L，Cl 101 mEq/L

血液凝固：PT活性度 96％，APTT 26.9秒，フィブリノゲン 216 mg/dL，FDP 1.5 μg/mL，D dimer 0.1 μg/mL，

動脈血ガス分析（room air）：pH 7.436，PaCO$_2$ 37.9 Torr，PaO$_2$ 92.7 Torr，HCO$_3^-$ 25.0 mEq/L，BE ＋1.2 mEq/L

心電図：異常なし

X線（胸部および腹部）：異常なし

トライエージ®：OPI陽性（図1）

> **➡ 本症例のKeyword**
> - **患者背景を整理する**：市販の総合感冒薬の大量服用／希死念慮／特記すべき既往症なし
> - **患者のsign & symptomsを整理する**：気道，呼吸，循環に異常なし／悪心，気分不良あり／トライエージ® にてOPI陽性／わずかに意識障害あり

診断に至る推理の道筋

1 原因薬毒物（犯人(ホシ)）を推定する

- 現病歴より市販の総合感冒薬の過量服用が疑われる．
- 来院時は服用から3時間程度経過しているが，症状はわずかな意識障害，悪心，気分不良程度で，重篤さは感じられない．
- トライエージ® にて，OPI（モルヒネ系麻薬）陽性．
- 総合感冒薬以外に服用した薬毒物はないか．

表 救急隊が持参した総合感冒薬の箱に記載されている1包（1.2 g）あたりの成分と量

アセトアミノフェン	300 mg
ブロムヘキシン塩酸塩	4 mg
ジヒドロコデインリン酸塩	8 mg
ノスカピン	16 mg
dl-メチルエフェドリン塩酸塩	20 mg
リゾチーム塩酸塩	30 mg（力価）
マレイン酸カルビノキサミン	2.5 mg
無水カフェイン	25 mg
ビスイブチアミン（ビタミンB1誘導体）	8 mg
リボフラビン（ビタミンB2）	4 mg

2 裏を取る

- 救急隊が持参した総合感冒薬の箱に記載されている1包あたりに含まれている成分と量を確認する（表）．
- それぞれの成分について，服用した合計の量を推定する．
- 各成分が生体に与える影響を評価して，複数の成分のうちで，最も問題となる成分は何かを考える．

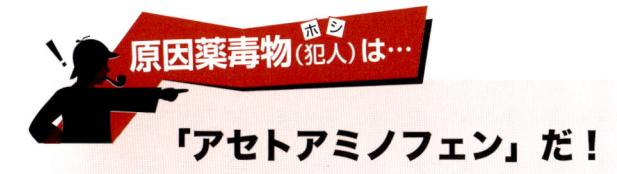

原因薬毒物（犯人）は…「アセトアミノフェン」だ！

3 診断のポイント

❶ アセトアミノフェン

　救急隊が持参した総合感冒薬の箱に記載されていた成分を見ると，1包中にアセトアミノフェンが300 mg含まれており，40包服用したとして，12 gのアセトアミノフェンを一度に摂取したことになる．これは，多少の嘔吐があったとしても，アセトアミノフェンの中毒量である体重あたり150 mg/kg以上または成人（体重50 kg以上）においては7.5 g以上を大きく上回っており，重篤な肝障害を引き起こす可能性のある量である．

　経口摂取されたアセトアミノフェンは速やかに吸収され，1回の摂取では約4時間以内に血中濃度がピークに達する．常用量の服用では，肝臓でグルクロン酸抱合と硫酸抱合を受け排泄

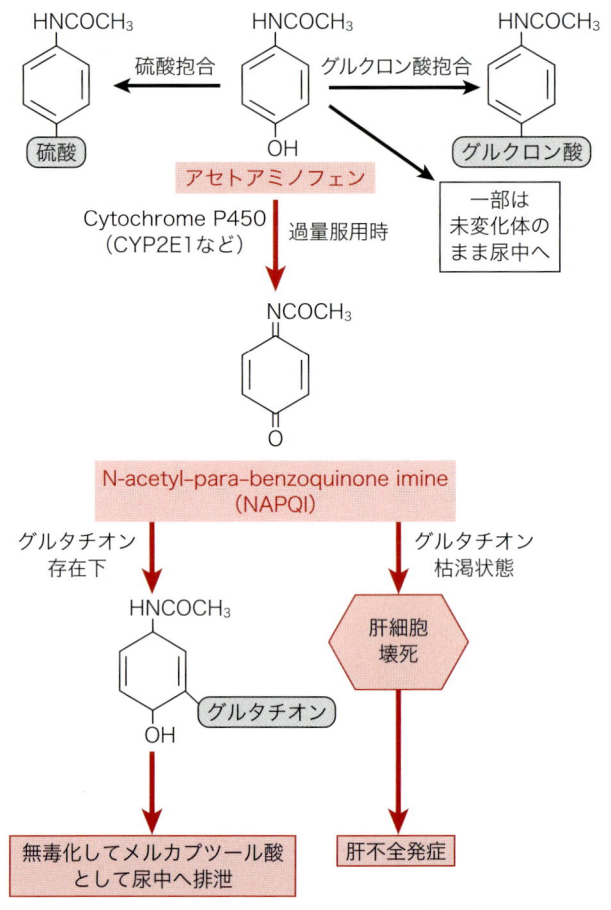

図2 アセトアミノフェン大量服用時の代謝

されるが，大量服用では，肝細胞内でCytochrome P450（CYP2E1）によりN-acetyl-para-benzoquinone imine（NAPQI）に代謝される．NAPQIは肝毒性が強く，肝細胞壊死が生じる（図2）．NAPQIはグルタチオンの存在下で無毒化され，メルカプツール酸になって尿中に排泄されるが，生体にはグルタチオンはわずかしかなく，すぐに枯渇するため，NAPQIが肝細胞内に蓄積し，肝細胞壊死が進行し，肝不全が生じる[1]．

さらに，アセトアミノフェンは，アマニタトキシン（キノコ毒），塩素ガス，パラコート，メタノールと並んで，遅発性の症状に特に注意すべき中毒起因物質で，来院時症状が軽度であっても，数日して生命にかかわる症状が出現する場合がある．ほかに向精神薬などの服用がなければ，初期症状（24時間以内）は悪心，嘔吐，発汗程度で，肝機能検査は正常値を示す．肝機能異常は24〜48時間で出現し，72〜96時間でピークに達し，黄疸や意識障害を伴う．96時間以降は重篤化しなければ回復に向かうが，重症例では多臓器不全となり致死的である．

❷その他の成分

アセトアミノフェン以外に，この総合感冒薬には，去痰薬であるブロムヘキシン塩酸塩，リ

ゾチーム塩酸塩，鎮咳薬であるジヒドロコデインリン酸塩，ノスカピン，メチルエフェドリン塩酸塩，鼻づまりなどに効果のある抗ヒスタミン薬であるマレイン酸カルビノキサミン，眠気防止の無水カフェイン，その他ビタミン類が含まれている．これらの成分は40錠程度の過量服用で問題となることはなく，今回の過量服用ではアセトアミノフェンが最も問題となる成分である．なお，トライエージ®にてOPI（モルヒネ系麻薬）が陽性となったのは，ジヒドロコデインリン酸塩による可能性が高い．また，わずかな意識障害は，マレイン酸カルビノキサミンの抗ヒスタミン作用によることが考えられる．

救命に至る治療（事件解決）の極意

治療経過

来院時，症状は軽度で，検査データにも特記すべき異常はなかったが，遅発性に肝障害が出現する可能性のあるアセトアミノフェンを中毒量以上に摂取していた．そのため，入院にて細胞外液補充液の輸液を行いつつ，経過をみることとして，アセトアミノフェンの血中濃度測定のための採血をアセトアミノフェン服用から5時間後に行った．実際の検査は翌朝午前8時以降しかできなかったので，検体は冷蔵保存しておき，翌日朝に検査部に提出した．

5大原則に則った治療のポイント

❶全身管理
気道，呼吸，循環に異常は認められないので，酸素投与は行わず，脱水の防止と腎血流維持のために，80 mL/時で酢酸リンゲル液（細胞外液補充液）を輸液した．

❷吸収の阻害
服用から来院までに約3時間が経過しているため，胃洗浄は行わなかった．一方，有効性は低いかもしれないが，アセトアミノフェンは活性炭によく吸着する薬物であることから，活性炭投与を行った．経鼻胃管を入れた後に，下剤であるクエン酸マグネシウム34 g（250 mL）に活性炭50 g（1 g/kg体重）を混ぜて投与した．

❸排泄の促進
アセトアミノフェンは半減期が短いので，血液浄化法は通常適応とならない．高度の腎障害や透析中の患者では，血液透析が必要となる．

❹解毒薬・拮抗薬
アセトアミノフェン中毒の最も重要な治療法は，解毒薬であるN-アセチルシステイン（N-acetyl-cysteine：NAC）の投与である．NACはNAPQIを無毒化するためのグルタチオンの前駆体であり，体内でグルタチオンとなり，NAPQIをメルカプツール酸に代謝して，尿中に排泄する．血中濃度が直ちに測定できる場合には，血中濃度を摂取後の時間に応じて，Smilksteinらのノモグラムに当てはめて，治療ラインより高ければ，NACの投与を行う（図

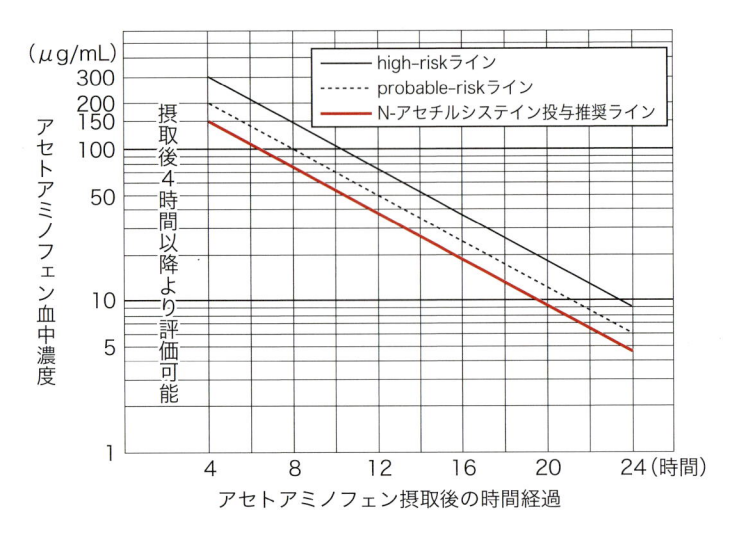

図3　ノモグラム
文献2より転載

3)[2,3]．本症例では血中濃度は翌朝しか測定できなかったので，とりあえず経口摂取量が中毒量を上回っていることより，活性炭投与の後，NACの胃管からの投与を開始した．NACの投与方法は，アセチルシステイン内用液（ショーワ）（17.6％，20 mL）を初回にアセチルシステインとして140 mg/kg，次いでその4時間後から70 mg/kgを4時間ごとに17回，計18回経口投与した．

MEMO ❶　活性炭を投与した後にNACを投与する場合でも，NACの活性炭への吸着の影響は少なく，活性炭やNACの投与量を調節する必要はない．

❺ 精神科的評価

希死念慮がみられた場合には，精神科による評価が望ましい．

その後の経過

翌朝8時に判明した服用から5時間後のアセトアミノフェン血中濃度は210 μg/mLであった．これはノモグラム（図3）のN-アセチルシステイン投与推奨ラインより上方に位置し，以後4時間ごとにNAC 70 mg/kgの投与（17回）を継続した．連日，血液検査を行ったが，肝機能の異常はみられず，精神科的評価でも入院の継続は不要との判断で，72時間のNAC投与（計18回）を終了したのち退院となった．

> **One More Experience**
>
> **N-アセチルシステイン（NAC）投与の工夫**
>
> アセチルシステイン内用液は特異な臭いがあり，経口投与により悪心，嘔吐が現れることがある．飲みにくさを軽減するには，経鼻胃管から投与するかジュースなどで200 mL程度に希釈して経口で服用させる．

> **One More Experience**
>
> **トライエージ®の結果についての意義づけ**
>
> トライエージ®は，もともと乱用薬物検査のために開発された薬物検査キットで，それを中毒起因物資の定性検査に利用している．したがって，薬物やその代謝物が尿中に微量に存在するだけでもバンドが出現し，バンドが出現したからといって，直ちにその薬物による中毒とは断定できない．また，交差反応のために総合感冒薬に含まれることがある麻黄，dl-メチルエフェドリン塩酸塩は，AMP（アンフェタミン：覚せい剤）に，本症例のようにジヒドロコデインリン酸塩は，OPI（モルヒネ系麻薬）に陽性のバンドが出現することがあり，注意が必要である．

文献

1) アセトアミノフェン．「臨床中毒学」（上條吉人／著，相馬一亥／監），pp.109-116, 医学書院，2009
   ↑アセトアミノフェン中毒のメカニズムから治療までわかりやすく解説．

2) Smilkstein, M. J., et al.：Acetaminophen overdose: a 48-hour intravenous N-acetylcysteine treatment protocol. Ann Emerg Med, 20：1058-1063, 1991
   ↑服用後の経過時間と血中濃度から，予後やNAC投与の適応についての有名なノモグラムが記載されている．

3) 川嶋隆久：アセトアミノフェン中毒の治療指標．救急医学，36：1442-1444, 2012
   ↑Smilkstein, M. J.ら以外のノモグラムや指標から，NAC投与の適応について記載．

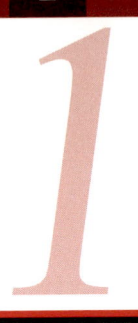

第2章 実践！中毒診療～謎を解き診断に至る推理の道筋

10 嘔吐，過換気，耳鳴り
30歳，男性

若井聡智，定光大海

症例（事件）との遭遇

●患者（被害者）のプロフィール

症　例：30歳，男性

発見時の状態：夕方7時30分ごろ，妻が帰宅した際に夫がぐったりしているのをみて心配していたが，そのまま様子を見ていた．その後，牛乳を飲んでもどしたり，うどんを食べて吐いたりしたため，救急搬送を依頼した．

現場の状況：市販かぜ薬の空きビンがあった．それ以外に空の薬包はなかった．

救急隊現着時から搬送中の状態：呼吸数18回/分，脈拍107回/分（整），血圧130/80 mmHg，意識レベルJCS Ⅱ-20，瞳孔4.0/4.0 mm，発汗著明であった．【病着】午後10時30分

患者情報：【既往歴】15歳，結核（現在排菌なし），2・3年前からうつ病．通院していた精神科クリニックの情報によると，元々プレッシャーに弱く，最近親の経営する会社を継ぐことが決まりプレッシャーを感じるようになっていた．また過去に数回希死念慮・自殺企図があった．トフラニール®（イミプラミン塩酸塩：三環系抗うつ薬類），ドグマチール®（スルピリド），ウインタミン®（クロルプロマジン塩酸塩），セルシン®（ジアゼパム），パキシル®（パロキセチン塩酸塩：SSRI）の処方を受けていた，とのことであった．

●現　症

気　道：開通している．

呼　吸：呼吸回数20回/分，大呼吸，SpO$_2$異常なし．

循　環：脈拍98 bpm，血圧142/89 mmHg，左右差なし．

中枢神経：意識レベルGCS E3V5M6，傾眠傾向，瞳孔4.0/4.0 mm，対光反射 両側迅速．牛乳を飲んだり，うどんを食べたりしたことは憶えていない．

体　温：36.8℃

その他の身体所見：発汗著明，両方の耳の穴に指を差し込んでいるような感じで聞こえるとの訴えあり．

●検査所見

末梢血：WBC 11,800/μL以外は異常なし．

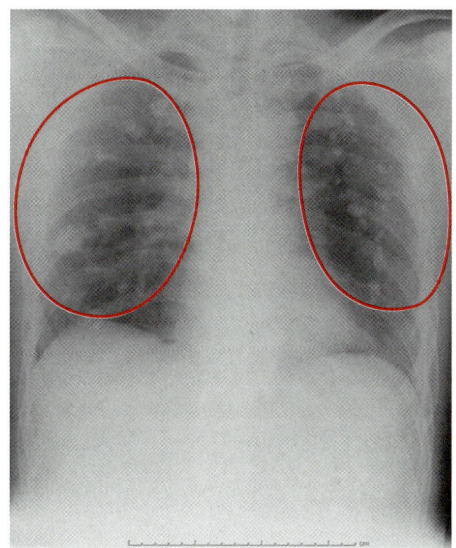

図1　来院時胸部X線画像

血液生化学：異常なし．

動脈血ガス：pH 7.424，PaO_2 95.9 Torr，$PaCO_2$ 29.5 Torr，HCO_3^- 19.0 mEq/L，BE −3.6 mEq/L，アニオンギャップ 8 mEq/L

心電図：左脚前枝ブロック

X線：両肺野に多発結節影（陳旧性結核）（図1）．

> **➡本症例の Keyword**
> - **患者背景を整理する**：うつ病／希死念慮／抗うつ薬の処方／市販かぜ薬の空きビン
> - **患者の sign & symptoms を整理する**：意識障害（傾眠傾向）／嘔吐／発汗／難聴／大呼吸／呼吸性アルカローシス

診断に至る推理の道筋

1 原因薬毒物（犯人ホシ）を推定する

- 最近の精神状態から自殺目的で薬物過剰摂取をした可能性が高く，それによる急性中毒であろうと考えられる．
- 処方歴から抗うつ薬，スルピリド，クロルプロマジン，ジアゼパム，SSRI の過剰摂取が疑われるが，今回大量服用した形跡はない．
- 市販かぜ薬の大量服薬で問題になるのは，アセトアミノフェンまたはアスピリン中毒である．
- 難聴が生じているため，第8脳神経障害が疑われる．
- 大呼吸，呼吸性アルカローシスが生じているため，呼吸中枢が刺激された可能性が高い．
- 意識障害・嘔吐はさまざまな原因・病態で起こるため，これらの症状から原因を特定すること

は困難である．
- 特徴的な所見は難聴と呼吸性アルカローシスであり，これはアスピリンの急性中毒症状に一致し，ほかの薬剤の過剰摂取では説明できない．さらに，意識障害・嘔吐・発汗もアスピリン中毒症状に合致する．

2 裏を取る

❶ 行動歴（アリバイ）は？
- 現場にあった空きビンは，バファリンA 270錠入りであった．
- バファリンA 1錠にはアスピリン（アセチルサリチル酸）330 mgが含まれ，270錠では90 g含まれることになる．

❷ 動機は？
- 元々プレッシャーに弱く，最近親の経営する会社を継ぐことが決まりプレッシャーを感じるようになっていた．

❸ 分析（科学捜査）の結果は？
- トライエージ® ではTCA（三環系抗うつ剤）のみ陽性であった．
- 推定服用4時間後の血中アスピリン（アセチルサリチル酸）濃度は886 μg/mLであった．
- 推定服用4時間後の血中アセトアミノフェン濃度は0.7 μg/mLであった．

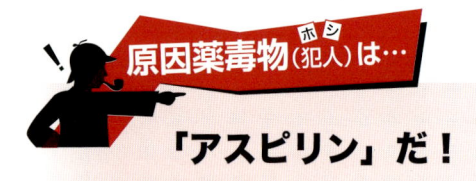

原因薬毒物（ホシ）は…「アスピリン」だ！

3 謎解きのポイント

- アスピリン（アセチルサリチル酸）は消炎解熱鎮痛薬，血小板凝集抑制薬として広く使われる薬剤であり，かぜ薬や頭痛薬として数十社から数十種類のものが市販薬として販売されている（表）．
- 過剰摂取した場合には初期に中枢神経系，酸塩基平衡に対する障害が出現し，その後多臓器不全を呈する．
- 中枢神経系の作用部位は，第8脳神経，嘔吐中枢，呼吸中枢に大別される．
- 難聴（両方の耳の穴に指をさし込んでいるような感じ）は第8脳神経障害，嘔吐は嘔吐中枢刺激（延髄化学受容体の刺激），大呼吸・呼吸性アルカローシスは呼吸中枢刺激により説明できる．呼吸は1回換気量の増加とともに呼吸回数も増加することが知られているが，本症例では呼吸回数の増加は明らかではなかった．ただし，酸化的リン酸化の脱共役が起こりCO_2産生を増加させるため，結果的に分時換気量の増加に比べて$PaCO_2$はそれほど大きく変化しないこと

表　アスピリン（アセチルサリチル酸）を含む市販薬

製品名	製薬会社	商品特徴
バファリンA　80錠	ライオン	解熱鎮痛薬
エキセドリンA錠　60錠	ライオン	解熱鎮痛薬
バファリン顆粒　20包	ライオン	解熱鎮痛薬
バファリンプラスS　48錠	ライオン	解熱鎮痛薬
エキセドリンカプセル　20cp	ライオン	解熱鎮痛薬
ケロリン　64包	内外薬品	解熱鎮痛薬
ケロリン錠S　24錠	内外薬品	解熱鎮痛薬
ケロリンチュアブル　12錠	内外薬品	解熱鎮痛薬
恵快　12包	田村薬品工業	和漢薬配合の鎮痛剤
アルドミン錠　168錠	ゼネル薬品工業	鎮痛剤
ピンヘット　48包	千金丹ケアーズ	解熱鎮痛薬
ノーシンピュア　48錠	アラクス	解熱鎮痛薬
後藤散　60包	うすき製薬	解熱鎮痛薬
後藤散かぜ薬顆粒　40包	うすき製薬	感冒薬
後藤散いたみどめ顆粒　24包	うすき製薬	解熱鎮痛薬（九州エリア以外で発売）
ハイドルミン顆粒　18包	日新製薬	感冒薬
歯痛頓用リスト　10包	松田薬品工業	解熱鎮痛薬
バイエルアスピリン　30錠	佐藤製薬	解熱鎮痛薬
歯痛リングル　9包	佐藤製薬	歯痛
歯痛頭痛ヒロリン　3包	廣貫堂	解熱鎮痛薬
ベネスロン　40錠	ホーユー	解熱鎮痛薬

多規格のあるものは錠数・包数の多いものを記載

が多い．
- また本症例では，来院時に発汗が著明で脱水状態であり代謝性アシドーシスも存在したためpHはそれほど異常を示さなかった．
- 意識障害（傾眠傾向），発汗もよくみられる症状である．
- そのほかに，頭痛，浮動性めまい，耳鳴り，視力低下，精神的混乱，倦怠感，口渇，下痢などが起こるとされる．特に耳鳴りはほとんどの症例で認められる．酸化的リン酸化の脱共役はまた過剰な熱産生を引き起こし，特に小児では高体温を起こす．
- その後の経過中に，心機能抑制・腎機能障害・肝機能障害・凝固異常（PT延長，ただし出血を起こさないのが普通である）・代謝性アシドーシス・肺水腫が出現する．

> **MEMO ①　代謝性アシドーシスの発生機序**
>
> 　代謝性アシドーシスの発生機序は，酸化的リン酸化の脱共役により細胞レベルでエネルギー産生が障害される一方，熱産生量が増加するため，代謝の増加にエネルギー供給が間に合わず，脂肪の酸化が亢進し，ケトン体が産生されることによる．同時にクエン酸回路も障害され，ピルビン酸や乳酸が蓄積することも原因である．

救命に至る治療（事件解決）の極意

治療経過

　来院後，胃洗浄を行ったところ白色タブレット状の排泄物を認めた．その後，活性炭とクエン酸マグネシウム（マグコロール®）の投与を行った．また尿をアルカリ化する目的で，炭酸水素ナトリウム（メイロン®）の静注と塩化カリウムを加えた輸液剤の投与を行った．推定服用後4時間での血清サリチル酸濃度から中等症と判断された．入院後も嘔気は続いたが，バイタルサインは安定していた．

　第3病日から腎機能障害を認め，輸液負荷で経過観察していた．第4病日から肝機能障害を認め，AST 300 IU/L台，ALT 600 IU/L台まで上昇したが，第7病日以降徐々に改善した．代謝性アシドーシスは徐々に進行してきてBE −10 mEq/L程度で推移していたが，呼吸性代償していたため大きな問題にはならなかった．ところが，第11病日に急激に肺水腫を呈し（図2），SpO_2 80％まで低下した．同時に，代謝性アシドーシスも進行しBE −28.6 mEq/L，pH 6.827となった．それに伴い意識レベルが低下したが，人工呼吸管理を行うことにより意識は清明となった．

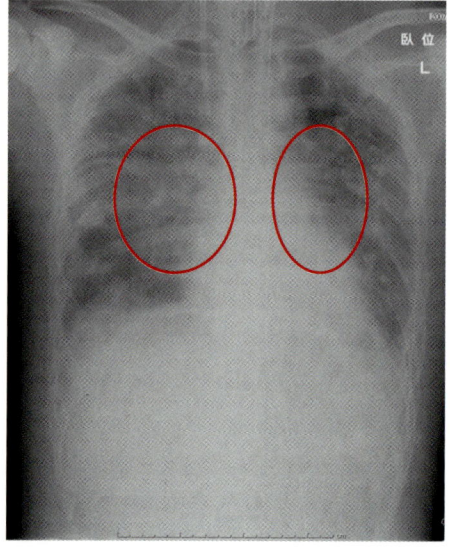

図2　肺水腫発症時X線画像

5大原則に則った治療のポイント

❶全身管理
- 肺水腫による急性呼吸不全に対して人工呼吸管理〔重篤な合併症は（非心原性）肺水腫であり，死因の多くはこれである〕．
- 急性腎不全および酸・塩基平衡の異常に対し持続的血液濾過透析（CHDF）などの血液浄化．
- PT延長・肝機能障害に対し血漿交換（PE）・新鮮凍結血漿（FFP）投与．
- 脱水補正・代謝性アシドーシスの改善のために輸液負荷．

❷吸収阻害
- アスピリンは胃内に長く留まるので，摂取後1時間以上経過していても胃洗浄を行う（10時間以内）．
- 活性炭の投与．

❸排泄促進
- 尿のアルカリ化．
- 初期投与量：炭酸水素ナトリウム200 mg（メイロン® 静注8.4％200 mL）を1時間以上かけて静注する．
- 維持量：炭酸水素ナトリウムを必要に応じて静注し，尿pHを7.5〜8.5に維持する．
- 低カリウム血症に注意し，認めたら塩化カリウムで補正する．

> **極意**
>
> ★尿アルカリ化
>
> 　尿のpHを調節して中毒薬物を尿中でイオン化し，尿細管からの再吸収を阻害して排泄を促進する方法である．現在では有効性がある薬物（アスピリン，フェノバルビタール）に適応が限られている．
>
> 　以前は，大量輸液負荷と組み合わせてアルカリ強制利尿が施行されていたが，臨床上の有効性が限られているうえに，肺水腫や電解質異常などの合併症のリスクが高いので，強制利尿は意味がないとの意見がある．

❹解毒薬・拮抗薬
　有効な薬剤はない．

❺精神科的評価
　うつ病罹患患者で希死念慮がみられた場合には，引き続き精神科による加療を考慮する．

> **極意**
>
> ★血清サリチル酸濃度ノモグラム
>
> 　本症例では服用後4時間の血清サリチル酸濃度をノモグラムに照らし合わせて中等症と判断した．

しかし，腎機能障害・肺水腫などの重篤な臓器機能障害が出現した．血清サリチル酸濃度をノモグラムに当てはめるのには注意が必要であり，内服後6時間以内の値は吸収分布期にあるため参考にならないとの報告もある．また，腸溶剤や除放剤などがあることも注意しなければならない．

　そこで，血清サリチル酸濃度を4時間おきに測定し，吸収が持続していないことを確認することが大切である．ただし，内服後6時間の濃度が450～900μg/mLなら軽症から中等症，1,000μg/mL以上なら重症と一般に考えてよい（図3）．

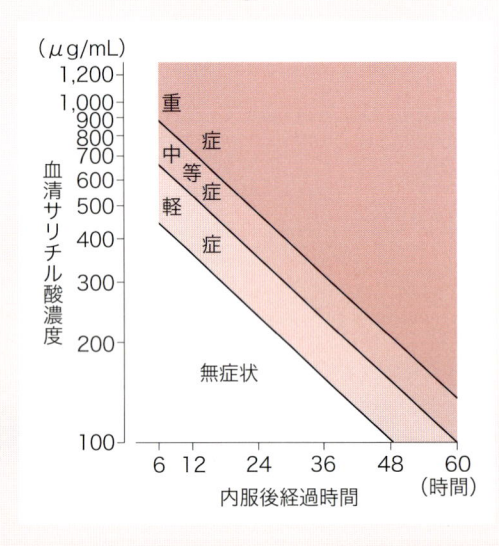

図3　内服後経過時間からみた血清サリチル酸濃度と重症度との関係
文献1より改変

その後の経過

　PT活性は徐々に低下し，第11病日に36％まで低下した．そこで，1回のPEと4日間のCHDFを行った．人工呼吸管理は7日間で終了できた．腎機能も徐々に改善し，第29病日に退院となった．

参考文献

1）Done, A. K. : Salicylate intoxication. Significance of measurements of salicylate in blood in cases of acute ingestion. Pediatrics, 26：800-807, 1960

2）Goodman & Gilman's The Pharmacological Basis of Therapeutics, Eleventh Edition（Brunton, L., et al., eds.）, pp.687-693, McGraw-Hill, 2005
　↑薬理学のバイブル．中毒症状を引き起こすメカニズムが詳しく書かれている．

3）「中毒百科―事例・病態・治療 改訂第2版」（内藤裕史／著），南江堂，2001

4）「イラスト&チャートでみる急性中毒診療ハンドブック」（上條吉人／著，相馬一亥／監），医学書院，2005

5）Proudfoot, A.T., et al. : Position Paper on urine alkalinization. J Toxicol Clin Toxicol, 42：1-26, 2004
　↑尿のアルカリ化に関する文献．

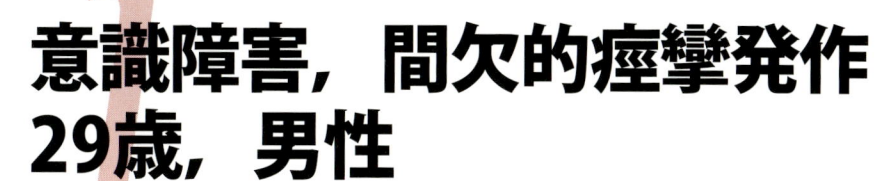

11 意識障害，間欠的痙攣発作 29歳，男性

須賀弘泰

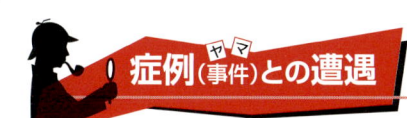

症例（事件）との遭遇

●患者（被害者）のプロフィール

症　例：29歳，男性，現在は無職

発見時の状態：自宅トイレ内で急に倒れ，その後痙攣発作を生じ，母親によって救急要請となった．

現場の状況：自宅には特に空の薬包等は認められなかったが，患者が帰宅した際，出先でドリエル®175錠，他通院中の病院で処方された薬剤を25錠飲んだと母親に告げていた．

救急隊現着時から搬送中の状態：痙攣は現着時は認めず，意識レベルJCS Ⅰ-3程度．喀痰が多く誤嚥が危惧されたが，血圧，SpO$_2$等については一応安定していた．

患者情報：統合失調症で近医（精神科）に通院中．内服はユーパン，セニラン®，エビリファイ®．最近は精神状態としては比較的落ち着いていた．

●現　症

気　道：痙攣出現前は安定していたが，痙攣出現後は舌根沈下気味．

呼　吸：呼吸数は20回/分，SpO$_2$は100％（フェイスマスクで酸素6 L/分）．しかし痙攣の出現後はSpO$_2$計測エラー表示となり，呼吸は舌根沈下気味．

循　環：血圧は95/65 mmHgで，心拍数は130回/分（整）であった．

中枢神経：意識レベルは搬入直後にJCS Ⅲ-200で，瞳孔は左右4.0 mm，対光反射は緩慢で散瞳気味であった．

体　温：38.4℃

その他の身体所見：特になし．

●検査所見

末梢血：WBC 15,600/μL，RBC 572×10^4/μL，Hb 17.2 g/dL，Ht 47.8％，Plt 22.8×10^4/μL

血液生化学：TP 8.1 g/dL，Alb 5.0 g/dL，CRP 1.79 mg/dL，AST 49 IU/L，ALT 35 IU/L，CK 499 IU/L，T-Bil 0.9 mg/dL，BUN 12.1 mg/dL，Cre 1.24 mg/dL，Na 134 mEq/L，K 4.2 mEq/L，Cl 98 mEq/L

動脈血ガス：pH 7.26，PaO$_2$ 282 Torr，PaCO$_2$ 38 Torr，BE −9.3 mEq/L，HCO$_3$$^-$ 17.1

mEq/L（O₂ 6 L/分）
心電図：頻脈は認められるものの，洞調律で不整は認めず．
X線：右下葉に軽度の誤嚥性肺炎を疑わせる透過性低下領域．
CT：頭部CTでは特に異常所見認めず．
その他：トライエージ®ではBZO（＋）

> **➡本症例のKeyword**
> ・**患者の背景，sign & symptoms，検査所見を整理する**：頭部CT等では異常所見を認めない／てんかん等の既往歴は認めない／統合失調症でヒステリー様の発作を生じる可能性がある／ドリエル®自体はトライエージ®では検出しづらく，検出できたのはほかの薬剤のみ／発熱，CKの上昇，BE等については痙攣発作等によるものか／ほかの異常所見は認めず

MEMO ❶ CT検査の必要性は？

小児，自殺企図，精神疾患等の主訴，経過を聴取しにくい不穏，興奮状態の患者においては，頭部CTを施行するかについては迷うところであるが，他の疾患が隠れている場合があり，可能な限りCT等の客観的所見をそろえるようにする．

診断に至る推理の道筋

1 原因薬毒物（犯人(ホシ)）を推定する

頭部CTで問題のないこと，てんかん等の既往のないこと，炎症所見にしても脳炎・髄膜炎等から器質的疾患によるとは考えにくく，ドリエル®の服薬情報からもジフェンヒドラミン塩酸塩（以下，ジフェンヒドラミン：DPH）の関与が疑われる．

2 裏を取る

・ドリエル®175錠内服したとの情報がある．
・器質的変化は認められなかった．
・高熱，CKの上昇，白血球の増多，BE −9.3 mEq/L，アシードシス等は，胸部X線で肺炎像を認めること等で説明がつく！

❶行動歴（アリバイ）は？

統合失調症でユーパン1回1錠1日2回，セニラン®1回1錠1日1回就寝前，エビリファイ®1回1錠1日1回夕食後が処方されていた．

❷ 動機は？

最近は落ち着いており，不明．

❸ 分析（科学捜査）の結果は？

トライエージ®ではBZO（ベンゾジアゼピン類）＋．

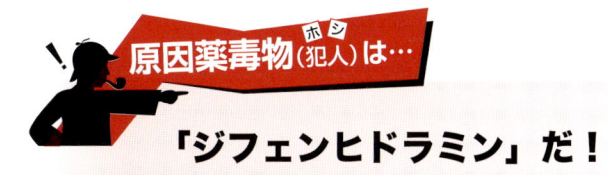

原因薬毒物（ホシ）は…

「ジフェンヒドラミン」だ！

3 謎解きのポイント

　薬剤の分析では検出できなかったものの，痙攣発作の間欠的出現，その他の治療経過からもDPHによる薬物中毒と診断された．

　DPH中毒症状の多くは意識障害である．しかし，飲酒，その他の薬剤の併用等の場合が多く，意識障害のレベルはさまざまである．特記すべきことは，DPHの関与した中毒症例においては，異常行動，全身性強直間代性痙攣等を認めることである．幻覚，散瞳，頻脈，高体温，筋緊張亢進，振戦などがDPHの典型的症状である．

　近年，自殺方法について解説された書籍やインターネットの「自殺系サイト」等により練炭などのほかの方法を組み合わせた自殺企図患者も多く，その典型例を掴むことは難しいが，振戦，痙攣等からの急激な呼吸不全，急性循環不全等を生じることも少なくない．これらの組み合わせの中から必要な徴候をくみ取らなければならない（表1，2）．

　また，血液所見としてはCK，AST等の筋原性酵素の上昇が多く認められる．さらに，重症例においては，致死性不整脈等の各種不整脈の出現が報告されている[1, 2]．

表1　急性薬物中毒の徴候・症状

薬　剤	徴候および症状
オピオイド	呼吸不全，昏睡，縮瞳
三環系抗うつ薬	痙攣，不整脈
有機リン コリン作動薬	下痢，発汗，縮瞳，嘔吐，気道分泌過多，気管攣縮，徐脈
抗コリン薬	顔面紅潮，発熱，せん妄，散瞳，頻脈，尿閉
交感神経作動薬	散瞳，不安感，頻脈，血圧上昇，高体温，発汗

表2　急性薬物中毒の瞳孔所見

縮　瞳	散　瞳
・コリン作動薬 ・オピオイド ・フェノチアジン ・催眠・鎮痛薬	・抗ヒスタミン薬 ・抗うつ薬 ・抗コリン薬 ・交感神経作動薬

救命に至る治療(事件解決)の極意

治療経過

来院後は直ちに挿管気道確保,人工呼吸器管理下に胃洗浄,活性炭の投与を行い,輸液による薬剤の排泄を促した.また,誤嚥性肺炎の治療のため抗生物質も使用した.翌日には意識レベルも回復し痙攣等の出現もなくなった.そして人工呼吸器からも離脱,抜管できた.

MEMO❷ 胃洗浄は安全に!

胃洗浄は治療のみならず服用薬剤の状態,胃内容を知るうえで有効である.しかし,意識障害にある患者の胃洗浄においては誤嚥,窒息等の合併症が生じる危険があることを常に念頭に置くこと.農薬等の胃洗浄の場合,洗浄中の誤嚥は通常の誤嚥性肺炎以上に重篤化するため,胃洗浄の適応を考慮したうえで,きちんとした誤嚥防止の体位を確保する.場合によっては気管内挿管を行った後に行う(表3).

表3 催吐と胃洗浄の禁忌,相対的禁忌

服用内容による禁忌,相対的禁忌
1)①強酸,アルカリ性剤(酸性,アルカリ洗剤) ②強い腐食剤(塩素系漂白剤) ③揮発性の高いもの 　a)灯油,ガソリン等(石油類) 　b)有機溶剤(シンナー,マニキュア除光剤,液状殺虫剤など)
全身状態による禁忌,相対的禁忌
2)意識障害や咳嗽反射の低下,痙攣等がみられる場合 3)ショック状態 4)6カ月未満の乳児

＊上記以外の場合でも,呼吸循環の安定,維持を確認した後に行う!
文献3より転載

■ 5大原則に則った治療のポイント

ほかの急性薬物中毒の場合と同様に呼吸循環を中心とした**全身管理**を行いつつ,胃洗浄,補液による強制利尿,活性炭の投与による**吸収の阻害,薬剤の排泄**を行うが,振戦,痙攣に対しては抗てんかん薬,持続鎮静下での人工呼吸器管理等を要する場合もある.しかし,DPHの作用に起因した症状・兆候は軽度で12時間から48時間後に改善している報告がほとんどである.一方で,ほかの薬剤等との組み合わせによる重症化を常に念頭に置き,重篤な合併症の発生を抑えることが肝要と考えられる.

これまでの自殺企図等を目的とした大量服薬は精神科に通院中の患者がほとんどで,その内

容は三環系抗うつ薬（TCA），ベンゾジアゼピン（BZO）系，バルビツール酸（BAR）系抗不安薬・睡眠薬が大半を占め，そのほかに感冒薬等に含まれるアセトアミノフェン，農薬等となっている．しかし，近年，抗ヒスタミン薬のDPHがドリエル®，トラベルミン®といった睡眠改善薬，鎮暈薬として一般用医薬品（OTC薬）で販売され，医師の処方箋なしに入手できるようになり，中毒薬として注目されるようになってきた[1,4,5]．

❶全身管理

DPH中毒患者の多くは，その程度はさまざまであるものの意識障害により搬入されている．重症中毒患者では昏睡状態のほかに異常興奮，てんかん，痙攣発作様の症状等を生じるのがDPHの特徴である．多くの場合は一過性で，後遺症なくすみやかに回復するものの，中毒発症時は棘徐波等の脳波異常を伴う[6]．DPH中毒患者の重症度判定で重要なのは，服薬内容量は当然のことであるが，中毒発生状況，発見までの経過時間，そして血圧，体温といったバイタルサインの推移である．当センターに搬入される患者は意識レベルJCS Ⅲ-200以上の患者が多く，誤嚥の併発や存在を危惧される症例が大半で，積極的に気管挿管による気道確保を行ってきた．入院日数に関与する因子は誤嚥性肺炎等の合併症によるもので，大量服用の場合でも気管挿管した症例においても12～24時間以内には覚醒，抜管できている．気管挿管は，その後の胃洗浄等における誤嚥の防止，あるいは既存の肺炎の治療，そして薬剤によるさまざまな合併症が生じた際のさまざまな治療に迅速に対応できるものと考える．

表4に示すように，農薬等の特殊薬剤の中毒は除いて，通常のTCA，BZO，BAR系薬物中毒の予後は合併症の有無が大きな影響をもち，意識障害のみに関していえば大半は12～24時間のうちに回復している．合併症の予防，早期治療が在院期間の短縮，予後改善への最善の手段と考えられる．

❷吸収の阻害

上述のように，胃洗浄，補液による強制利尿，活性炭投与を行う．

❸排泄の促進

有効な手段はあまりなし．

❹解毒薬・拮抗薬

有効な薬剤は特になし．

表4　東京女子医大東医療センター搬入の急性薬物中毒患者

	症例数	平均年齢	在院日数（日）	死亡例
合併症なし	832	36.17 ± 2.42	1.92 ± 2.42	0
合併症あり[*1]	53	49.94 ± 2.63	17.58 ± 21.14	16[*2]
合計	885	37.00 ± 0.52	2.88 ± 0.20	16

（2000.1～2012.12）
＊1　合併症とは，誤嚥性肺炎のほか，胸部刺創，墜落による骨盤骨折等が各1例
＊2　死亡例はすべて搬入時心肺停止症例．死因は蘇生後脳症による深昏睡

❺ 精神科的評価

自殺企図を目的とした大量服用では，既に精神科に通院している場合が多いため，引き続き精神科での加療を考慮する．

その後の経過

本症例は特に後遺症もなく改善し，通院中の精神科に紹介となった．しかし，本症例のように通院中の処方薬は少ないものの，入手しやすいOTC薬によってもこのようなエピソードを生じることから注意を要する．

One More Experience

小児の急性薬物中毒

うつ病は成人の疾患であるという概念に反し，今日では子どものうつ病が高頻度に認められるようになった．具体的には日本疫学調査の質問用紙によるスクリーニング調査において，小学生の7.8％，中学生の22.8％が抑うつ状態にあると報告されている．

近年，DPH含有の睡眠改善薬，鎮暈薬がOTC薬として入手できるようになり，中毒物質として注目されるようになってきたのは既述の通りである[1,5]．

2000〜2007年までの日本中毒情報センターからの報告では，一般用医薬品及び医療用の医薬品の中毒は50〜60％を示している．そして小児においては，うつ病などを原因とする故意な服薬，誤薬に加え，術後の制吐薬，感冒薬等のDPHが含有されているOTC薬により，中毒症状を起こす可能性がある．治療手技，方針としては成人と変わらないものの中毒症状の訴えの聴取が困難，あるいは不可能な小児においては両親に対する内服の状態等の聴取が重要で，成人以上に早めの対応により重篤化を防止できるものと考える[4,5]．

文献・参考図書

1) 福島英賢 ほか：OTC薬中毒患者の臨床．中毒研究，25：103-106，2012

2) 横山尚洋，今坂康志：乗物酔い防止剤（トラベルミン®）大量服用による急性中毒．精神科治療学，12：821-825，1997

3)「重症疾患を見逃さない 小児の救急・当直診療」（山田至康，市川光太郎／編），羊土社，2011

4)（財）日本中毒情報センター：中毒情報センターから 2007年受信報告．中毒研究，21：201-232，2008

5) 大谷道輝：抗ヒスタミン薬のインペアード・パフォーマンス：薬剤師の役割．アレルギーの臨床，30：1209-1274，2010

6) 関根 威：塩酸ジフェンヒドラミンの過量服薬により誘発された6Hz棘徐波複合が脳波でみられた17歳男性例．臨床脳波，49：665-667，2007

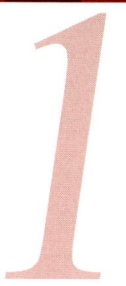

第2章 実践！中毒診療〜謎を解き診断に至る推理の道筋

12 口腔粘膜，舌にびらん 76歳，女性

岩崎泰昌

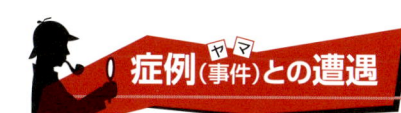

症例（事件）との遭遇

● 患者（被害者）のプロフィール

症　例：76歳，女性

発見時の状態：午前11時頃，自宅の納屋にあった栄養ドリンクのビンに移し替えられた農薬を，自殺目的で数口（約20 mL程度）服用した．しばらくして気分不良となり，一度嘔吐があった．傷病者が農薬を飲んだ可能性があることに近所の人が気付き，救急隊が要請された．

現場の状況：救急隊が納屋を探したところ，栄養ドリンクのビンが落ちており，中に少量の青色の刺激臭のある液体が残っていた．

救急隊現着時から搬送中の状態：救急隊現着時，意識は清明で，歩行も可能であった．気道は開通しており，呼吸数23回/分，SpO₂ 98 %（room air），脈拍数85回/分，血圧は160/100 mmHgであった．口腔粘膜に疼痛があり，喉も痛いと言っていた．吐気あり，体温は37.0 ℃であった．いったん，近くの総合病院へ搬送されたのち服用から6.5時間経過した午後5時30分に当院へ搬送された．

患者情報：患者は約1年前に夫を亡くし，それ以来一人暮らしとなり，家にこもることが多く，近医にてうつ状態と診断されていた．特記すべき既往症なし．アレルギーなし．

● 現　症

気　道：開通

呼　吸：呼吸数は20回/分，SpO₂ 98 %（room air），呼吸様式に異常はなく，呼吸音は正常．

循　環：モニタ心電図は洞調律，整，心拍数75回/分，血圧160/76 mmHg．

中枢神経：意識レベルはGCS E4V5M6，瞳孔は左右とも4 mm，対光反射は両側正常．

体　温：36.9 ℃

その他の身体所見：口腔粘膜，舌に発赤，びらんがあり（図1），悪心，口腔内の疼痛，嚥下痛あり．

● 検査所見

末梢血：WBC 11,700/μL，RBC 384×10⁴/μL，Hb 11.7 g/dL，Hct 34.6 %，Plt 19.8×10⁴/μL

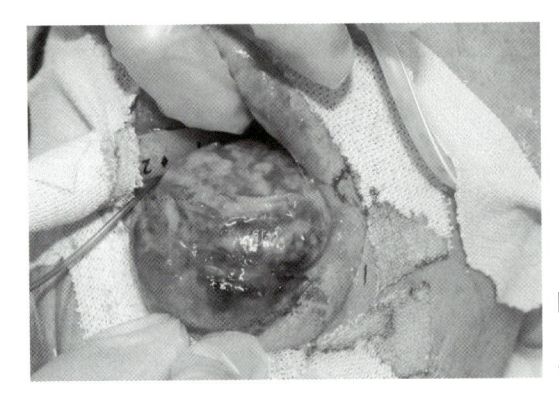

図1 患者の舌
(p.9 巻頭カラーアトラス参照)
発赤，びらんが強く認められる

血液生化学：T-Bil 0.6 mg/dL，AST 21 IU/L，ALT 10 IU/L，LDH 228 IU/L，CK 71 IU/L，TP 7.0 g/dL，Alb 3.8 g/dL，CRP 0.2 mg/dL，Glc 106 mg/dL，BUN 16 mg/dL，Cre 0.6 mg/dL，Na 137 mEq/L，K 3.2 mEq/L，Cl 101 mEq/L

血液凝固：PT活性度 106％，APTT 18.4秒，フィブリノゲン 267 mg/dL，FDP 4.8 μg/mL，D dimer 2.0 μg/mL

動脈血ガス分析（room air）：pH 7.48，$PaCO_2$ 29.3 Torr，PaO_2 82.0 Torr，HCO_3^- 21.6 mEq/L，BE −1.4 mEq/L

心電図：異常なし．

X線（胸部および腹部）：異常なし．

トライエージ®：すべての項目で陰性．

> ➡**本症例のKeyword**
> - **患者背景を整理する**：名称の詳細不明の農薬の服用（ビンの中には少量の青色の刺激臭のある液体が残存）／希死念慮の可能性／特記すべき既往症なし
> - **患者のsign & symptomsを整理する**：気道，呼吸，循環に異常なし／吐気あり／舌，口腔粘膜のびらん，疼痛

診断に至る推理の道筋

1 原因薬毒物（犯人<small>ホシ</small>）を推定する

- 栄養ドリンクのビンに移し替えられている青色，刺激臭の農薬．
- 口腔粘膜，舌の発赤，びらんがあることより，刺激性の強い物質あるいは酸，アルカリ性の物質．
- 服用直後から数時間しても，呼吸，循環に異常はなく，意識は清明であることから，服用直後に全身症状が現れたり，中枢神経系に強く作用する中毒起因物質は否定的．
- 縮瞳は見られない．

・以上の特徴から，除草剤であるパラコートが最も疑わしい．

2 裏を取る

・患者の尿5 mLに水酸化ナトリウム0.1 g，ハイドロサルファイトナトリウム0.1 gを加えると，図2に示すように尿の色が濃青色に変化した．

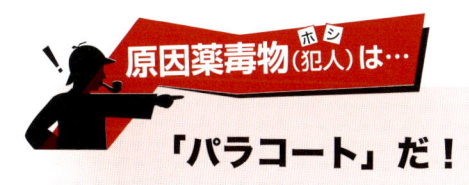

原因薬毒物（犯人／ホシ）は…

「パラコート」だ！

3 謎解きのポイント

　パラコートは英国で開発されたビピリジニウム系の非選択性除草剤の1つで，活性酸素の生成により雑草の細胞を破壊し，除草活性を有する．日本では1965年以降に使用が始まり，その除草効果の強さ，作用発現の速さから，急速に広まったが，動物に対しても毒性が強く，服毒自殺や犯罪に使用されるようになり，パラコートによる死者数が1985年には年間1,000人を超えるようになった．このため，青緑色色素，苦味剤，臭気性物質，催吐薬がパラコートに混入されるようになり，さらに1986年には毒性を軽減するため，従来のパラコート濃度が24％の製剤から5％の製剤に変更された．その際，除草能力の低下を補うため，5％製剤にはパラコートに比べて毒性の低いジクワットが混入された．その結果，中毒死者数は2000年には年間300人以下まで減少したが，現在でも，英国から原剤を輸入し製剤化して5％製剤は販売されており，地域差はあるものの中毒患者は発生している．

　パラコート中毒は，自殺企図にて服用されることが多く，意識障害が認められないことがし

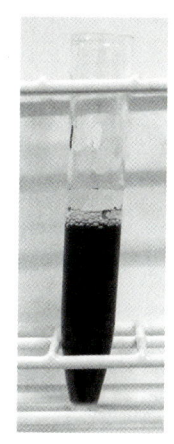

図2　尿中パラコート定性反応
（p.9巻頭カラーアトラス参照）
患者の尿5 mLに水酸化ナトリウム0.1 g，ハイドロサルファイトナトリウム0.1 gを加えたところ，濃青色に変化

第2章　実践！中毒診療〜謎を解き診断に至る推理の道筋

12　口腔粘膜，舌にびらん　76歳，女性

ばしばあり，患者はパラコートの服用を否定することが多い．しかし，本症例のように，名称不明の農薬であっても，飲み残しや口周囲に青色の色素が付着している場合や，口腔内の粘膜障害があった場合にはパラコート中毒を疑い，尿5 mLに水酸化ナトリウム0.1 g，ハイドロサルファイトナトリウム0.1 gを加える尿中パラコートの定性反応を行う必要がある．尿中パラコート定性反応は，パラコートがアルカリ水溶液中でハイドロサルファイトなどの還元剤によって還元を受けると青色に変化する反応を利用したもので，微量のパラコートでも呈色する．致死量はパラコートとして2〜4 gであり，5%製剤に換算すると40〜80 mLとなる．

救命に至る治療の極意

治療経過

　入院時は服用から約6.5時間経過しており，粘膜障害も認めたことから，活性炭と下剤の投与は行わなかった．血中濃度測定のための採血を行った後，服用から8時間後の同日午後7時より，右大腿静脈にカテーテルを留置し，活性炭吸着カラムを用いて血漿灌流を3時間施行した（図3）．翌日にも，再度同様の血漿灌流を3時間施行した．1回目および2回目の血漿灌流前後の尿中パラコート定性反応を図4に示す．

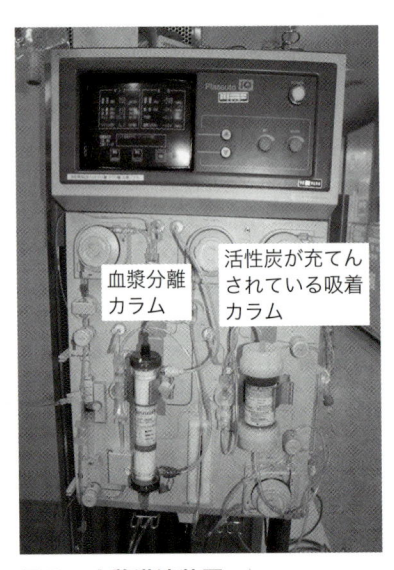

図3　血漿灌流装置
左側の血漿分離カラムで患者の血液から血漿を分離し，血漿のみを右側の活性炭が充てんされている吸着カラムに通し，薬毒物吸着後の血漿を再度血球成分と合流させ，患者に返血する

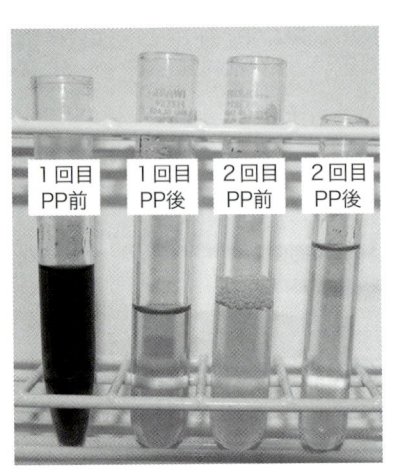

図4　1回目および2回目の血漿灌流（plasma perfusion：PP）前後の尿中パラコート定性反応
（p.9巻頭カラーアトラス参照）
1回の血漿灌流で血中のパラコート濃度が低下し，尿中へのパラコート排泄が減少したため，青色呈色が薄くなっている

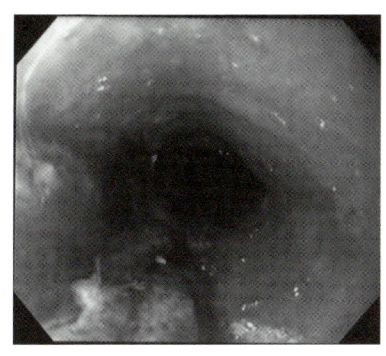

図5　食道の内視鏡所見
(p.9巻頭カラーアトラス参照)
食道粘膜に発赤，びらんが認められる

　第2病日まで酸素化障害は認められなかったが，第3病日に誤嚥あるいはパラコート中毒によると考えられる酸素化障害が認められ，room airにてPaO$_2$が52 Torrまで低下した．このため，抗菌薬（スルバクタム/アンピシリン：SBT/ABPC）の投与と気管挿管を実施して，FiO$_2$ 0.21，PEEP 10 cmH$_2$Oにて，人工呼吸を開始した．その結果，FiO$_2$は0.21のままで，PaO$_2$は60 Torr以上を保つことができ，第8病日に気管チューブを抜管した．
　第3病日に上部消化管の内視鏡を実施したところ，食道粘膜の発赤，びらんが認められた（図5）．なお，後日判明した血漿灌流前（服用から8時間後）のパラコート血中濃度は0.8 μg/mLであり，血漿灌流後（服用から11時間後）の濃度は検出下限の0.5 μg/mL以下であった．

5大原則に則った治療のポイント

❶全身管理

1）高濃度酸素投与の制限

　パラコートは胃からは吸収されず，主として小腸から急速に吸収され，大部分は未変化体として尿中へ排泄される．臓器障害を起こすメカニズムは次の通りである．パラコートは細胞内に入ると電子を1つ受容してパラコートラジカルとなり，パラコートラジカルは酸素に電子を供給して，スーパーオキサイドラジカル（O$_2^-$）を産生する．その結果，パラコートラジカルはパラコートに戻るが，触媒的に作用するため，この反応はくり返され，O$_2^-$は多量に産生される．O$_2^-$は水素イオンと反応し，他の活性酸素であるヒドロキシラジカル（OH$^-$）や過酸化水素（H$_2$O$_2$）も発生する．これらの活性酸素が細胞膜を障害することにより，肺，肝，腎などの臓器障害が生じる．特に，肺はO$_2^-$の電子受容源である酸素が豊富にあるため，肺胞細胞膜が破壊され，24〜48時間後から肺水腫，ARDS（acute respiratory distress syndrome：急性呼吸促迫症候群）が生じ，数日後肺線維症へ進行する．
　この臓器障害発生のメカニズムから，パラコート中毒の場合できるだけ酸素投与を控えた方が予後がよいと考えられており，低酸素による影響が強くない範囲で酸素の投与を制限する．具体的には，動脈血酸素飽和度（SaO$_2$）が90％以上保たれていれば，room airで管理する．SaO$_2$が90％未満となる場合でも，NPPV（non-invasive positive pressure ventilation：非侵襲的陽圧換気）や気管挿管による人工呼吸でPEEPを併用することにより，SaO$_2$ 85〜90％程

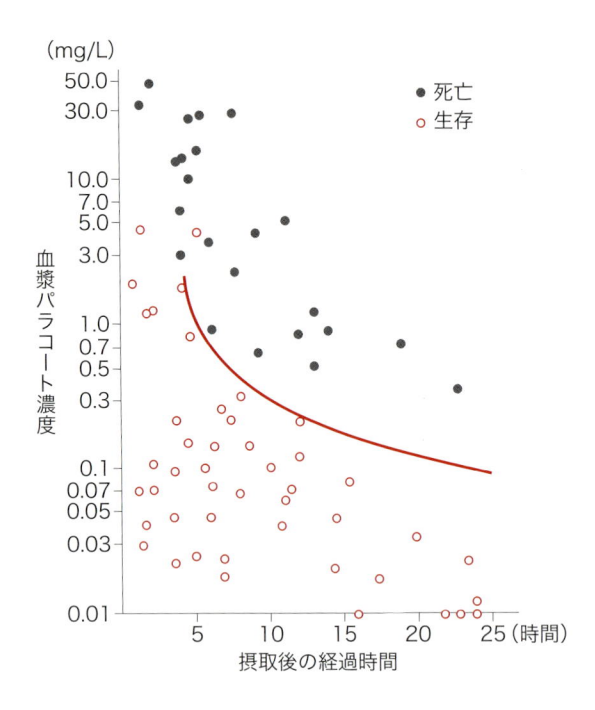

図6　Proudfootの生存曲線
文献2より転載

度を目安として，可能な限り吸入酸素濃度を21％に近づける．

2）Proudfootの生存曲線を用いた予後の判定

　　Proudfoot, A.T. らは，1979年に79例のパラコートを服用した患者の，服用からの時間と血中濃度，予後の関係を検討した生存曲線を報告している（図6）[2]．今回の症例では，服用から8時間後のパラコート血中濃度は0.8 μg/mLでわずかに死亡域にあったが，血漿灌流後である11時間後の血中濃度は0.5 μg/mL以下で生存域に入っており，結果的には救命可能であった．Proudfoot, A.T. らが生存曲線を報告してからすでに30年以上経過しているが，現在でもこの生存曲線は生命予後を反映しており，パラコート中毒に関しては，明らかな治療成績の向上は得られていないのが現状である．来院後，直ちにパラコートの血中濃度を測定できる施設はわずかであるが，血中濃度が生存曲線で明らかに死亡域で死亡の可能性が大きければ，死亡例でも最後まで意識が清明であることが多いので緩和ケアを考慮する[3]．

❷吸収の阻害

　　服用後1時間以内であれば胃洗浄を行うが，口腔，食道のびらん，潰瘍が生じていることがあり，胃管の挿入には注意する．パラコートは活性炭に吸着する物質であり，体重1 kgあたり1 gの活性炭（最大で50 g）を下剤とともに投与する．持続腸洗浄を行う場合もある．

❸排泄の促進

　　強制利尿の効果については，積極的に行うべきとの報告[1]もあるが，その効果は明らかではない．嘔吐などで脱水になっていることも多く，最低でも時間当たり1〜2 mL/kg（体重）程度の尿量は確保できるように輸液を行う．血液灌流や血漿灌流については，予後を改善するかどうか議論のあるところであるが，致死量前後のパラコートを服用した症例で，12時間以内に

行えば効果が期待できる．

❹解毒薬・拮抗薬およびその他の治療薬

免疫抑制療法としてサイクロフォスファミド投与やステロイドパルス療法，ラジカルスカベンジャーの効果を期待したビタミンC大量投与やN-アセチルシステインの投与などがあるが一般的ではない．

❺精神科的評価

自殺目的で服用した場合には，全身状態の改善後，精神科による評価が必要である．

その後の経過

入院から2週間後にも，肺をはじめとした諸臓器に障害を示す所見はなく，精神科病棟へ転室後にうつ病の治療を経て約2カ月後に退院となった．

One More Experience

血漿灌流による治療

パラコート中毒では活性炭カラムによる直接血液吸着である血液灌流（Hemoperfusion）が行われることがあるが，複数回これを行う場合，全血を直接活性炭カラムに流すと血小板も活性炭に吸着され，血小板減少が生じる．そのため，元の血小板数にもよるが，2回以上血液灌流を行うと予想される症例には，本症例で行ったように，血漿分離カラムを用いて，血漿成分のみ活性炭カラムに通し，再度血球成分と一緒にして体内へ返血すると，血小板減少が抑制される．

文献・参考図書

1) 副島由行：ALI/ARDS −68の謎を解く−Ⅳ．原疾患編 Q33．パラコートによるALI/ARDSの特徴とは？ 救急・集中治療，22：1161-1166，2010
   ↑パラコート中毒の治療法について解説．

2) Proudfoot, A.T., et al. : Paraquat poisoning : significance of plasma-paraquat concentrations. Lancet, 2 : 330-332, 1979
   ↑Proudfootが検討したパラコート血中濃度に関する生存曲線．

3) パラコート．「臨床中毒学」（上條吉人/著，相馬一亥/監），pp.260-267，医学書院，2009
   ↑パラコート中毒の基礎から治療法までをわかりやすく記載．

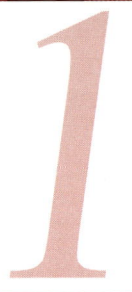

第2章 実践！中毒診療～謎を解き診断に至る推理の道筋

13 集団での副交感神経刺激症状

奥村　徹

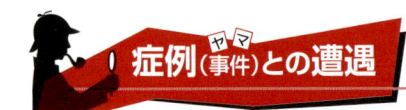

症例（事件）との遭遇

●患者（被害者）のプロフィール

　首都圏のとある駅で，少なくとも数十人が倒れこんでいるとの第一報が警察，消防に入った．医療機関には，消防経由で情報が入った．現場では，ある者は痙攣し，またある者は嘔吐し，眼の痛み，鼻汁が止まらない，視野が暗い，などと訴える者が続出していた．初動対応した駅員や近くの交番の警察官も倒れこんでしまった．

●現　症

　被害者に共通していた症状は以下のごとくであった．気道は分泌物が多く喘鳴も聴取できる．呼吸促迫を呈し，循環は，血圧低下をきたしている者もいた．多くの被害者の意識はほぼ清明であったが，痙攣し，意識障害をきたしている者もいた．瞳孔は，ほとんどすべての被害者が，縮瞳をきたしている．その他の身体所見としては，鼻汁が出ている者がおり，また四肢の不随意運動を呈している者もいた．

●検査所見

　近くの病院には，自力で多くの被害者がやってきた．検査所見では，血算では特に明らかな異常はみられなかったが，血液生化学では血清コリンエステラーゼ値の低下がみられた．動脈血ガスでは呼吸の苦しい被害者では低酸素血症がみられた．胸部X線で大きな異常なし．

> ➡本症例のKeyword
> ・**患者背景を整理する**：人が多く集まる駅で，数十人から数百人の被害者が出た．いったい何が？
> ・**患者のsign & symptoms，検査所見を整理する**：気道分泌過多，呼吸困難，喘鳴，鼻汁，不随意運動などの副交感神経刺激症状／血清コリンエステラーゼ値の低下が特徴的

診断に至る推理の道筋

1 原因薬毒物（犯人(ホシ)）を推定する

・何らかの事故なのか？ 事件なのか？ テロなのか？
・どのようにして，危険な物質は散布されたのか？

2 裏を取る

①現場に駆け付けた消防のNBC（核・生物・化学兵器）対応部隊が，簡易検知で有機リン系の毒物を検出．
②警察の捜査でも，簡易検知で有機リン系の毒物を検出．科学捜査研究所で，サリンを同定．
③県の対策本部に詰めている統括DMAT（災害派遣医療チーム）から，適宜，各医療機関に情報提供．

原因薬毒物(犯人(ホシ))は…「神経剤」だ！（最終診断：サリン中毒）

3 謎解きのポイント

　化学テロは，最初から化学テロであるかどうかはわからない．英国では，ステップ1-2-3といわれる対応指針がある．1人の病態を説明できない患者が出た際には，テロの可能性を念頭に置きながらも通常通りの対応を行い，2人の病態を説明できない患者が出た際には，明確にテロの可能性を考え，3人の病態を説明できない患者が出た際にはテロだとして行動を開始せよというものである．第一報では，人が何十人か倒れている，とだけしかわからないかもしれない．事故なのか，事件なのか，それすらもわからない段階で対応を要求される．医療的にはまずは，被害者に共通する症状から原因物質を絞り込んでいく．この例では，副交感神経刺激症状が被害者に共通してみられることから，神経剤の可能性が最も疑われる．しかし，どの神経剤かは，原因物質の分析が進まないとわからない．しかも，原因物質が1つである確証もない．例えば，びらん剤であるマスタードは，曝露されても当初数時間は無症状である．サリンとマスタードを同時散布するのもあり得るシナリオである．

　通常の中毒では，例えば有機リン中毒では，カーバメートとの鑑別が必要となる．カーバメート中毒は，有機リン中毒と比べて，中毒症状の発現が早く，症状の持続時間は短いのが特徴である．しかもカーバメート中毒では酵素活性が急激に回復するので，酵素活性の低下を検出することが困難であり，さらに血清ブチルコリンエステラーゼ値が正常値であることもあるので，血清ブチルコリンエステラーゼ値が正常値であるといってもカーバメート中毒を否定できない．

救命に至る治療の極意

治療経過

　　気道分泌の増加，喘鳴，四肢の不随意運動（いわゆる fasciculation）と副交感刺激症状がそろっていたので，アトロピン硫酸塩水和物（以下，アトロピン）を投与，これらの症状は次第に改善した．検査結果で，血清コリンエステラーゼ値の低下が明らかになってからは，PAM〔プラリドキシムヨウ化メチル（パム）〕の投与を開始した．アトロピンは，初回 0.5～1.0 mg を静注し，症状（頻脈，気道内分泌量低下，散瞳傾向など）をみて追加投与．PAM は，まず1 g を生理食塩液 100 mL とともに 30 分かけて静注投与．重症例には以後 250～500 mg/ 時持続投与した．

5大原則に則った治療のポイント

❶全身管理
　　気道分泌過多，喘鳴がみられたが，アトロピン投与によって改善が得られない症例には気管挿管を行った．また，痙攣を起こした症例に対して，ジアゼパムを 5 mg ずつ静脈投与した．

❷吸収の阻害
　　毒ガス事件，化学テロと認識した時点では，多くの被害者がすでに院内に入ってきていた．そのため，来院後直ちに着衣を脱衣させた．

❸排泄の促進
　　特に効果のある方法が知られていないため，行わなかった．

❹解毒薬・拮抗薬
　　アトロピン，PAM を使用した．

❺精神科的評価
　　突然のテロ事件に対する心的な反応に対しての，「心理学的情報提供」を行って，メンタルヘルスにも配慮した．

極意

★状況から疑え！

　　中毒は，状況から疑うことがすべてである．中毒の診療において被害者を救命するというのは，それが事故であろうが，事件であろうが，テロであろうが行うことはすべて同じである．まずは，解毒剤の確立している，神経剤，血液剤（シアン）から否定していく習慣をつける．

その後の経過

　　現場周辺は混乱し，安全も確保できないことから，医療は被害者が医療機関に運ばれてから

行われることになった．除染設備をもつ病院も限られており，病院で治療を開始するにも時間がかかった．最終的に50人以上の被害者が死亡し，3,000人以上の被害者を出すことになった．

> **One More Experience**
> **日本の医療機関における化学テロ対応能力の現状**
>
> 　松本・東京地下鉄両サリン事件以来，世界中で化学テロ対応強化が進められているが，本邦では，特に医療機関では十分に対応できるとは言い難い．例えば，個人防護装備ひとつにしても，高価な電動ファン付き防護装備の導入が行われているが，知識と普段から装着訓練を行う意志さえあれば，より安価なマスクの導入によって5倍以上の数の面体と防護衣が揃えられるはずである．高価な防護装備を導入しただけで安心している現状では，なかなか，化学テロ対応能力も向上しない．

MEMO ❶　心理学的情報提供

　突然のテロの被害にあった被災者に対して心理学的情報を提供することは重要である．この原本は，内閣官房国民保護ポータルサイトでいつでもダウロード可能である（http://www.kokuminhogo.go.jp/shiryou/index.html）．日本語版（表1）と英語版（表2）がある．

表1　被災者に対する心理学的情報提供の一例（日本語版）

災害にあわれた皆様へ　　　　　　　　　　　　　　　　　　　　　　　　　　　　　　**訓練**

○災害は誰にとっても大きなストレスです．気持ちや体のバランスをくずすことがありますが，多くの場合は自然に回復します．心配なことがあっても，ゆっくりと息をしながら，しっかりと行動しましょう．周囲の人と声を掛け合うことも大切です．

○次のようなことは，普通に見られます．
　・眠れない，食欲がない，胃腸の調子が悪い
　・ドキドキ，そわそわ，はらはら，する
　・疲れやすい，気持ちが落ち込む，やる気が出ない
　・涙もろかったり，怒りっぽくなる
　・考えや言葉が出てこない，ぼんやりする　など

○心身の不調をやわらげようとして，カフェイン（コーヒー，紅茶，緑茶など）や，お酒，タバコを増やす人がいます．これらは不安や不眠を悪化させることがあるので，注意が必要です．

○もっと詳しく聞きたいときや，良くならないとき，仕事や家事に影響が出たときには，お気軽にお電話ください．ご家族についての相談でも結構です．

　　お問合せ窓口　・長崎県健康相談ホットライン　095－○○○－○○○○
　　　　　　　　　・大村市健康相談ホットライン　0957－○○－○○○○
　　　　　　　　　　　　　　　　　　　　　　長崎県・大村市
※このチラシは，被災者に対する心理学的情報提供を行うためのものです．

内閣官房国民保護ポータルサイトホームページより転載

表2　被災者に対する心理学的情報提供の一例（英語版）

To persons affected by disaster:　　　　　　　　　　　　　　　　　　　　　　　EXERCISE

○ A disaster causes great stress to everyone affected. Your mental and/or physical state may suffer, but in most cases will naturally return to normal. Even if you are worried, breathe deeply and hold on to yourself. It is also important to maintain communication with others in your area.

○ It is common to experience the following:
- Difficulty in sleeping, loss of appetite, digestive trouble
- Heart throbbing, restlessness, edginess
- Fatigue, low spirits, lack of motivation
- Sudden crying, feelings of anger
- Trouble in speaking or thinking, absentmindedness　etc.

○ In an attempt to relieve mental or physical discomfort, some people increase their consumption of caffeine (coffee, black tea, green tea, etc.), alcohol, or tobacco.
These substances can worsen anxiety and sleeplessness, and so caution is necessary.

○ If you would like to ask more detail, if your condition is not improving, or if your home or work life is suffering from disaster aftereffects, please feel free to contact us. You may also contact us regarding family members.

> Information Point of Contact
> ・Nagasaki Prefecture Health Consultation Hotline　095－○○○－○○○○
> ・Omura City Health Consultation Hotline 0957－○○－○○○○

Nagasaki Prefecture・Omura City

※ This handbill is intended to provide information to disaster victims regarding psychological effects.

内閣官房国民保護ポータルサイトホームページより転載

MEMO ❷　被災者症状経過チェック表

　　化学テロの際には，被災者の症状の経過が原因物質の解明，確認につながり，さらに，他の物質が使われていないかも知り得る貴重な情報となる．医療機関では，症状の経過を表3のシートに書き込み日本中毒情報センターに送れば，これを臨床中毒学的に解析し，解析結果は医療機関にフィードバックされる．この原本は，日本中毒情報センターのホームページからいつでもダウロード可能である（http://www.j-poison-ic.or.jp/）．

MEMO ❸　化学テロ被害者重症度早見表

　　日本中毒情報センターでは，化学テロにおいて，原因物質がわからない時点から被害者の重症度がわかる早見表を出している（表4）．この原本は，日本中毒情報センターのホームページからいつでもダウロード可能である（http://www.j-poison-ic.or.jp/）．

表3 化学災害用 症状，身体所見時間経過記録（発災後24時間以内） v1.0

患者ID：

測定・出現時間										
意識										
血圧										
脈拍										
呼吸回数／SaO$_2$										
体温										
瞳孔サイズ										
目の所見	発赤									
	涙									
皮膚	汗で湿潤									
	チアノーゼ									
	発赤									
	水泡									
	接触時疼痛									
分泌	亢進									
	正常									
神経筋症状	頭痛									
	筋攣縮									
呼吸器症状	咳									
消化器症状	悪心									
	嘔吐									
	下痢									
	腹痛									
検査データ	白血球数／リンパ球数									
	ChE（基準値　　）									
その他										

症状の変化によって記載する．本情報は，個人名を伏したうえで，日本中毒情報センターに連絡すれば，同センターでは，これを評価し，然るべき情報を医療現場に還元する．
日本中毒情報センターホームページより転載

表4　化学災害・テロ　2次トリアージ早見表　v 1.0

	重症（赤）	中等症（黄）	軽症（緑）
脳神経症状	痙攣重積 意識障害（JCS 3桁） 弛緩性麻痺	痙攣 意識障害（JCS 2桁） 筋力低下	意識障害（JCS 1桁） ムスカリン症状（縮瞳，鼻汁，流涙等）のみ
眼症状		眼熱傷	眼刺激症状（眼痛，発赤）
呼吸器症状	挿管を必要とする呼吸不全，呼吸停止	挿管を必要としない呼吸不全	咳
循環器症状	血圧低下，心停止 致死的不整脈（Type2，Ⅲ度ブロック） チアノーゼ	多発性心室性期外収縮	単発性心室性期外収縮
消化器症状		嚥下困難	嘔吐，下痢
皮膚症状	熱傷面積＞50％BSA	5％BSA＜熱傷面積≦50％BSA	5％BSA≦熱傷面積，皮膚刺激症状
代謝	pH＜7.15	7.15＜pH＜7.24	pH＞7.25

本早見表は，原因物質不明な段階でトリアージを行うためのものである．
最も重症な症状をもって，重症度とする．
各項目は，国際的な急性中毒スコアリング（PSS）および国内基準JSPSS-2に準拠．
PSSおよびJSPSS-2に関しての詳細は，http://www.j-poison-ic.or.jp/poisoncase.nsf/参照．
日本中毒情報センターホームページより転載

文献・参考図書

1) Okumura, T., et al.：The Tokyo subway sarin attack--lessons learned. Toxicol Appl Pharmacol, 207：471-476, 2005
   ↑東京地下鉄サリン事件の教訓をまとめた総説．

2) Okumura, T., et al.：The Tokyo subway sarin attack：disaster management, Part 2：Hospital response. Acad Emerg Med, 5：618-624, 1998
   ↑東京地下鉄サリン事件の医療現場の状況をまとめた報告．

3) 「スタットコール　緊急招集―地下鉄サリン，救急医は見た」（奥村　徹／著），河出書房新社，1999
   ↑東京地下鉄サリン事件のルポルタージュ．事件で1,600人以上の被災者を受け入れた聖路加国際病院での状況を中心に書かれた作品．

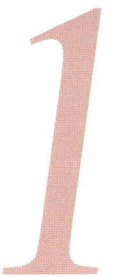

第2章 実践！中毒診療〜謎を解き診断に至る推理の道筋

14 意識障害，ショック，徐脈，唾液量の増加　67歳，女性

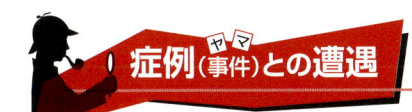

神應知道

症例（事件／ヤマ）との遭遇

●患者（被害者）のプロフィール

症　例：67歳，女性，主婦

発見時の状況：搬送日の朝，看護師が朝のラウンドをしたときに，ベッドの下に倒れている状態でJCS 30，呼吸20回/分，心拍数43回/分，血圧68/30 mmHg，体温測定できず，SpO$_2$ 91％（room air）であった．意識障害，ショックのため当院転院．

患者情報：既往に，高血圧，右腎摘出後，糖尿病があり，夫が亡くなったのをきっかけにうつ病で3カ月前から精神科病院に入院中であった．入院してからも症状改善は認められず，ノルトリプチリン塩酸塩（ノリトレン®）内服後，尿の出が悪くなり尿路感染症をくり返すためジスチグミン臭化物（ウブレチド®）を内服中であった．搬送前日から腹痛，下痢を訴え，胃腸炎の診断で経過観察されていた．

●現　症

気　道：舌根沈下し，いびき様であり口腔内から絶えず唾液が分泌されている状態であった．

呼　吸：呼吸数は16回/分，SpO$_2$ 98％（フェイスマスクで酸素10 L/分），聴診上明らかな異常は認めなかった．

循　環：血圧80/50 mmHg，心拍数49回/分で末梢冷汗，湿潤を認めた．

中枢神経：意識レベルは，JCS 300，瞳孔両側同大2 mmで対光反射は認めなかった．

体　温：膀胱温で32.7℃であった．

その他の身体所見：腹部で，グル音が著明に亢進していた．

●検査所見

末梢血：WBC 17,200/μL以外は異常なし．

血液生化学：BUN 27.7 mg/dL，Cre 2.13 mg/dL，Glu 405 mg/dL，CRP 2.78 mg/dL，以外は肝機能，電解質には異常なし．

動脈血ガス：pH 7.054，PaO$_2$ 113.1 Torr，PaCO$_2$ 88.9 Torr，HCO$_3^-$ 24.3 mEq/L，BE −8.4 mEq/L，Lac 38.6 mg/dL

心電図：洞性徐脈，J波を認めた（図）．

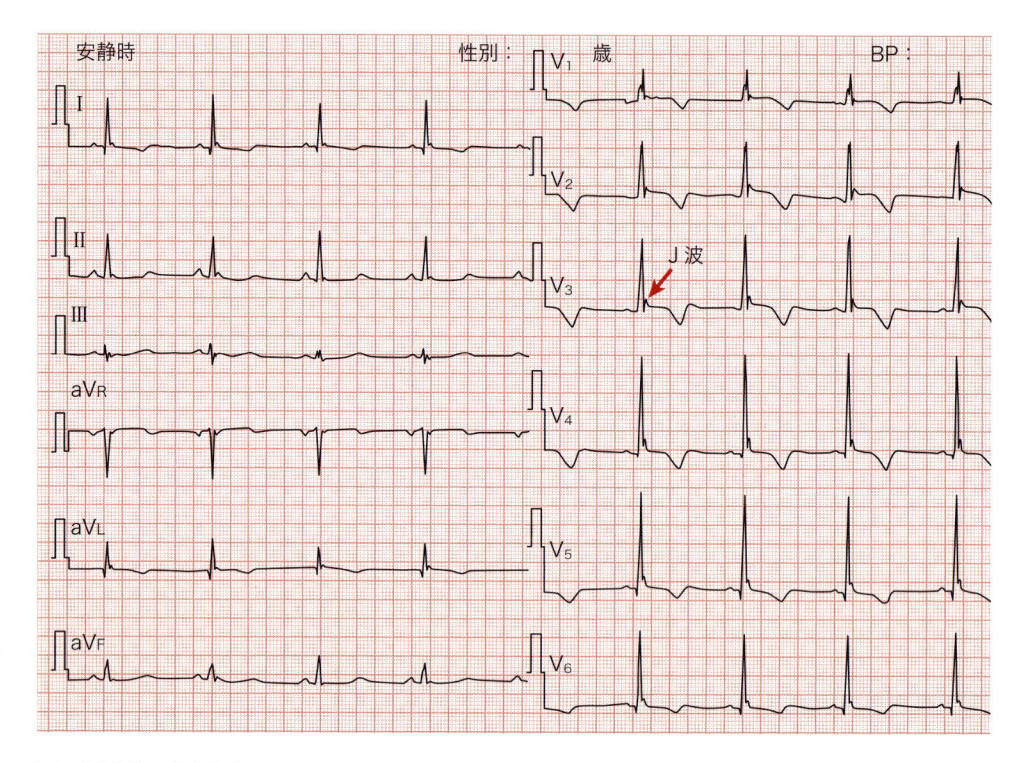

図　初診時の心電図

X線（胸および腹部）：異常なし．

頭部CT：異常なし．

> ➡ **本症例のKeyword**
> - **患者背景を整理する**：うつ病／神経因性膀胱／ジスチグミン臭化物内服後
> - **患者のsign & symptomsを整理する**：唾液量の増加／下痢／嘔吐／徐脈／ショック／意識障害／瞳孔縮瞳

診断に至る推理の道筋

1 原因薬毒物（犯人（ホシ））を推定する

- 唾液量の増加，下痢，嘔吐，徐脈，縮瞳という症状はムスカリン様症状が疑わしい．
- 中枢神経症状も認められる．
- 抗うつ薬の副作用の神経因性膀胱に対してジスチグミン臭化物を服用中である．
- ジスチグミン臭化物によるコリン作動性クリーゼが最も疑わしい．

2 裏を取る

❶ さらに詳しい病歴は？

- 尿路感染をくり返すことから，入院中に他院泌尿器科を受診し搬送29日前に神経因性膀胱の症状でジスチグミン臭化物5 mgが開始になり，その後，口腔内から唾液が溢れて家族は不思議に思っていた．

❷ 分析（科学捜査）の結果は？

- 血清コリンエステラーゼを測定したところ測定感度以下であった．
- 来院時のジスチグミン臭化物の血中濃度は316 ng/mLと高値であった．

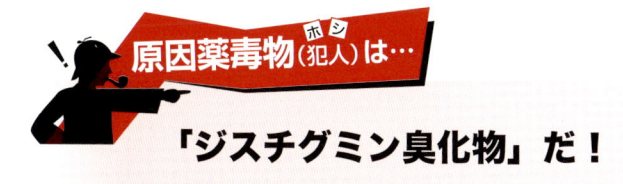

原因薬毒物（犯人 / ホシ）は…「ジスチグミン臭化物」だ！

3 謎解きのポイント

　カーバメート（カルバミン酸塩）は，可逆的アセチルコリンエステラーゼ（AChE）阻害薬で，殺虫剤として全世界で使用されている．また医薬品として，抗コリン作用のある薬物による排尿障害などの副作用の治療薬（ジスチグミン臭化物）として使用されている．カーバメート中毒の臨床症状は，有機リン中毒と同様に，AChEが阻害されることでAChが過剰になりムスカリン様作用，ニコチン様作用，中枢神経症状が出現する（表）．このような状態をコリン作動性クリーゼとして，ジスチグミン臭化物服用中は注意するよう厚生労働省からも指導されている．本症例は，病歴から抗うつ薬の副作用に対する尿閉の治療を開始した後から唾液分泌が増加し，家族が不思議がるほどであった．その後，腹痛，下痢，嘔吐という症状を経て意識障害，縮瞳という症状が出てきたことからコリン作動性クリーゼを強く疑い，血清コリンエステラーゼを測定したところ測定感度以下であり診断がついた．

表　カーバメート中毒，コリン作動性クリーゼの症状

ムスカリン様症状	縮瞳，徐脈，流涎，流涙，排尿，尿失禁，下痢，便失禁，悪心，嘔吐，発汗，気管支分泌物増加，気管支攣縮
ニコチン様症状	散瞳，頻脈，高血圧，筋線維束攣縮，脱力，横隔膜不全
中枢神経症状	頭痛，めまい，失調，振戦，構音障害，錯乱，せん妄，精神症状，昏睡，呼吸抑制，呼吸停止，痙攣発作，錐体外路症状

救命に至る治療（事件解決）の極意

治療経過

　　来院後，気管挿管し，人工呼吸管理とした．また静脈路を確保し輸液負荷を行い，ムスカリン様症状に対してはアトロピン硫酸塩水和物（以下，アトロピン）を持続静注して対応した．第4病日から唾液分泌減少，下痢の改善を認め，第6病日抜管となった．

5大原則に則った治療のポイント

❶全身管理

　　意識障害，唾液分泌に対して気道確保のため気管挿管を行い，気道が保たれている症例では，気管支攣縮による喘鳴の治療を行い，呼吸不全があればNPPV（non-invasive positive pressure ventilation：非侵襲的陽圧換気）による人工呼吸管理を考慮する．また，輸液療法による脱水の補正を行う．せん妄，精神症状によって安静が保たれなければ，ミダゾラム，プロポフォール，デクスメデトミジン塩酸塩などによる鎮静を行う．

❷吸収の阻害

　　大量服薬で致死量を服用し，服用後1時間以内であれば胃洗浄を考慮する．中毒量の服用では活性炭を投与する．殺虫剤の中毒であれば，汚染された衣類は取り除き，皮膚や粘膜が汚染されていれば大量の水と石鹸で洗浄する．

❸排泄の促進

　　有機リン中毒と違い，毒性の持続時間が短いので不要である．

❹解毒薬・拮抗薬

　　ムスカリン受容体拮抗薬であるアトロピンがあるが，いまだに至適な投与法は確立されていない．当院では，ムスカリン様作用を見ながらアトロピンを2〜4 mg（小児では0.05〜0.10 mg/kg）をボーラスで静注する．その後は症状改善するまで15分ごとにくり返し投与し，必要に応じて持続静注で対応する．有機リン中毒に比べて，カーバメート中毒に要するアトロピンの量は少なく，投与時間も短い．高容量投与する際は，アトロピンによる副作用としてせん妄，発熱，腸蠕動低下，排尿障害に注意が必要である．なお，AChEは自然回復するので，AChE再活性薬（reactivator）である2-PAM（プラリドキシムヨウ化メチル）は不要である．

❺精神科的評価

　　もともとうつ病で入院中であるため，引き続き精神科での加療を行う．

その後の経過

　　徐々にADL（activities of daily living：日常生活動作）をアップさせ，第10病日精神科の加療目的に転院となった．

文献・参考図書

1) 「臨床中毒学」（上條吉人／著，相馬一亥／監），pp.246-250, 医学書院, 2009
2) 小野寺誠：ジスチグミン臭化物によるコリン作動性クリーゼ．日集中医誌，18：176-177, 2011
3) 大中博晶 ほか：添付文書だけではわからない薬の情報 ウブレチド®錠．薬局，60：2631-2638, 2009

Column

硫化水素自殺

上條吉人

硫化水素は非常に毒性の強いガスで，低濃度では"腐った卵"の臭いがするのですが，濃度が高くなると嗅覚神経麻痺が生じて臭いを感知できなくなります．低濃度の硫化水素に長時間曝露されると粘膜刺激症状による局所症状が生じるのですが，高濃度の硫化水素に暴露されると短時間のうちに細胞呼吸障害による全身症状が生じ，750ppm以上の濃度に曝露されると数回の呼吸で，昏睡，呼吸停止，心停止が生じます．これはノックダウン現象と呼ばれています．

上記のように，現場で腐敗卵臭を認めたうえに，患者に粘膜刺激症状や細胞呼吸障害による症状を認めれば硫化水素中毒を疑います．また，患者の尿中または血中に硫化水素の主要な代謝物であるチオ硫酸が検出されれば硫化水素中毒を疑います．患者が硫化水素に曝露されていると，稀に患者が身につけている銀製品が硫化銀となって黒色に変化していることもあります．

日本では，2007年に，密閉された空間で無機硫化物を含んだ入浴剤の六一〇ハップや農薬の石灰硫黄合剤と酸性洗浄剤のトイレ洗浄剤サンポールなどの混合によって発生した高濃度の硫化水素を吸入して自殺する方法，いわゆる"硫化水素自殺"がインターネットの自殺サイトで紹介されたのを契機に増加しました．さらにネットの掲示板を通じて硫化水素自殺に関する情報が急速に広がり，硫化水素自殺の事例をマスコミがセンセーショナルにとりあげたこともあり2008年4月までには全国的なトレンドとなりました．その後は，マスコミによる報道の自主規制や警察庁の通達による関連サイトの削除などの対応がとられ，六一〇ハップは製造・販売中止となりました．厚生労働省「人口動態統計」による硫化水素の総死亡数は1999年〜2006年は年間数人程度であったのですが，2007年に26人，2008年に1,027人と爆発的に増加し，その後は2009年675人，2010年513人，2011年258人と減少しています．

我々は，日本中毒学会・会員の所属している47救急施設に搬送された硫化水素自殺患者について多施設共同調査を行いました．2007年に1人，2008年に29人，2009年26人，2010年24人，2011年12人と計92例の患者が搬送され，年齢は30.3±10.9歳と若く，男性患者（62例）は女性患者（30例）のほぼ倍でした．現場で心肺停止であった42例は全例死亡し，それ以外に5例が死亡しました．また，初診時の意識レベルがGCS＜8で乳酸アシドーシスが認められた3例に後遺症が生じました．このように死亡率は58％と高く，非常に予後が悪いことがわかりました[1]．

文献・参考図書

1) Kamijo, Y., et al.: A multicenter retrospective survey on a suicide trend using hydrogen sulfide in Japan. Clinical Toxicology 51: 425-428, 2013

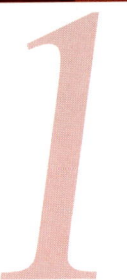

第2章 実践！中毒診療〜謎を解き診断に至る推理の道筋

15 遅発性呼吸停止
58歳，男性

廣瀬保夫

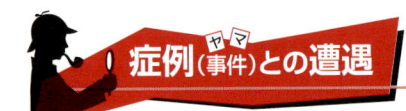

症例（事件）との遭遇

● 患者（被害者）のプロフィール

症　例：58歳，男性，兼業農家

発見時の状態：某日午後5時頃に，帰宅した妻が，自宅の農作業小屋でぐったりしているところを発見し，救急車を要請した．周囲に嘔吐の痕があり，青緑色の液体が少量残った農薬のボトルが転がっていた．

救急隊現着時から搬送中の状態：救急隊現着時，患者は家族に支えられて坐位でおり，咽頭痛を訴えた．意識は清明，呼吸数16回/分，脈拍数88回/分，血圧124/72 mmHg．心電図モニターでは洞調律で，特記すべきST変化は認めなかった．

患者情報：最近，不眠を訴えて近医心療内科より睡眠導入剤の処方を受けている．本人より午後2時頃に用意しておいた農薬を飲んだと聴取した．農薬にはバスタ® 液剤と表示されており，新品で購入したとのこと．ボトルの中の残量はほとんどなかった．

● 現　症

気　道：安定

呼　吸：呼吸数18回/分，SpO$_2$ 98％（room air），呼吸音は正常であった．

循　環：血圧126/72 mmHg，心拍数92回/分，洞調律

中枢神経：意識清明で特記すべき神経学的異常所見は認めず．

体　温：36.7℃であった．

その他の身体所見：咽頭痛，心窩部の不快感を訴えるが，特記すべき所見はなし．

● 検査所見

血液検査，心電図，胸部X線などで特記すべき異常を認めなかった．

> **➡ 本症例のKeyword**
> - 患者背景を整理する：最近不眠を訴えていた / 青緑色の農薬を飲んだ
> - 患者のsign & symptomsを整理する：現時点では，軽度の咽頭痛を訴えるのみで，特記すべき異常所見はなし

診断に至る推理の道筋

1 原因薬毒物（犯人(ホシ)）を推定する

青緑色の液体が入ったボトルは「バスタ®液剤」と表示されていた．バスタ®液剤は農薬（除草剤）で主成分はグルホシネート（Glufosinate）で，製剤にはほかに界面活性剤を含有している．本例ではバスタ®液剤を相当量（少なく見積もって300 mL以上？）飲んだ可能性がきわめて高く，グルホシネート，さらに界面活性剤による中毒症状に注意する必要がある．

2 裏を取る

❶血中分析の結果は？

来院時（服毒約4時間後）の血液を分析したところ，血中濃度180 ppmのグルホシネートが検出された．

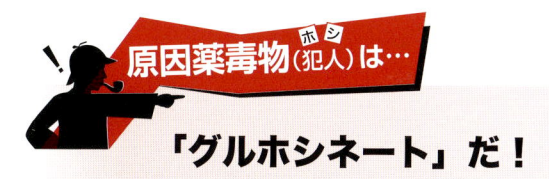

> 原因薬毒物(ホシ)（犯人）は…
> **「グルホシネート」だ！**

3 謎解きのポイント

グルホシネートは，含リンアミノ酸系に分類される農薬で，除草剤として頻用されてきたパラコートに比べて低毒性であることが売りで，農薬用や一般園芸用に広く使用されている．グルホシネート含有除草剤はホームセンター等でも販売されており容易に入手できる．なかでもバスタ®液剤は代表的な製剤で，グルホシネートを約18.5％含有し，その他に界面活性剤を含む．

グルホシネート含有除草剤による中毒では，グルホシネートによる症状と，界面活性剤による症状がみられる（表）．**この中毒の最大の特徴は，「潜伏期」にある**．服毒後早期は咽頭痛や

表　グルホシネート中毒の臨床症状

①直接刺激症状	嘔気，心窩部痛，腹痛，口腔粘膜のびらん，胃炎
②遅発性の中枢神経症状（6〜40時間を経て出現）	意識障害，呼吸抑制，痙攣，失調，健忘　など
③界面活性剤による症状	循環不全・ショック，浮腫
④その他	気道分泌の亢進，発熱，GOT・GPT・LDH・CKの高値

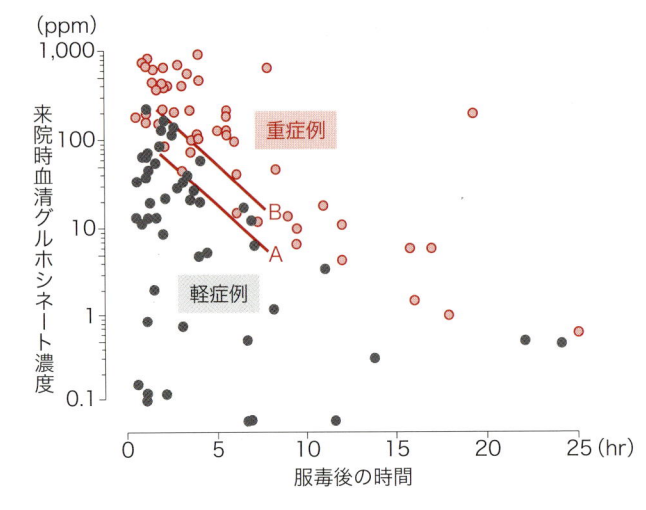

図　グルホシネート血中濃度と患者の重症化（小山のノモグラム）

昏睡，呼吸停止，全身痙攣のいずれかを呈した症例を重症（●赤），いずれをも呈さなかった症例を軽症（●黒）とした．
A：服毒2時間後70 ppmを起点とし，8時間5 ppmを終点とする直線
B：服毒2時間後210 ppmを起点とし，8時間15 ppmを終点とする直線
Aより下ならば軽症，Bより上ならば重症，AとBの間は重症と軽症が混在していた．
文献2より転載

嘔気などの粘膜直接刺激症状のみで，何も訴えないことさえあり，比較的軽症にみえる．しかし，**服毒6～40時間後に意識障害，痙攣，呼吸抑制などが出現することがある**[1]．しかも困ったことに急にこの症状が起こるので，準備をしていないとなかなか対処が困難である．遅発性に症状が出現する理由は現在もわかっていない．

この遅発性の中枢神経症状が出現するか否かは，血中のグルホシネート濃度を測定し，「小山のノモグラム」を用いるとかなりの高精度で予測することが可能である（図）．

救命に至る治療（事件解決）の極意

治療経過

本例の血中濃度を「小山のノモグラム」に照らしてみると，重症化，すなわち呼吸抑制や意識障害をきたす可能性が高いことが予測された．そのため，ICUに収容し輸液管理を開始，心電図，経皮的動脈血酸素飽和度モニターを装着して，厳重に経過を観察した．

入院後約22時間（服毒後約26時間），突然，SpO_2が低下した．患者を観察すると呼吸停止をきたしていた．呼びかけに覚醒せず，呼吸は再開するも約8回/分の徐呼吸であった．直ちに気管挿管し，人工呼吸管理とした．その後，全身の痙攣が出現した．ジアゼパム静注で停止するも，すぐに再発するためミダゾラムの持続静注を開始した．

気管挿管して72時間後にミダゾラムを中止，覚醒し呼吸も安定していることを確認して抜管した．その後は身体的には特に問題なく経過したが，希死念慮が強く第7病日に精神科病院に転院した．

5大原則に則った治療のポイント

❶全身管理

　本中毒では**遅発性に出現する痙攣，意識障害，呼吸抑制などへの対処が最大のポイント**になる．**グルホシネートを服毒したことが明らかな場合は，初診時の症状が軽微であっても入院とし，48時間程度は経過観察を行うべき**である．服毒量が明らかに大量（100 mL以上）だったり，血中グルホシネート濃度が小山のノモグラムで重症化が予測される場合は，ICUかそれに準ずるベッドに収容することが望ましい．そして静脈ラインを確保し，心電図・経皮的動脈血酸素飽和度のモニターを行い，気道確保と人工呼吸管理がいつでも可能なように準備しておくべきである．急変に対処することが困難な場合には，ICU管理が可能な施設に転送するか，あらかじめ気管挿管をして人工呼吸管理を行うことも考慮してもよい．痙攣に対してはベンゾジアゼピン系薬剤などの投与を行う．

　遅発性中枢神経症状が出現した場合，痙攣などが数日続くことが多く，適切に鎮静したうえで3～5日間程度の人工呼吸管理を要することが多い．

　大量服毒例では，界面活性剤によるショック，循環不全が主体になる例もあり，そうした例では，細胞外液主体の輸液管理，呼吸状態に合わせて呼吸管理を行う．

❷吸収の阻害

　グルホシネートは経口摂取後速やかに消化管から吸収される．胃洗浄は服毒後1時間以内であれば実施を考慮する．活性炭については，グルホシネートの吸着は不良であるが，界面活性剤の吸着は期待できるため，投与を考慮する．

❸排泄の促進

　グルホシネートの腎排泄は良好で，通常は血液浄化法の適応はない．腎不全合併例では腎からの排泄が期待できないため，血液透析を行うことを考慮する．

❹解毒薬・拮抗薬

　この中毒に解毒薬，拮抗薬はない．

❺精神科的評価

　本例は自殺企図により除草剤を飲んでしまったものであり，精神科医による評価が望ましい．

極意

★グルホシネート中毒の治療のポイント

　グルホシネート中毒の治療のポイントは，遅発性中枢神経症状への対処である．初診時の症状が軽微な例が多いので，この症状を知らないと意表をつかれてしまう．

　バスタ®液剤で100 mL以上の服用では高率に中枢神経症状が出現するとのデータもある．しかし，中毒患者の診療における服毒量情報は正直あまり当てにならない．本例では新品の500 mLボトルに残量がわずかであったことから，300 mL以上は飲んだのではないかと推定したが，嘔吐した量に関しては正確に推定する術はない．血中グルホシネート濃度を測定することができれば，きわめて有用な情報を与えてくれる．

その後の経過

抜管後，患者は農薬を飲んだ事実を記憶していなかった（グルホシネート中毒ではときに逆行性健忘がみられる）．しかし，自殺念慮が強く入院治療が望ましいと精神科医により診断，近医精神科に転院した．

文献・参考図書

1）広瀬保夫：これだけは知っておきたい 中毒診療Q&A Ⅴ 代表的な中毒物質について【農薬3】24．グルホシネート．救急・集中治療，19：449-452, 2007
　↑グルホシネート中毒の対応のポイントを解説しています．

2）小山完二：グルホシネート．救急医学，29：598-600, 2005

3）小山完二 ほか：グルホシネート含有除草剤（バスタ®液剤）の服毒中毒における患者の重症化と血清グルホシネート濃度との関係．日本救急医学会雑誌，8：617-618, 1997
　↑グルホシネートは市販された当初はヒトには比較的安全と考えられていたが，遅発性の重篤な症状が多発した．この論文で血清中のグルホシネート濃度から重症化を高精度で予測するノモグラムの原型が示された．日本の中毒研究の歴史に残る素晴らしい業績です．

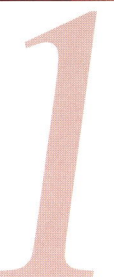

第2章 実践！中毒診療〜謎を解き診断に至る推理の道筋

16 急性肺障害（ALI），腎障害 52歳，男性

山口 均

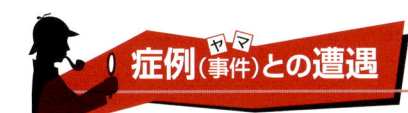

症例（ヤマ（事件））との遭遇

● 患者（被害者）のプロフィール

症　例：52歳，男性，会社員

発見時の状態：午後3時頃姿が見えない本人を探していた家族が，自宅横の作業小屋の裏で苦しんでいる本人を発見して救急車を要請した．

現場の状況：会社員宅は兼業農家であり，作業小屋には農機具，農薬など農業に関する物が置いてあった．周囲には茶褐色の嘔吐物があった．

救急隊現着時から搬送中の状態：意識レベルJCS Ⅱ-10，呼吸数30回/分，脈拍130回/分（整），血圧90/40 mmHg，体温37.5℃．搬送中も数回茶褐色の嘔吐があり，最後には血液が混入していた．

患者情報：特に既往歴はない会社員．最近仕事がうまくいかずにふさぎ込んでおり時折死にたいと家族にこぼしていた．家族からは心療内科の受診を勧められていたがためらっていた．受傷当日も会社を早退して自宅で寝ていた．家族が目を離したのは2時間ほど前だった．

● 現　症

気　道：開通

呼　吸：呼吸数30回/分，SpO_2 95％（O_2カニュラ2L），努力性の呼吸であり，喘鳴が聴取された．呼気には有機溶剤のような臭いがした．

循　環：心拍数120回/分（整），血圧80/40 mmHg，皮膚は冷感，湿潤でショック状態であった．

中枢神経：GCS E2V4M5，瞳孔は左右5.0 mm，対光反射は迅速であった．四肢麻痺はない．

体　温：37.5℃

その他の身体所見：口唇周囲や口腔内には茶褐色の吐物が残っていた．

● 検査所見

末梢血：WBC 13,000/μL，Hb 15.0 g/dL，Plt 14×10⁴/μL

血液生化学：AST 78 IU/L，ALT 64 IU/L，血糖 102 mg/dL，BUN 60 mg/dL，Cre 3.0 mg/dL，ChE 200 IU/L，CRP 5.6 mg/dL

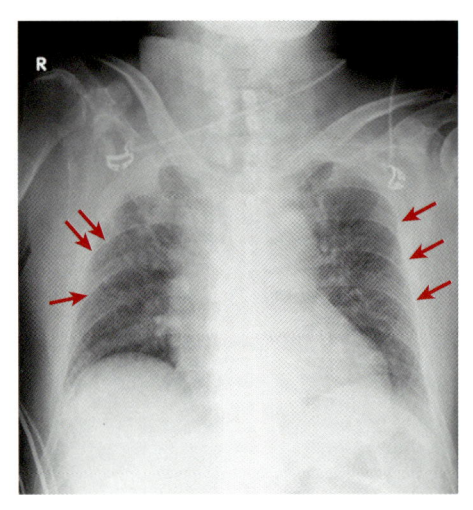

図1　来院時の胸部X線

動脈血ガス：pH 7.484，PaO$_2$ 73.5 Torr，PaCO$_2$ 25.1 Torr，HCO$_3^-$ 18.8 mEq/L，BE −3.8 mEq/L，Lac 27 mg/dL
心電図：ST変化や不整はなく頻脈のみ．
胸部X線：両肺野の浸潤影（図1）．
トライエージ®：陰性

> ➡**本症例のKeyword**
> - **患者背景を整理する**：仕事がうまくいかない／希死念慮／農薬の保管してある作業小屋の近くで倒れていた
> - **患者のsign & symptomsを整理する**：茶褐色の嘔吐物（血液が若干混入）／有機溶剤の臭い／ショック状態／急性肺障害（acute lung injury：ALI）／腎障害

診断に至る推理の道筋

1　原因薬毒物（犯人<ホシ>）を推定する

- 検査結果，臨床症状より何らかの急性中毒が考えられる．
- 本人が倒れていた場所と茶褐色の吐物，呼気の有機溶剤のような臭い，トライエージ®陰性の所見から急性中毒の原因物質として農薬が強く疑われる．
- 嘔吐，ALI，ショック，腎障害より界面活性剤を含んだ農薬による急性中毒が考えられる．
- 農薬で界面活性剤中毒の症状が現れる製品はグリホサート製剤が最も疑わしい．
- 服用量は，嘔吐などもあることより厳密には不明だが，臨床症状・検査所見より多量に服用している可能性がある．

2 裏を取る

❶行動歴（アリバイ）は？

家族に自宅に戻って何か農薬を含む薬毒物を飲んだ形跡がないかを再度検索してもらうと，作業小屋から買ったばかりのエイトアップ® 500 mL（グリホサートイソプロピルアミン塩製剤）が開封されてほとんど残っていなかったという報告と現物の提出があった．ただし，ビンの周囲にもこぼれたような痕があったということであった．

❷動機は？

最近仕事がうまくいっていないことにより死にたいと家族に訴えていたことが聴取された．

❸分析（科学捜査）の結果は？

患者の胃液から採取された検体をGC/MS（Gas chromatograph Mass spectometer：ガスクロマトグラフ質量分析計，図2）で調べたところ，グリホサートが同定された．

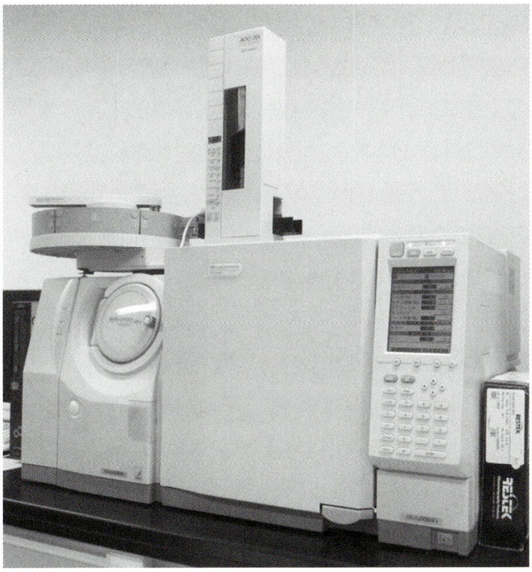

図2 GC/MS
Gas chromatograph Mass spectometer：
ガスクロマトグラフ質量分析計

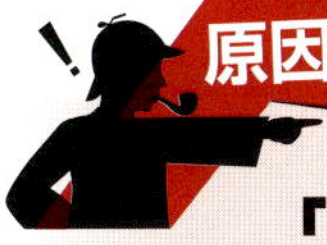

原因薬毒物（ホシ）（犯人）は…

「グリホサート含有界面活性製剤」だ！

3 謎解きのポイント

　グリホサートはアミノ酸系の非選択性除草剤である．製品によってカリウム塩，イソプロピルアミン塩，ナトリウム塩等があるが一般に界面活性剤を含む製品として販売されている．製剤としての毒性は界面活性剤によるものが大きいと考えられる．界面活性剤の主となる毒性は粘膜刺激，腐食作用による嘔吐・下痢・消化管出血・腸管浮腫・麻痺性イレウスと，血管透過性亢進作用による循環血液量減少性ショック（hypovolemic shock）・肺水腫である（表）．

　本症例は界面活性剤による急性中毒症状であること，家族が持ってきたエイトアップ®はグリホサート含有界面活性製剤であることよりほぼ中毒物質の特定はできた．その後GC/MSによる分析でグリホサートが検出されたことにより，最終的に急性中毒物質が確定した．

表　グリホサート製剤の種類，含有成分の中毒学的薬理作用および臨床症状

有効成分名	濃度	明らかとなっている中毒学的薬理作用	界面活性剤によって明らかとなっている中毒学的薬理作用	臨床症状	界面活性剤による臨床症状
グリホサートイソプロピルアミン塩	希釈済み製品：0.4～12％（18製品）[*1] 用時希釈製品：20～51％（31製品）[*1]	酸化的リン酸化の脱共役	粘膜刺激，腐食作用，血管透過性亢進	代謝性アシドーシス	嘔吐，下痢，消化管出血，腸管浮腫，麻痺性イレウス，循環血液量減少性ショック，肺水腫，（ショックに起因する）代謝性アシドーシス，腎障害
グリホサートカリウム塩	希釈済み製品：0.86～0.96％（2製品）[*1] 用時希釈製品：43～52％（4製品）[*1]	電解質異常		高カリウム血症，心電図異常	
グリホサートトリメシウム塩	希釈済み製品：0.45％[*1] 用時希釈製品：28～40％[*2]			急激なショック，心停止	
グリホサートアンモニウム塩	用時希釈製品：33～41％（3製品）[*1]				

[*1]　2010年12月現在での農薬登録製品数（粉剤および他成分との合剤を除く）
[*2]　トリメシウム塩製剤は2007年に農薬登録が失効しているため，過去に合った製品の濃度を記載した
文献2より改変

MEMO 1　分析機器について

　本症例のように急性中毒の診断はつけられるが原因物質の同定が困難な場合がよくある．このような場合に分析機器は力強い味方になる．分析機器はその特性によっていくつか種類がある．機器が高価なことや維持費用などから設置できる施設は限られるが，より正確に定性・定量分析が可能である．近隣の分析機器がある施設を把握して連絡を取り合い，治療と並行して分析を依頼することで原因物質の同定が可能となる．

救命に至る治療（事件解決）の極意

治療経過

　来院後直ちに静脈路を確保して大量輸液によって血圧を安定させた．次に気管挿管を行い人工呼吸管理とした．服用からの時間は不明であったが，試料採取を行って中毒物質を特定するために胃管を挿入したところ胃液に混じってエイトアップ®と思われる液体が観察された．また，推定服用量（こぼれた痕があったり，嘔吐があったりしたが，ビンにほとんど残っていなかったことから最大250 mL以上服用したと推定）が致死量（最少致死量50 mLの報告あり）を超えていたために胃洗浄を行った．胃洗浄後に活性炭，緩下薬を注入した．消化管出血については粘膜保護剤を投与した．また，界面活性剤，グリホサートの除去を期待して血液浄化法であるDHP（血液吸着），HDF（血液濾過透析）を2日間行った．入院後3日目には呼吸，循環共に安定し尿量も維持できた．腎機能も改善し，人工呼吸器も離脱して抜管した（図3）．

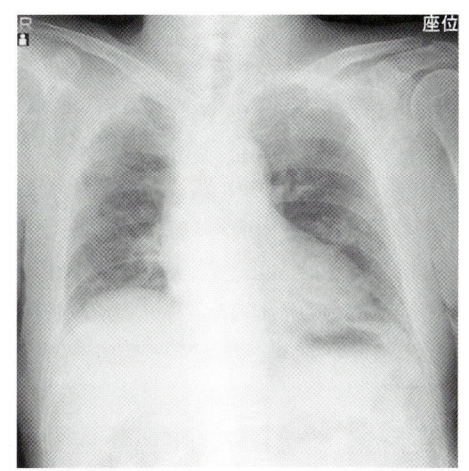

図3　抜管時の胸部X線

5大原則に則った治療のポイント

❶全身管理

　ALIについては，人工呼吸器管理を行うことで治療を行う．循環は主に循環血液量減少性ショック改善のため大量輸液が必要となる．腎障害については原因（腎前性，腎性，腎後性）を判断して血液浄化法も考慮する．

❷吸収の阻害

　服用からの時間は不明であっても，推定服用量が致死量を超えていたり胃管を挿入して急性中毒の原因と推定される物質が観察されたりした場合には胃洗浄を行った方がよい（**極意**参照）．その後活性炭，緩下薬を胃管より注入した．場合によっては腸洗浄を行う．

❸ 排泄の促進
　　血液浄化法はグリホサート含有界面活性製剤の除去に有効であるとの報告がある．

❹ 解毒薬・拮抗薬
　　グリホサート，界面活性剤に特異な解毒剤・拮抗剤はない．

❺ 精神的評価
　　自殺企図で農薬を服用した場合には入院中より精神神経科や臨床心理士などによる精神的評価を行い，再発の防止に努めることが重要である．

> **極意**
>
> **★胃洗浄について**
> 　　（社）日本中毒学会は胃洗浄の適応について，基本的には1時間以内に実施することが望ましいとしている．ただし，中毒物質によっては胃内に停滞が考えられる場合には数時間経過していても適応がある．そのため，胃洗浄は①毒物を経口的に摂取して，②大量服毒の疑いがあるか，毒性の高い物質であり，③胃内に多く残留していると推定できる理由がある，の3条件をすべて満たす場合に適応する，と述べている．また，「意識状態が低下しているときに非挿管下に胃洗浄を行うこと」を禁忌としている．さらに有機溶剤とほかの毒性の高い物質を同時に飲んだ場合には気管挿管下に胃洗浄を行うことを推奨している．
> 　　このように，むやみに胃洗浄を行うことなく適応や禁忌を十分に認識して行うことが必要である．

その後の経過

　　患者は全身状態が安定した．精神面では精神神経科を受診して投薬を受け，今後近くのクリニックでフォローされるということで無事退院となった．

> **One More Experience**
>
> **グリホサート中毒の疫学について**
> 　　日本中毒情報センター（JPIC）がまとめたグリホサート製剤の疫学的解析によると，JPICへのグリホサート製剤の急性中毒に関する問い合わせは有機リン系殺虫剤に次いで多くなっている．症状はそのほとんどが軽傷ではあるが，14％は重症化しており3％は死亡している．報告では摂取後に嘔吐することもあるので摂取量での症状出現の予測は難しく，さらに無症状あるいは軽度の消化器症状のみの症例でも24時間程度の経過観察が必要であると述べている．

文献・参考図書

1）（社）日本中毒学会ホームページ：jsct.umin.jp
　↑急性中毒の標準治療のサイトがあり治療に役立つ.

2）三瀬雅史 ほか：中毒情報センターから グリホサート製剤による急性中毒症例の疫学的解析. 中毒研究, 24：69-72, 2011
　↑最近のグリホサート製剤の中毒の特徴が記載されている.

Column

急性中毒と推理小説③〜青酸化合物と推理小説

上條吉人

　アガサ・クリスティーは，殺人の手段として最も多く青酸化合物を用いています．

　『そして誰もいなくなった』では，アンソニー・マーストンは青酸カリが混入されたウイスキーの入ったグラスを一息に飲みほして殺害されます．その様子は「酒がのどにつかえて一苦しそうにむせた．**顔が紫色になった**．そして，あえぐように呼吸をすると，椅子からすべり落ち，グラスが彼の手から床に転がった」と描写されています．さらに，エミリー・ブレントは青酸カリを首に皮下注射されて死亡しているところを発見されます．その様子は「**血の気がなく，唇は真っ青になって**，じっと目をすえていた」と描写されています．

　『秘密機関』では，ブラウンは，指輪の中に仕込んでいた青酸カリを服用して自殺します．その様子は，「やがて，**彼の顔色が変わった**．そして長い痙攣を起こすと，空気中に青酸カリ特有のにがいアーモンドの匂いをただよわせながら，前に倒れた」と描写されています．

　『忘られぬ死』では，ローズマリー・バートンは，青酸カリが混入されたシャンパンを飲んで即死します．その様子は「**チアノーゼで青くなった顔**，かたく握りしめて，ひきつった指……」と表現されています．そのほぼ1年後，ローズマリーの夫のジョージも，青酸カリが混入されたシャンパンを飲んで殺害されます．その様子は「一瞬，動きがとまった一すぐに，ジョージの体が前にゆれ，椅子に力なくくずれ落ち，両手が狂ったように首へあがり，その顔は，必死に空気を吸いこもうとして，**みるまに紫色に変わっていった**．ジョージが死ぬまでに，1分半しかかからなかった．」と表現されています．

　このようにアガサ・クリスティーの作品では青酸化合物は速効性があること，経口するとアーモンド臭のすることが表現されています．ところで，"**チアノーゼを伴わない低酸素症状**"が青酸化合物中毒の特徴ですが，どの作品でも"**チアノーゼ**"と思われる症状が出現しているのが気になるところです．

文献・参考図書

「そして誰もいなくなった」（アガサ・クリスティー／著，清水俊二／訳），ハヤカワ文庫—クリスティー文庫，2003

「秘密機関」（アガサ・クリスティー／著，田村　隆／訳），クリスティー文庫，2003

「忘られぬ死」（アガサ・クリスティー／著，中村能三／訳），ハヤカワ文庫—クリスティー文庫，2004

第2章 実践！中毒診療〜謎を解き診断に至る推理の道筋

17 咽頭痛，前胸部痛，心窩部痛 46歳，男性

石原　諭

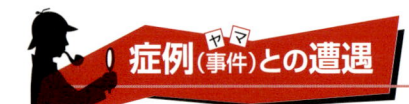

症例（事件）との遭遇

●患者（被害者）のプロフィール

症例：46歳，男性，自営業，一人暮らし，離婚歴あり

発見時の状態：某月某日昼頃，両親が自宅を訪問したところ，のどの痛みと腹痛，腹部膨満感を訴えていた．ジュースを飲んだ後に症状が出てきたと言っていたが，異様な口臭があり，呼吸困難もきたしていたため救急車で来院した．

現場の状況：自室内に大量の内服薬の空箱などはなかったという．

救急隊現着時から搬送中の状態：救急隊現着時，患者は自室ベッド上で横臥していた．意識レベルJCS Ⅰ-0，呼吸28回/分，脈拍90回/分，血圧140/90 mmHgであった．異臭を伴う流涎を認めていた．

患者情報：以前よりアルコール多飲であったが数年前に離婚後アルコール依存が強くなった．統合失調症の診断にて近医受診中．処方内容は以下の通り．
ジプレキサ® 5 mg（2錠），ベンザリン® 5（2錠），ユーパン0.5 mg（2錠），ビタメジン®B25（1カプセル），ミカルディス®（1錠）
気管支喘息の既往はない．

●現　症

中枢神経：意識レベル JCS Ⅰ-1

循　環：血圧134/91 mmHg

呼　吸：脈拍数73回/分，呼吸数20回/分，SpO₂ 98％（room air）

体　温：体温35.2℃

その他の身体所見：咽頭痛と嚥下困難を訴える．口角から異臭のする唾液の流出あり．本人の協力が得られにくく開口困難であったが，口腔内には広範な充血浮腫と散在する白苔が認められた．胸部全体，特に喉頭で著明な喘鳴を聴取した．

●検査所見

末梢血：WBC 20,910/μL，Hb 15.4 g/dL，Plt 21.3 × 10⁴/μL

血液生化学：PT-INR 1.10，γ-GTP 69 IU/L，LDH 554 IU/L，ALT 82 IU/L，AST 95 IU/

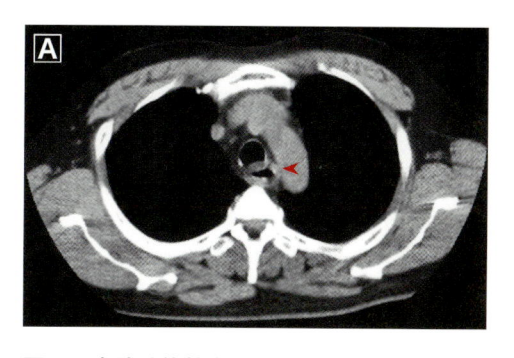

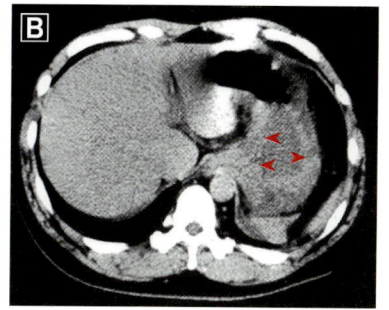

図1　来院時体幹単純CT
A）食道壁の浮腫肥厚，B）噴門近傍の胃壁肥厚

L，Amy 378 IU/L，CRP 0.93 mg/dL，その他の生化学スクリーニング検査値は正常範囲内．

動脈血ガス：pH 7.317，PaCO$_2$ 35.3 Torr，PaO$_2$ 222.2 Torr，HCO$_3^-$ 17.7 mEq/L，BE $-$7.5 mEq/L，SaO$_2$ 99.1 %，Lac 1.82 mmol/L

体幹CT：食道から胃壁の著明な浮腫，free air（−）（図1）

十二誘導心電図：洞性頻脈，QTc（0.423）延長なし

> ➡ **本症例のKeyword**
> ・**患者背景を整理する**：抗精神病薬処方あるも意識清明
> ・**患者のsign & symptomsを整理する**：異臭を伴う口腔内粘膜病変

診断に至る推理の道筋

1 原因薬毒物（犯人(ホシ)）を推定する

意識清明であることや現場の状況から，近医処方薬の大量服用は考えにくい．咽頭痛，嚥下困難があること，異様な口臭，口腔内の観察所見から腐食性刺激物質，特に強酸の飲用が考えやすい．

2 裏を取る

❶行動歴（アリバイ）は？

家人に再度自宅の点検をしてもらったところ，普段トイレに置いてあるはずのサンポールのビンが廊下に置いてあり，残量はわずかであったという情報があった．本人に問いただすとジュースと間違って200 mLくらい飲んだと告白した．

17　咽頭痛，前胸部痛，心窩部痛　46歳，男性

❷ **動機は？**

　　ジュースと間違えて服用したことは認めたが，希死念慮は最後まで否定した．しかしジュースのコップや空きビンは発見されなかった．

❸ **分析（科学捜査）の結果は？**

　　トライエージ®ではBZO（ベンゾジアゼピン類）のみ陽性であった．

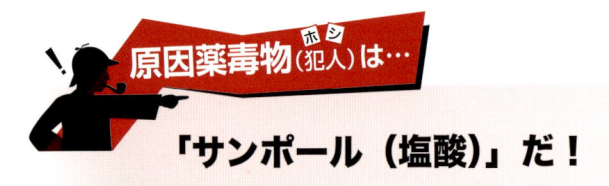

> **原因薬毒物（ホシ）は…**
>
> 「サンポール（塩酸）」だ！

3 謎解きのポイント

　　酸・塩基等の腐食性消化管損傷を引き起こす物質を服用した症例において，通常詳細な病歴の聴取と注意深い理学所見が得られれば原因物質の同定が困難であることは少ない．単独服用であれば意識障害はきたさないこと，口腔咽頭に何らかの徴候が認められることが多いからである．ただし，口腔粘膜に所見がないからといって腐食物質服用は否定できないし，製剤に芳香剤が添加されていない純粋な強塩基は無色無臭である．血中薬毒物の分析は不可能であるが，いったん吸収された後の毒性は問題にならないので血中薬物が測定できたとしても重症度判定にはつながらない．動脈血ガス分析は重症度判定には有用かもしれないが原因物質の同定には参考とならない．

救命に至る治療（事件解決）の極意

治療経過

　　来院後，諸検査が終了した時点で推定服用時間から約5時間経過していた．この時点で内視鏡検査を行ったところ，食道から十二指腸にかけて全周性に深い潰瘍と白色痂皮形成を認めた（図2）．Zargarらによる重症度分類 Grade 3B と診断し（p.132表），絶食，PPI（プロトンポンプ阻害薬）投与のうえ中心静脈路を確保しTPN（中心静脈栄養法）とした．穿孔のリスクを考え胃管は挿入しなかった．嚥下不能であり，誤嚥による無気肺・肺炎を合併し気管挿管・人工呼吸管理とした．誤嚥が遷延したため気管切開し，カフを膨らませたまま気道確保は継続し，カフ上から大量の浸出液，分泌液を吸引した．呼吸器合併症は軽快し人工呼吸器からは離脱できた．

　　約3週間後に下血あり．内視鏡再検してみると食道入口部瘢痕狭窄，腐食性胃炎，胃角部大弯前・後壁，体上部後壁に潰瘍形成を認めたが，内視鏡的止血が必要な出血部位はなく，前回認められた白苔を被った潰瘍は治癒傾向にあった（図3）．

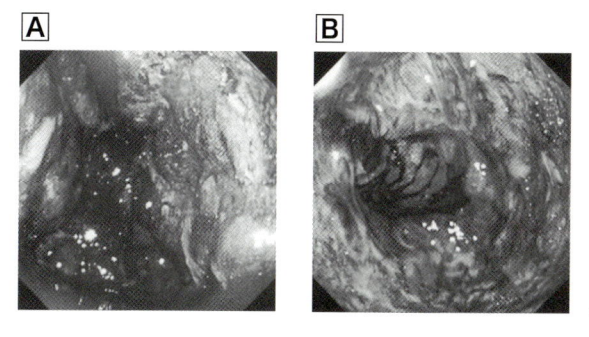

図2 食道から十二指腸に形成された深い潰瘍と白色痂皮
(p.10巻頭カラーアトラス参照)
A)食道，B)幽門

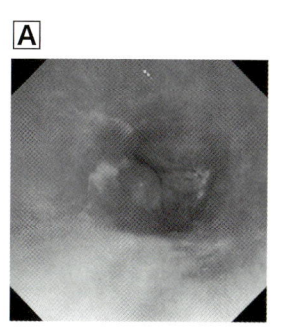

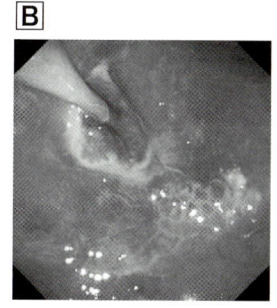

図3 食道から十二指腸に形成された治癒傾向にある潰瘍
(p.10巻頭カラーアトラス参照)
A)食道噴門部，B)幽門

■ 5大原則に則った治療のポイント

❶全身管理

誤嚥に対する気道確保（気管挿管，気管切開），抗生物質の選択を含む呼吸管理．
服用後24時間以内にできるだけ速い段階での内視鏡所見がその後の治療方針の決め手になる．強酸は白苔形成・幽門狭窄など胃内の所見が強く，強塩基は粘度・深達度が高く食道内の所見が強い．

❷吸収の阻害

催吐は，腐食性物質が再度局所を通過することで損傷が倍加されることと誤嚥した場合の危険度が高いこと，胃洗浄は穿孔の可能性を考慮して禁忌とされている．

❸排泄促進

無効である．

❹解毒薬・拮抗薬

中和薬の投与は，腐食性物質による損傷は即時的であること，熱発生など二次損傷を誘発する可能性があることから避けた方が無難．ステロイドは内服，経静脈投与，吸入を含め無効．抗生物質予防投与の効果は疑問視されている．

❺精神疾患

本例では最後まで希死念慮の有無は明らかにならなかった．

第2章 実践！中毒診療〜謎を解き診断に至る推理の道筋

17 咽頭痛，前胸部痛，心窩部痛 46歳，男性

> 極意

★内視鏡検査に関する現在の考え方

内視鏡検査は，穿孔が明らかな場合，咽頭喉頭に重篤な浮腫壊死がある場合，呼吸循環が不安定な場合は禁忌であるが，内視鏡所見による重症度分類は転帰と密接な関連があることが報告されており，可能であれば服用後24時間以内のできるだけ早い時期に行う．原典を改変したZargarら[1]の分類が広く用いられており（表），Chengらが行った273例の解析[2]ではGrade 1，2Aでは全例合併症なしに軽快．2B，3Aでは70％以上に狭窄の合併．3Bでは死亡率約60％で，ほとんどの場合外科治療が行われたという．

穿孔合併の危険性から急性期における内視鏡の適応に関しては以前から議論されてきたが，現在American Society for Gastrointestinal Endoscopyのガイドライン[3]によると，全く臨床症状のない軽症例と考えられるもの以外は積極的な適応とされている．この根拠として24時間以内に内視鏡を施行した複数のレビューの中でGrade 3Bを含む重症例を除けば穿孔の合併例は多くないことによる．しかし重症例にこそ適応は慎重であるべきであり，内視鏡検査自体が原因となった穿孔の発生頻度は明らかではない．

管理としては内視鏡による反復評価を行いながら経口摂取のタイミングを推量することになるが，重症の場合，再検査までのインターバルが問題となる．現時点では潰瘍が治癒過程に入り一定の張力に耐えられるようになる2～3週間後までは再検査を避けた方が賢明と思われている．狭窄が問題となるのもこの時期以降である．

表　内視鏡による腐食性食道・胃炎の重症度分類

重症度	内視鏡所見
Grade 0	正常
Grade 1	粘膜浮腫，充血
Grade 2A	浅い潰瘍，出血，滲出
Grade 2B	2A所見に加え，深い限局した，または，全周性の潰瘍
Grade 3A	散在する小範囲の多発性壊死
Grade 3B	広範な壊死

文献1より転載

One More Experience

超音波内視鏡による予後予測

最近,超音波内視鏡による消化管壁損傷の評価が報告されている.Kamijoらは超音波所見で損傷が筋層まで及ばないものは消化管狭窄を惹起せず,機能的予後の判定因子になることを明らかにした[4].Chiuらは同じく後ろ向き臨床研究において,服用後24時間以内であれば従来の内視鏡と同様に超音波内視鏡は大きな合併症なく安全に施行でき,狭窄や出血の予測に有用であることを示した[5].

その後の経過

再検査約1週間後に経口摂取を試行したが,嚥下不可能であったため,気管切開のまま近医に転医した.引き続き嚥下リハビリを継続する予定である.

文献

1) Zargar, S. A., et al.: The role of fiberoptic endoscopy in the management of corrosive ingestion and modified endoscopic classification of burns. Gastrointest Endosc, 37: 165-169, 1991
   ↑Di Costanzoの原典を改変した内視鏡所見による重症度分類.

2) Cheng, H.T., et al.: Caustic ingestion in adults: the role of endoscopic classification in predicting outcome. BMC Gastroenterol, 8: 31, 2008

3) ASGE Standards of Practice Committee: Appropriate use of GI endoscopy. Gastrointest Endosc, 75: 1127-1131, 2012

4) Kamijo, Y., et al.: Miniprobe ultrasonography for determining prognosis in corrosive esophagitis. Am J Gastroenterol, 99: 851-854, 2004
   ↑超音波内視鏡所見で損傷が筋層まで及ばないものは消化管狭窄を惹起せず,機能的予後が判定可能である.

5) Chiu, H. M., et al.: Prediction of bleeding and stricture formation after corrosive ingestion by EUS concurrent with upper endoscopy. Gastrointest Endosc, 60: 827-833, 2004
   ↑超音波内視鏡は従来の内視鏡と同様,安全に施行できて狭窄や出血の予測に有用である.

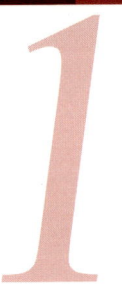

第2章 実践！中毒診療〜謎を解き診断に至る推理の道筋

18 全身に著明なチアノーゼ 60歳，男性

藤芳直彦

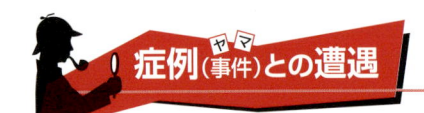

● 症例（事件）との遭遇

●患者（被害者）のプロフィール

症例：60歳，男性，農夫

発見時の状態：朝食時は問題がなかった．午前中に自宅近くの畑に行き，約3時間農作業に従事した．主に農薬を散布していたもよう．作業を終えて，自宅に帰ってきた本人の顔色が不良であることに家族が気づき，救急車を要請した．

現場の状況：患者と接触した自宅には，特記すべき事項なし．農地は離れた場所にあり，詳細は不明である．

救急隊現着時から搬送中の状態：救急隊が接触したときは，椅子に座った状態であった．全身チアノーゼを呈しており，呼吸数は18回/分，room airでSpO$_2$ 88％，血圧は120/70 mmHg，心拍数は120回/分であった．意識レベルはJCS I-1，体温は36.0℃であった．

患者情報：既往歴は特記すべき事項なし．毎年の健診でも，異常等は指摘されていない．

●現　症

気　道：開放．

呼　吸：呼吸様式に明らかな異常は認めず，呼吸数は20回/分．呼吸音に左右差なく，異常呼吸音も聴取しない．胸部の触診では皮下気腫は触れず，打診にて鼓音や濁音も認めない．来院後に装着したリザーバーマスクで酸素10 L投与下にて，SpO$_2$ 92％．

循　環：全身の皮膚はチアノーゼが著明であったが，冷感や湿潤は認めなかった．血圧は128/80 mmHg，心拍数は128回/分で，不整脈を認めず．

中枢神経：意識レベルはGCS E4V4M6であり，軽度の見当識障害を認める．瞳孔所見は問題なし．

体　温：36.2℃

その他の身体所見：特になし．

●検査所見

末梢血：WBC 11,000/μL以外に異常は認めず．

血液生化学：異常を認めず．

動脈血ガス（採取した動脈血は黒褐色を呈していた）：pH 7.404，PaCO$_2$ 41.7 Torr，PaO$_2$ 199.0 Torr，HCO$_3^-$ 24.8 mEq/L，BE 0.2 mEq/L，Lac 3.5 mg/dL，O$_2$Hb 53.1％，COHb 0.1％，MetHb 39.6％，Glu 132 mg/dL

心電図：洞調律であり，異常所見は認めず．

胸部X線：異常所見は認めず．

> **➡本症例のKeyword**
> - **患者背景を整理する**：チアノーゼ／メトヘモグロビン（MetHb）／黒褐色の動脈血
> - **患者のsign & symptoms，検査所見を整理する**：チアノーゼ／メトヘモグロビン血症（MetHb 39.6％）／PaO$_2$ 199.0 Torr

診断に至る推理の道筋

1 原因薬毒物（犯人(ホシ)）を推定する

- 農地に向かう前は異常がなく，農作業の後にチアノーゼが出現している．
- 動脈血ガス分析のPaO$_2$はまずまずの値であるが，動脈血の色は黒褐色と不良であった．
- 酸化ヘモグロビン（O$_2$Hb）が低く，正常なら1％以下であるMetHbが高値であることが，関係しているものと考えられる．
- 農作業中に，メトヘモグロビン血症を出現させる物質に曝露した可能性がある．
- MetHb生成物質ならアニリン化合物が有名であり，同剤を用いていないか問う必要がある．

2 裏を取る

家族に問い合わせたところ，アニリン系の農薬（フェンメディファム）を使用していた．

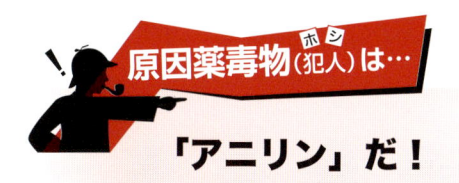

原因薬毒物(犯人(ホシ))は…「アニリン」だ！

3 謎解きのポイント

動脈血ガス分析でMetHbの著しい増加が判明しているが，このMetHbを生成するのが，アニリンである．アニリンは生体に吸収されると，フェニルヒドロキシアミンに変化し，ヘモグロビンの鉄イオンを酸化し，Fe^{2+}→Fe^{3+}に変化させ，MetHbを形成する．MetHbは酸素運搬能がなく，酸素解離曲線も左方に移動し，末梢での酸素供給が低下するために，組織でのhypoxia（低酸素状態）

が進行する．測定したPaO$_2$とO$_2$Hbに解離が認められているが，PaO$_2$は血漿中に溶存している酸素の分圧であり[1]，ヘモグロビンに結合した酸素を，直接は反映しないのである．したがって，本症例でのPaO$_2$は，チアノーゼとは合致しない値を示すのである．

救命に至る治療（事件解決）の極意

治療経過

気道に問題はなく，循環も落ち着いていたが，集中治療室に入院した．入院後は直ちに，MetHbによる低酸素血症を解決する必要があった．MetHbの濃度が30％を超えていたため，メチレンブルー投与の適応と思われた．そこで院内の薬剤部に1％の同剤を作成するように指示し，静脈内投与を行った．

5大原則に則った治療のポイント

❶解毒薬・拮抗薬

本症例のように30％を超えるメトヘモグロビン血症があり，それによる低酸素血症の症状があれば，メチレンブルーの適応となる．メチレンブルーは1～2 mg/kgを5分以上かけて投与するが，1％溶液を用いると0.1～0.2 mL/kgの投与量となる．

極意
★メトヘモグロビンの生成と体内動態

アニリンは染料合成の原料や中間体であるが，メトヘモグロビン血症の原因となる物質の中で最も頻度が高い．MetHbを惹起するほかの物質には，ニトロベンゼンの誘導体，亜硝酸塩，サルファ剤などがある．なお，生体内では生理学的にもMetHbは生成されており，また投薬などの影響でMetHbが生成されても，MetHbの濃度を1％以下に保っている．この反応は，メチレンブルーを投与すると同酵素の働きが強大となり，MetHbの還元化が進むことによる（図）．

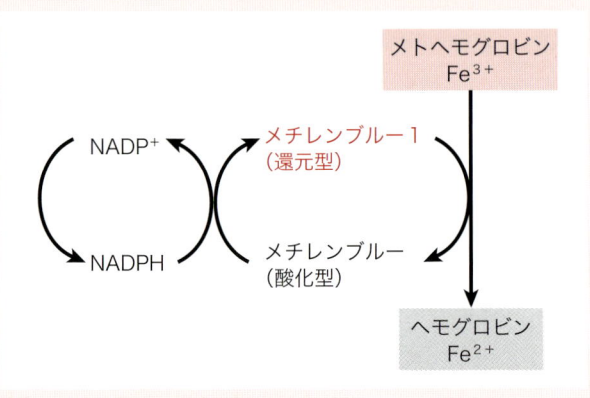

図　メトヘモグロビンの還元化

メトヘモグロビン Fe^{3+} → ヘモグロビン Fe^{2+}

NADP$^+$ / NADPH

メチレンブルー1（還元型） / メチレンブルー（酸化型）

その後の経過

投与後は次第にSpO₂が改善し，翌日には血中MetHb値も0.9％と正常化し，退院した．

One More Experience

メトヘモグロビン濃度と症状

MetHb濃度が10％以上でチアノーゼ（チョコレートチアノーゼ）を呈し，30％を超えると，頭痛，倦怠感，めまい，頻脈が現れる．50％を超えると高度の呼吸困難，徐脈や意識障害が生じる．70％を超えると死に至ることもある．

MEMO ❶ メチレンブルーの投与

- メチレンブルーにもMetHbを生成する可能性があり，その血中濃度が30％を超えた場合がメチレンブルーの投与の適応とされている．
- 一般にMetHbに対する治療は，メチレンブルーの静脈内投与であるが，5 mg/kgの経口摂取で治療した報告もある[2]．

文献

1) 『わかる血液ガス 第2版』（L.マーチン/著, 古賀俊彦/訳），学研メディカル秀潤社，2000
   ↑血液ガスの意義や考え方を，基本から解説している．

2) 宮軒 将 ほか：メチレンブルーの経口投与が著効した急性アニリン中毒によるメトヘモグロビン血症の1例．中毒研究，11：381-384，1998
   ↑メチレンブルーの静脈投与製剤を作成できないときに，参考になると思われる．

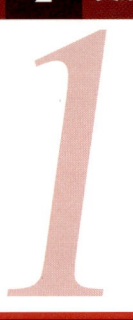

第2章 実践！中毒診療～謎を解き診断に至る推理の道筋

19 酩酊，悪心，嘔吐
56歳，男性

杉田 学

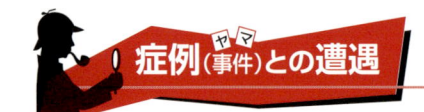

症例（事件）との遭遇

●患者（被害者）のプロフィール

症　例：56歳，男性，喫茶店店主

発見時の状態：午前1時頃，帰宅しない夫を心配した妻が，店舗を訪ねると店の中で嘔吐して倒れているところを発見して救急車を要請した．

現場の状況：閉店後の喫茶店店内．周囲にはブランデーとウイスキーのボトルが転がっており，患者周囲にアルコール臭のする嘔吐物があった．薬の殻などはなし．

救急隊現着時から搬送中の状態：救急隊現着時のバイタルサインは，意識レベル JCS 2，呼吸数24回/分，脈拍数116回/分，血圧102/58 mmHg，体温35.8℃．心電図モニターでは洞性頻拍であった．

患者情報：2年前に脱サラして喫茶店を経営し始めたが，経営はあまりうまくいっていなかった．アルコール依存とまではいかないが，これまでにも閉店後に店で酒を飲むことがあり，心配した妻が数日前に店に置いてあった酒の大部分を自宅に引き上げていた．混乱しながらも会話可能な本人から状況を聞くと，午後9時の閉店後からキッチンに残っていた酒を混ぜて飲んでいたとのこと．

●現　症

気　道：開通．混乱しているが会話可能．

呼　吸：呼吸数は24回/分，SpO$_2$は96％（room air），呼吸音は正常．

循　環：血圧は96/54 mmHg，心拍数は118回/分（整）であった．

中枢神経：意識レベルはGCS E4V4M6，JCS 2，瞳孔径は左右3.5 mm，対光反射は正常．

体　温：35.8℃

その他の身体所見：歩行は可能，アルコール臭が認められた．目がかすむと訴える．

●検査所見

末梢血：特記すべき異常を認めない．

血液生化学：血糖90 mg/dL，BUN 28 mg/dL，Cre 1.0 mg/dL，Na 139 mEq/L，K 2.9 mEq/L，Cl 91 mEq/L

動脈血ガス：pH 7.219, PaO₂ 96 Torr, PaCO₂ 32 Torr, HCO₃⁻ 19 mEq/L, Lac 17.1 mg/dL
血清浸透圧：326 mOsm/L
心電図：異常なし（洞性頻脈）．
胸部X線：異常なし．

> **➡ 本症例のKeyword**
> - **患者背景を整理する**：飲酒／悪心・嘔吐／発見までに時間経過
> - **患者のsign & symptomsを整理する**：軽度意識障害／低血圧／頻脈／代謝性アシドーシス

診断に至る推理の道筋

1 原因薬毒物（犯人（ホシ））を推定する

- 状況からアルコール（エタノール）の内服はまず間違いない．
- 浸透圧ギャップが存在するかを確かめる（表1）．

表1　浸透圧ギャップの計算方法

> 計算上の浸透圧は次式で求められる．
> **Osm＝2（Na）＋ glucose/18 ＋ BUN/2.8**
> 血中アルコール類のような低分子物は浸透圧を上昇させるが、この計算式に含まれない．
> したがって、実測した浸透圧と計算による浸透圧との間に格差（Gap）が生まれる．
> **Osmolar gap（浸透圧ギャップ）：ΔOsm ＝実測した浸透圧－計算上の浸透圧**

- 本症例の計算上の浸透圧＝ 2 × 139 ＋ 90/18 ＋ 28/2.8 ＝ 293
  ΔOsm ＝ 326 – 293 ＝ 33
- このギャップから，何らかの浸透圧規定物質（この場合はアルコール族）が患者の血中に存在することがわかる．
- 次にこのギャップと原因物質の分子量を使って推定血中濃度を求める（表2）．

表2　浸透圧を上昇させた物質の推定血中濃度の計算方法

> **血中濃度（mg/dL）≒ ΔOsm × 分子量/10**
> 例：エタノール中毒（分子量46）でΔOsmが30であったとき，血中濃度は30 × 46/10 ＝ 138 mg/dLとなる．
> 参考　各物質の分子量：エタノール46，メタノール32，エチレングリコール62，イソプロパノール60

- 本症例の浸透圧ギャップは33なので，摂取したものが全量エタノールだとすると推定の血中濃度は以下の式で求められる．
  33 × 46/10 ＝ 151.8 mg/dL

- 以上より本症例の原因物質はエタノールが疑わしいと判断されたが….

2 原因薬毒物（犯人(ホシ)）は別にいた！

- 急性エタノール中毒で起こる代謝性アシドーシスは脱水に伴う乳酸アシドーシス．
- 本症例ではアシドーシスの程度に比べ乳酸の上昇が少ない．
- アニオンギャップを計算すると〔$Na - (Cl + HCO_3^-)$〕29と開大している．
- アルコール族の中毒でアニオンギャップ開大性の代謝性アシドーシスを呈するものはメタノールやエチレングリコールである．
- 目のかすみや消化器症状はメタノール中毒の症状に合致する．
- 本人に確認するとコーヒーサイフォンの燃料用アルコールをブランデーに混ぜて飲んだことを供述した．

3 裏を取る

❶ 行動歴（アリバイ）は？

- 妻が店に行って確認すると，ウイスキーの空ビンには「燃料用アルコール」と書いてあった．
- 市販されている燃料用アルコールのボトルは喫茶店内に置いておくのにそぐわないと，もともと患者がウイスキーの空きボトルに移し替えていた．

❷ 動機は？

- 店にあったほとんどの酒をかたづけられてしまい，残っていた酒はそれぞれ量が少なかったため混ぜたらしい．
- 「体に異常が出ても構わないと思った」と本人は語っている．

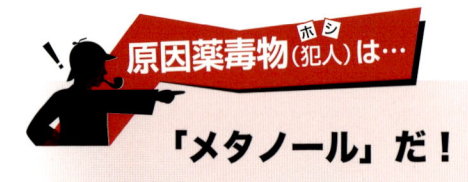

原因薬毒物(犯人(ホシ))は…「メタノール」だ！

4 謎解きのポイント

　軽度の意識障害（酩酊）と悪心・嘔吐とくれば急性アルコール中毒，それも一般的にはエタノール中毒を疑うことだろう．本症例も最近酒量が増えていたことや，アルコール臭から急性エタノール中毒と診断されても不思議ではない．

　メタノール中毒では"Snow storm vision"と表現されるような視覚異常や，痙攣や昏睡といった重篤な中枢神経症状が有名だが，このような特異的症状は摂取後数時間たってから顕著になることが多い．これらの症状はメタノールの代謝産物であるギ酸によるもので，ギ酸の毒

性はメタノールの6倍ともいわれる．メタノール中毒において同時摂取されることが多いエタノールがメタノールのギ酸への代謝を遷延させるため，来院時には典型的症状に乏しいことがある．

本症のごとく，浸透圧ギャップに加え，アニオンギャップ開大性の代謝性アシドーシスを呈する場合には，メタノールやエチレングリコールといった，見逃すと致死的になる中毒を必ず念頭において，診断を進めなければならない．ちなみに本邦ではメタノール濃度を測定できる施設は少ない．浸透圧ギャップを利用したアルコール血中濃度測定は，複数のアルコール族を同時摂取していた場合には，推定が難しい．本症例の浸透圧ギャップ33がすべてメタノールによるものだとすれば，推定メタノール血中濃度は105.6 mg/dLとなるが，ギャップの半分がエタノールによって作られたものだとすればその半分，すなわち52.8 mg/dLということになる．

救命に至る治療（事件解決）の極意

治療経過

来院後直ちに静脈確保を行い，脱水に対して細胞外液の急速投与を開始した．集中治療室に入室後，胃管から50％エタノール溶液を100 mL投与した後，30 mL/時で持続投与した．血圧に注意を払いながら血液透析を開始，葉酸50 mgを4時間おき6回投与した．経過は良好であり，第3病日に一般病棟へ転棟した．

5大原則に則った治療のポイント

❶ 全身管理
中枢神経障害が重篤であれば，気管挿管・人工呼吸管理が必須となる．浸透圧利尿による循環血液量不足状態であることが多く，細胞外液の大量輸液が必要となる．ショックが著しい場合は一時的にノルアドレナリンなどの血管収縮薬を併用する．

❷ 吸収の阻害
アルコール族は活性炭に吸着されないので，投与する必要はない．消化管からの吸収がきわめて早く，胃洗浄の適応とならない．

❸ 排泄の促進
血液透析はメタノールやギ酸の除去ばかりではなく，アシドーシスの補正にも有効である．循環動態に与える影響が大きいため，循環動態が安定しない場合には持続血液濾過透析を考慮する．血液浄化法自体が侵襲的な治療であるため軽症例，特にメタノール血中濃度が40 mg/dL以下では適応とならない．

❹ 解毒薬・拮抗薬
メタノールはアルコール脱水素酵素によって代謝され，ホルムアルデヒドを経てギ酸となる．エタノールはアルコール脱水素酵素に対する親和性がメタノールの20倍であるため，エタノー

ルの投与によりメタノールの代謝を抑制することができる．フォメピゾール（fomepizole）はアルコール脱水素酵素を阻害してメタノールの代謝を抑制する効果的な解毒・拮抗薬であるが，本邦では未発売のため，使用することができない（2013年5月現在発売申請準備中とのことである）．葉酸はギ酸の二酸化炭素と水への分解を促進する．

❺精神科的評価

自暴自棄な行動（アルコールを多飲するなど）がみられる場合には，精神科による評価が望ましい．

その後の経過

身体的に軽快した後，精神科医による診察を受けて自宅退院となった．患者が使用していた燃料用アルコールは，メタノール95％，エタノール5％の製品であった．

第2章 実践！中毒診療～謎を解き診断に至る推理の道筋

20 昏睡，低体温，アセトン臭，下腿腫脹　26歳，男性

横山　隆

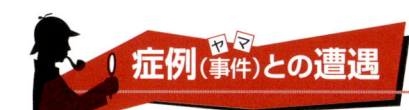

症例（ヤマ）との遭遇

● 患者（被害者）のプロフィール

症　例：26歳，男性，会社員

発見時の状態：2月某日，極寒の北海道において，同居中の恋人が朝9時に実家より帰宅したところ，ベッドより落下した状態で，いびきをかいて寝込んでいた．呼びかけにも応じず，呼気が酸っぱい臭いがしたため，救急車を要請した．

現場の状況：薬物およびその空包，アルコール類は発見されなかった．

救急隊現着時から搬送中の状態：右側臥位で寝込み，いびきをかき，舌根がやや沈下していた．JCS 200，血圧97/48 mmHg，脈拍104回/分（整），呼吸数32回/分（不整），体温35.0℃，SpO$_2$ 98％（room air）．胸部聴診にて著明な湿性ラ音を聴取した．瞳孔直径2.0/2.0 mm，対光反射鈍．右臀部および下腿にそれぞれ直径12 cm程度の硬結，腫脹を認めた．

患者情報：恋人より，患者は心療内科で6カ月前にうつ病，不眠症と診断され，抗うつ薬，睡眠薬を処方されており，20歳時より喫煙（40本/日），飲酒（ビール500～1,000 mL/日，週3～4日）を嗜んでいたとの情報が得られた．

● 現　症

気　道：舌根沈下気味でいびきをかいていた．

呼　吸：呼吸数36回/分（不整）．

循　環：血圧86/41 mmHg，心拍数120回/分（整）で四肢末端の冷感を認めた．

意識レベル：JCS 200，瞳孔直径2.0/2.0 mmで対光反射が鈍かった．

体　温：35.0℃と低体温であった．

皮　膚：全身乾燥していた．

● 検査所見

末梢血：WBC 28,200/μLと増加し，RBC 525×10^4/μL，Hb 17.2 g/dL，Ht 50.3％と血液は濃縮していた．

血液生化学：Na 139 mEq/L，K 4.5 mEq/L，Cl 99 mEq/L，CK 25,001 IU/L，ミオグロビン 45,053 ng/mL，BUN 20.3 mg/dL，Cre 2.90 mg/dLとそれぞれ上昇していた．血糖値は

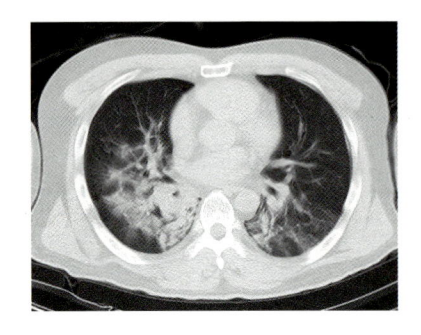

図1　入院時胸部CT

115 mg/dLであった．

検　尿：ケトン体が陽性であった．

動脈血ガス：pH 7.20，PaO_2 92 Torr，$PaCO_2$ 22 Torr，HCO_3^- 10.0 mEq/L，BE −10.0 mmoL/L，Lac 56.0 mmoL/Lと著明な乳酸アシドーシスを呈した（アニオンギャップ30，正常値は12）．

心電図：洞性頻脈を認めた．

胸部CT（図1）：両側のびまん性肺炎像を呈した．

> ➡**本症例のKeyword**
> ・**患者背景を整理する**：うつ病／向精神薬と睡眠薬の服用歴／アルコール愛飲者
> ・**患者のsign & symptoms，検査所見を整理する**：意識障害／縮瞳／低体温／呼吸状態不良／頻脈／右側臥位姿勢／右臀部および下腿の腫脹

診断に至る推理の道筋

1 原因薬毒物（犯人（ホシ））を推定する

・患者の処方歴より，ベンゾジアゼピン，フェノバルビタールなどの抗うつ薬，睡眠薬の服用が疑われる．縮瞳，昏睡，呼吸抑制などの症状より，フェノバルビタール中毒が強く疑われる．
・ケトン臭およびアルコール多飲歴より急性アルコール中毒が疑われる．
・胸部CTの結果より誤嚥性肺炎が，生化学所見より横紋筋融解症，急性腎不全が疑われる．

2 裏を取る

❶行動歴（アリバイ）は？

発見の2日前の夜に同居中の恋人を家に置いて繁華街に飲みに出かけた．某心療内科クリニックで，うつ病と診断され，ベゲタミン®-A（配合錠：フェノバルビタール40 mg/錠含有）1回1錠1日3回，デパス®（エチゾラム1 mg/錠）1回1錠1日3回，アモバン®（ゾピクロン

7.5 mg/錠）1回1錠1日1回を28日分処方されていた．

❷動機は？

最近仕事上の悩みを抱え，特にアルコールを多飲し，不眠を訴え，向精神薬，睡眠薬への依存を深めていた．

❸分析（科学捜査）の結果は？

- トライエージ®ではバルビツール酸が陽性であり，フェノバルビタール血中濃度が96 mg/dLと高値であった．
- 浸透圧ギャップ＝実測値－計算値（2Na＋Glucose/18＋BUN/2.8）は，366.01 mOsm/L－（2×139 mEq/L＋115 mg/dL/18＋20.3 mg/dL/2.8）＝74.37となり，エタノール血中濃度＝浸透圧ギャップ（74.37）×エタノール分子量の1/10（4.6）＝342.1 mg/dLと高値を呈した．

原因薬毒物（犯人）は…

「エタノールおよびフェノバルビタール」だ！

3 謎解きのポイント

患者の発見時の状況（状況証拠）より，厳冬下の北海道の暖房のない低温下の部屋での長時間の昏睡，低体温，アルコール臭，呼吸状態などにより，急性アルコール中毒，向精神薬中毒がまず考えられる．

恋人からの生活，精神状況および某心療内科での処方内容に関する聴取によって，中毒起因物質はアルコール，フェノバルビタールが強く疑われた．搬送時直ちにトライエージ®を行って，バルビツール酸が陽性となり，さらにフェノバルビタール血中濃度および浸透圧ギャップの評価によるエタノール血中濃度の値により，中毒起因物質を特定できた．また長時間低温下で右側臥位で床に圧迫された姿勢で昏睡状態となり，非外傷性挫滅症候群（横紋筋融解症）を併発し，急性腎不全に進展したものと判断された

救命に至る治療（事件解決）の極意

治療経過

搬送後直ちに気管挿管したが，人工呼吸管理は必要なかった．静脈路を確保して生理食塩液，ラクトリンゲル液"フソー"を補液したところ，血圧は100～130 mmHgと安定した．急性腎不全を併発したため，持続血液濾過透析（CHDF：continuous hemodiafiltration）を36時間施行した．治療前後の検査成績を表1に示す．終了後フェノバルビタール血中濃度は26.7 μg/

表1　CHDF（36時間）施行前後の検査値の推移

		施行前	施行後
CK		25,001 IU/L	12,862 IU/L
ミオグロビン		45,053 ng/mL	1,931 ng/mL
BUN		20.3 mg/dL	(29.5 mg/dL)
Cre		2.90 mg/dL	(5.29 mg/dL)
動脈血ガス	pH	7.20	7.40
	$PaCO_2$	22 Torr	31.4 Torr
	HCO_3^-	10.0 mEq/L	19.1 mEq/L
	BE	－10.0 mmoL/L	－4.9 mmoL/L
	Lac	56.0 mmoL/L	1.4 mmoL/L
エタノール		342.1 mg/dL	10 mg/dL

（　）：CHDF終了10時間後

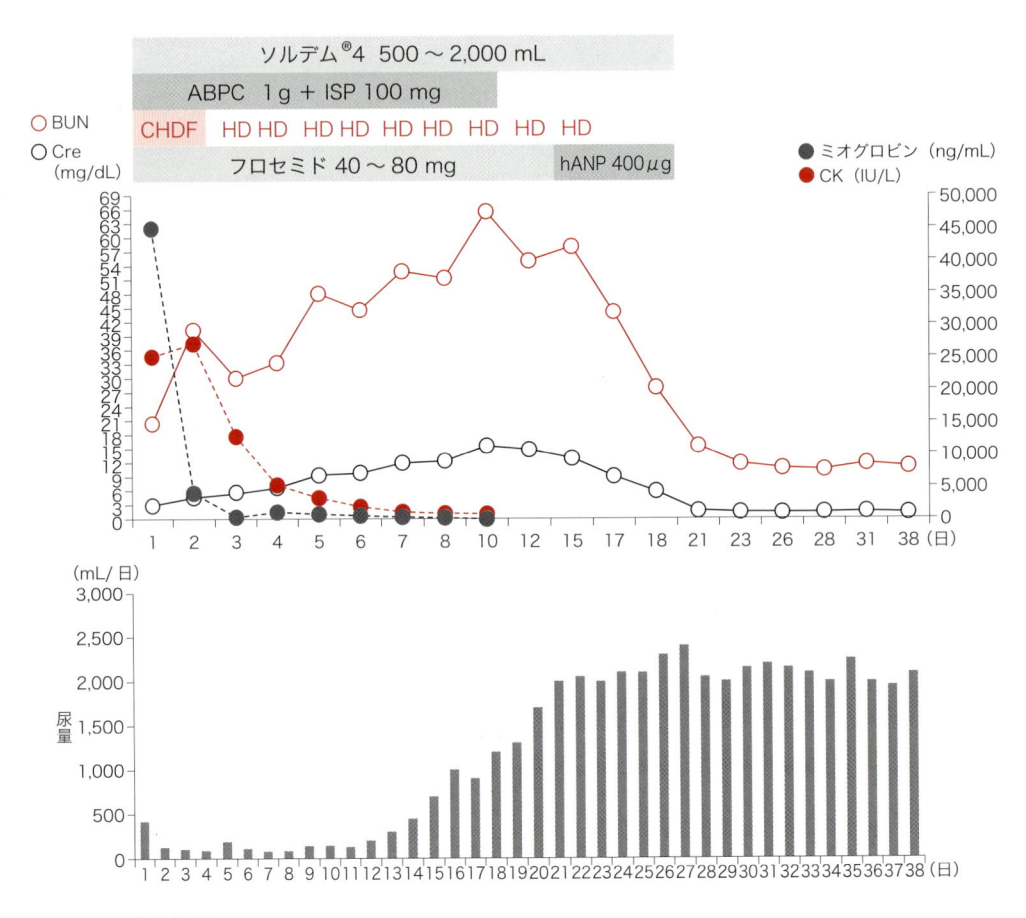

図2　入院後経過

ABPC：アミノベンジルペニシリン（アンピシリン），ISP：イセパマイシン，hANP：ヒト心房性ナトリウム利尿ペプチド

表2 退院時検査成績（第38病日）

●RBC	451×10⁴/μL	ChE	219 IU/L	尿糖	negative
WBC	9,300/μL	γ-GTP	126 IU/L	ケトン体	negative
Hb	13.5 g/dL	BUN	10.8 mg/dL	潜血	negative
Ht	42.1%	Cre	1.01 mg/dL	ウロビリノゲン	(＋/－)
PLT	37.0×10⁴/μL	UA	6.1 mg/dL	ビリルビン	negative
●TP	7.6 g/dL	Na	138 mEq/L	尿沈渣	
Alb	4.7 g/dL	K	4.0 mEq/L	RBC	＜1/HPF
A/G	1.62	Cl	104 mEq/dL	WBC	＜1/HPF
CK	101 IU/L	Ca	8.8 mg/dL	●動脈血ガス	
CK-MB	7 IU/L	P	4.8 mg/dL	pH	7.410
ミオグロビン	36 ng/mL	●血糖	102 mg/dL	PaO_2	98.0 Torr
AST	14 IU/L	●CRP	0.15 mg/dL	$PaCO_2$	27.0 Torr
ALT	16 IU/L	●尿検査		HCO_3^-	28.0 mEq/L
LDH	269 IU/L	pH	5.0	BE	－0.1 mmoL/L
ALP	276 IU/L	尿蛋白	negative	Lac	0.7 mmoL/L

mLと改善したが，急性腎不全はその後も持続したため，血液透析（HD：hemodialysis）を1回3時間，週3回，隔日で9回行った．図2のごとくCK，ミオグロビンは短時間で改善したが，BUN，クレアチニンは高値を持続した．第15病日より尿量の増加とともに腎機能も改善された．第38病日（退院時）の検査成績を表2に示す．

患者の後日談によると，搬送2日前の夜に外出し，テキーラグラス10杯とビールジョッキ4杯などを飲み，帰宅後にベゲタミン®-Aを12錠，アモバン®6錠を服用後に就寝したとのことであり，約24時間を寒冷下で過ごしたことが判明した．

5大原則に則った治療のポイント

❶全身管理
気管挿管にて気道確保しての呼吸管理，輸液にての血圧，循環管理．

❷吸収の阻害
胃洗浄，活性炭投与を行う．

❸排泄の促進
合併症としての横紋筋融解症，急性腎不全の治療を目的とした血液浄化療法（CHDF，HD）．

❹解毒薬・拮抗薬
この種の薬剤は存在しない．

❺精神科的評価
アルコール，薬への依存がみられる場合には，精神科による評価が望ましい．また，うつ病や不眠で通院中の場合には，引き続き精神科での加療を考慮する．

> 極意

★急性薬物中毒における横紋筋融解症，急性腎不全

　急性薬物中毒における横紋筋融解症，急性腎不全合併例では血液透析が有用である．フェノバルビタールおよびエタノールは分布容積が小さく（0.5〜0.7 L/kg，0.43〜0.59 L/kg），蛋白結合率（50 %，0 %）は低いため，血液透析で除去されやすい．さらに乳酸，代謝性アシドーシスも是正されるため，「三方一両得」の効果がある．図3に急性中毒症における横紋筋融解症，急性腎不全の発症機序についてまとめた．

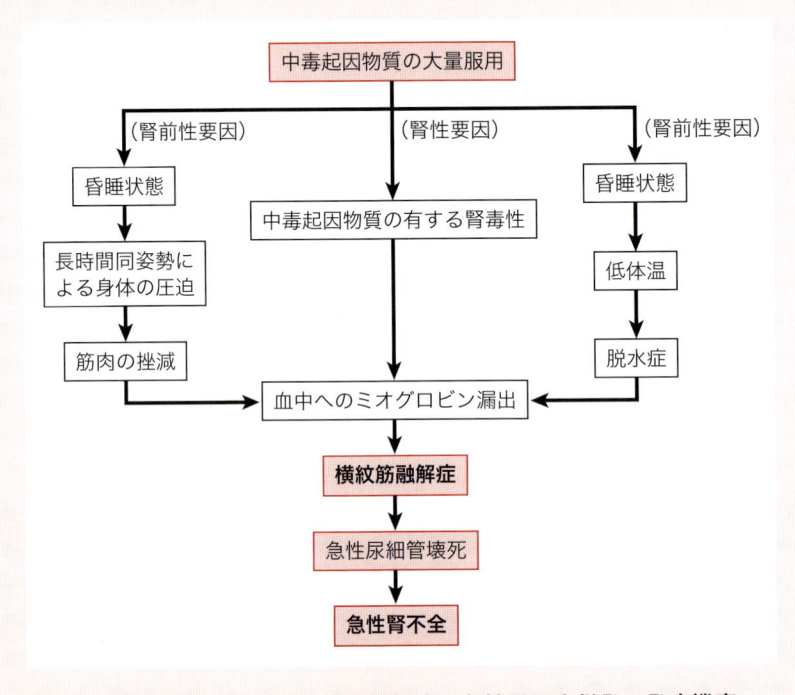

```
                    中毒起因物質の大量服用
          ┌──────────────┼──────────────┐
      (腎前性要因)      (腎性要因)      (腎前性要因)
          ↓               ↓               ↓
        昏睡状態      中毒起因物質の      昏睡状態
          ↓           有する腎毒性          ↓
    長時間同姿勢に          │            低体温
    よる身体の圧迫          │              ↓
          ↓               │            脱水症
        筋肉の挫滅          │              │
          └──────→ 血中へのミオグロビン漏出 ←──┘
                          ↓
                      横紋筋融解症
                          ↓
                      急性尿細管壊死
                          ↓
                       急性腎不全
```

図3　急性中毒症における横紋筋融解症，急性腎不全併発の発症機序

その後の経過

　うつ病の治療を継続するとともに，恋人の要望を受け入れて減酒に努めている．

> **MEMO ①　エタノールの多飲と向精神薬の大量服用の併用はリスク大である！**
> 　エタノールは向精神薬の排泄を遅延させ，両者の中枢神経抑制作用によって呼吸，循環動態により重篤な影響を及ぼす．

文献

1) Berild, D. & Hasselbalch, H.：Survival after a blood alcohol of 1127 mg/dl. Lancet, 2：363, 1981
    ↑エタノール濃度1,127 mg/dLと高値を呈した急性アルコール中毒の生存例.

2) Hewitt, S. M. & Winter, R. J.：Rhabdomyolysis following acute alcohol intoxication. J Accid Emerg Med, 12：143-144, 1995
    ↑横紋筋融解症を併発した急性アルコール中毒例.

3) Muthukumar, T., et al.：Acute renal failure due to nontraumatic rhabdomyolysis following binge drinking. Ren Fail, 21：545-549, 1999
    ↑アルコール多飲による横紋筋融解症，急性腎不全の併発例.

4) Stead, A. H. & Moffat, A. C.：Quantification of interaction between barbiturates and alcohol and interpretation of fatal blood concentrations. Hum Toxicol, 2：5-14, 1983
    ↑バルビツール酸とアルコールの併用は致死的結果を招くことがある.

5) 横山 隆：いかなる急性中毒例に血液浄化療法は必要か？—臨床および薬理学的検討—．中毒研究，17：139-148，2004
    ↑急性中毒症例での急性血液浄化療法の有効性，有用性を実例を挙げて解説.

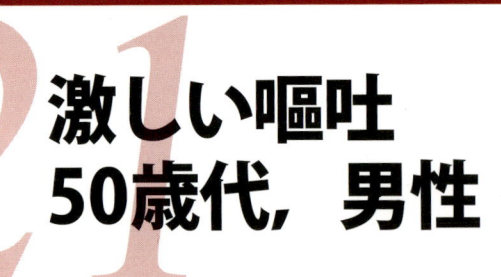

第2章 実践！中毒診療〜謎を解き診断に至る推理の道筋

21 激しい嘔吐 50歳代，男性

久保健児，千代孝夫

症例（事件）との遭遇

●患者（被害者）のプロフィール

症　例：50歳代，男性，歯科医，都心のマンション暮らし
来院理由：10回以上嘔吐・下痢をくり返すということで妻に伴われてERへ来た．
自宅の状況：自室ではゴミ箱を含めて周囲を探したが処方薬の空袋は見つからず．
初診時の状態：不穏で嘔気とめまい，頭痛を訴える．呼気はやや「ニンニク臭」様．
患者情報：3年前からうつ病で近くの心療内科に通院中．自院の経営難を苦にして「死にたい」と漏らしていた．

●現　症

気　道：開通
呼　吸：16回/分
循　環：94/62 mmHg，脈拍90回/分
中枢神経：やや不穏，瞳孔は縮瞳なし，四肢の筋力低下あり（MMT：4）．
体　温：37.5℃
その他の身体所見：胸腹部に異常を認めず．

●検査所見

末梢血：WBC 3,500/μL
血液生化学：AST 60 IU/L，ALT 70 IU/L，K 3.0 mEq/L，ChE 300 IU/L
動脈血ガス：pH 7.35，$PaCO_2$ 39 Torr，PaO_2 80.0 Torr，HCO_3^- 17.1 mEq/L
心電図：洞性リズム，QTc延長（0.60ミリ秒）
X線（胸および腹部）：胃内にX線不透過性の物質を認める（図1[1]）．

➡ **本症例のKeyword**
- **患者背景を整理する**：うつ病／希死念慮あり／抗うつ薬の大量服薬や農薬による中毒以外の可能性大（薬の空袋なし，都心のマンション暮らし）／歯科医
- **患者のsign & symptoms，検査所見を整理する**：消化器症状／ニンニク臭／QTc延長／WBC軽度低下／肝酵素軽度上昇／低K血症

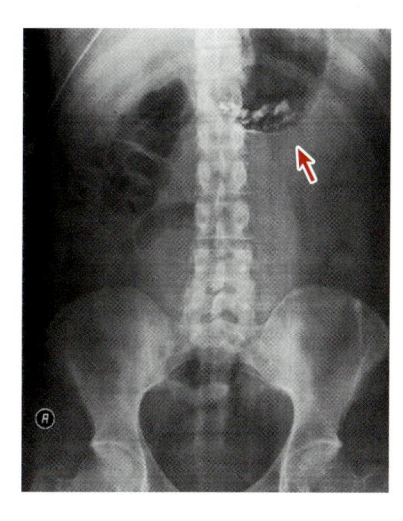

図1　胃内（遠位部）にX線不透過性の物質を認める
文献1より転載改変

診断に至る推理の道筋

1 原因薬毒物（犯人<ホシ>）を推定する

- 患者の既往歴より，抗うつ薬やベンゾジアゼピン類などの薬剤過量服用の可能性を考える．しかし，薬の空袋がないこと，ヒスタミンH1受容体遮断作用（意識障害）等がないことから，否定的である．
- ニンニク臭より，農薬などによる有機リン中毒の可能性を考える．しかし，住居環境や職業からは否定的である．
- 他にニンニク臭をきたすものとして，急性ヒ素中毒（三酸化ヒ素：As_2O_3，arsenic trioxide，俗に言う「亜ヒ酸」）の可能性を考える．消化器症状は急性ヒ素中毒の症状として矛盾しない．
- なお，「アーモンド臭」（アーモンドナッツの臭いではなく，収穫前の果実・花の甘酸っぱい臭い．アンズ臭，オレンジ臭ともいう）であれば，青酸カリウムが胃酸と反応して発生した青酸ガスが疑われるが，その場合急速に進行し即死に近い状態になるため臨床像が異なる．
- QTc延長があることより，表のような原因を考える[2]．電解質異常，抗精神病薬の過量服用，抗不整脈薬などの他の薬剤の可能性が否定的であれば，急性ヒ素中毒の可能性が高くなる．
- X線写真による消化管内のX線不透過性物質の存在は，CHIPS〔**C**hloral hydrate：抱水クロラール，**H**eavy metals：元素記号15以上（**As**，**Br**，Bi，Cd，Cr，Fe，**Hg**，**Pb**，Th，Tlなど，太字は有名），**I**odides/Iron：ヨード・鉄などのビタミン錠，**P**henothiazines/Psychotropics：抗精神病薬の錠剤，**S**ustained/Slow-release and enteric-coated tablets（ECTs）：徐放剤・腸溶錠〕を疑う[1]．

表　QT延長の原因

代謝性	低K血症 低Mg血症 低Ca血症 飢餓・神経性食欲不振症 甲状腺機能低下症 Liquid protein diets
徐脈性不整脈	洞不全 2または3度AVブロック
他の病態	心筋虚血（特にT波の著明な陰転化） 頭蓋内疾患 低体温 抗Ro/SSA抗体を伴う自己免疫疾患
抗不整脈薬	Ia型抗不整脈薬 　（キニジン，プロカインアミドなど） Ⅲ型抗不整脈薬 　（アミオダロン，ソタロールなど）
抗菌薬	マクロライド系 　（EM，CAM，AZMなど） キノロン系（LVFX，MFLXなど） スピラマイシン アゾール系（ITCZ，VRCZ） ペンタミジン クロロキン，メフロキン
抗HIV薬	PI（プロテアーゼ阻害薬）
抗ヒスタミン	テルファナジン・アステミゾール 　（両者とも販売中止済）
抗精神病薬	フェノチアジン系 　（クロルプロマジンなど） ブチロフェノン系 　（ハロペリドールなど） 三環系・四環系抗うつ薬 SSRI リスペリドン
抗悪性腫瘍薬	亜ヒ酸など
利尿薬	低K血症・低Mg血症を介して
制吐薬	5HT3アンタゴニスト，ドンペリドン
他の薬剤	抱水クロラール パパベリン メサドン コカイン
他の物質	有機リン 亜ヒ酸 ある種の漢方薬 トリカブト

＊HIVはQT延長の原因になるという記載だが，有名ではないはずなので省略
EM：エリスロマイシン，CAM：クラリスロマイシン，AZM：アジスロマイシン，LVFX：レボフロキサシン，MFLX：モキシフロキサシン，ITCZ：イトラコナゾール，VRCZ：ボリコナゾール
文献2より転載改変

2 裏を取る

❶ 行動歴（アリバイ）は？
- 抗精神病薬などの大量服用，農薬の入手・服用，急性食中毒を疑わせる喫食（トリカブトなど）は，病歴聴取より否定的であった．
- 患者の職業歴は，歯科医である．年齢から，歯科治療において歯髄失活法（pulp devitalization）として亜ヒ酸を使用していた（る）可能性が考えられた．

❷ 動機は？
- 最近，家族に死にたいとこぼしていたことが聴取された．

❸ 分析（科学捜査）の結果は？
- 尿のトライエージ®で，BAR，BZO，TCAなどすべて陰性であった．
- 胃洗浄液の有機リン（定性）は陰性であった．

・尿の**蛍光X線分析（定性）**でヒ素が陽性であった．

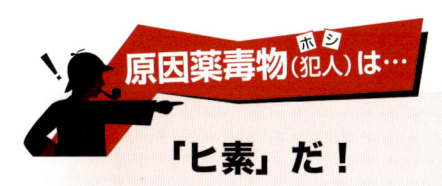

原因薬毒物（犯人）は…「ヒ素」だ！

3 謎解きのポイント

❶ ヒ素の有用性と毒性について

　ヒ素（As, arsenic）は，地殻中に広く分布し，火山活動や鉱石採掘などに伴って環境に放出される．過去には宮崎県土呂久鉱山等で慢性中毒者が発生したが，最近では2003年茨城県等で井戸水が汚染され環境省が対策中である[3]．

　蓄積性・毒性のために農薬取締法に登録されていたヒ素を含有する農薬は，1998年までにすべて発売禁止となった．さらに，歯科領域で**歯髄失活法**として長年使用されてきた亜ヒ酸製剤（ネオアルゼンブラック®などの亜ヒ酸パスタ）の販売は2005年に中止された．しかし，近年でも，**木材防腐剤**や**シロアリ駆除用**，**液晶用ガラス原料・半導体産業**などでは使用されており，存在しなくなったわけではない．1998年には和歌山市園部でカレーにヒ素が混入され67人が急性中毒を発症し4人が死亡した[4]．

　代表的なヒ素化合物である**三酸化ヒ素**（As_2O_3）は，三価の無機ヒ素で，**俗に亜ヒ酸**と呼ばれることが多い（⇒これを水に溶かすと**亜ヒ酸**（$As(OH)_3$）になる）．無味無臭の白色または透明な固体（塊または粉末）で，中毒症状が非特異的であるために殺人などの手段として用いられてきた．致死量の目安は2（〜3）mg/kgとされる[5]．なお，1998年の和歌山での三酸化ヒ素の推定摂取量は22〜205 mg（平均75 mg）とされている[4]．

　作用機序は，蛋白質の活性中心のスルフヒドリル基（チオール基，SH–）と結合することで，酵素が失活し細胞代謝を阻害する，いわゆる「窒息剤」としての作用（原形質毒）である．歯科の歯内治療での歯髄失活法はこれを医学的に利用したものである．

　また2004年，本邦でAPL（acute promyelocytic leukemia：急性前骨髄性白血病）に対して**トリセノックス注10 mg®（三酸化ヒ素）**が承認された．

❷ 急性ヒ素中毒の症状・所見

　急性中毒症状は，摂取して**数分から数時間**以内に，**嘔気・嘔吐，腹痛，水様性下痢**で始まり，**脱水による低血圧，QTc延長**に至る．重症例では，心原性不整脈，ショック，ARDS（acute respiratory distress syndrome：急性呼吸促迫症候群），腎障害（蛋白尿・血尿・無尿）となり，早い場合は**24時間以内**で死亡する．**数日間**の間に，せん妄・昏睡・痙攣等の中枢神経症状が出現することもある．

　1週間以内に，汎血球減少，肝機能障害を示す．**1〜3週間後**には，上行性の有痛性末梢神経（感覚・運動）ニューロパチーを伴うことがあり，ときにGuillain-Barré症候群と間違われる

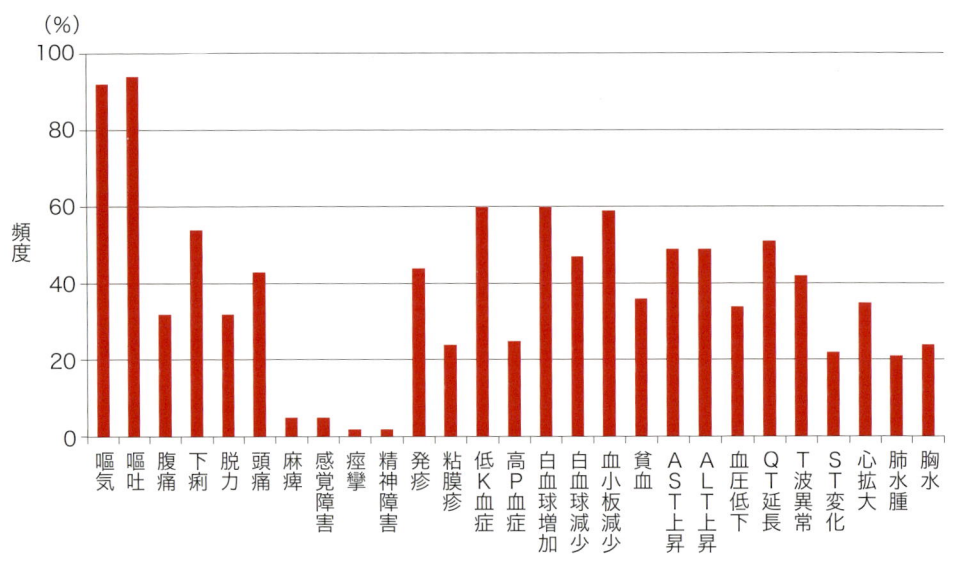

図2 1998年和歌山市園部地区の夏祭り会場で発生したカレーのヒ素混入事件における，急性ヒ素中毒63例（死亡例4例を除く）の症候・所見の内訳
文献4をもとに作成

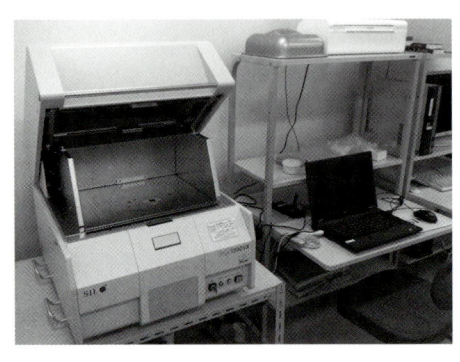

図3 蛍光X線分析装置（当院2013年現在）

ことがある[6]．皮膚粘膜症状も半数近くに認められ，脱毛やかゆみを伴う紅斑，ヘルペス様口腔内潰瘍などを認める[4]．図2に，和歌山での症状の内訳を示す[4]．

❸確定診断への道

本例では，非特異的な消化器症状に加えて，特徴的なニンニク臭，胃内の不透過像を認め，尿中ヒ素（蛍光X線分析，図3）が陽性であったことから，**急性三酸化ヒ素（亜ヒ酸）中毒**と診断した．

蛍光X線分析装置は，1999年当時，厚生省から全国の高度救命救急センター（8カ所）・救命救急センター（65カ所）に薬毒物分析用に高速液体クロマトグラフィー（HPLC）とともに配備された．尿や毛髪にヒ素が存在するか，1～2時間程度で検査可能である．ただし，定量検査はできない．

ヒ素の定量検査は，2010年7月16日以降，株式会社SRL（外注検査）での濃度測定が受託中止になったため，市中レベルで検査することはできない．

定量検査を研究所等で施行する場合，魚貝類摂取歴がないという条件下で，**尿中ヒ素濃度が**①24時間尿で50 μg/L以上，または②スポット尿の尿中Creとの比で100 μg/g Cre以上であれば，通常，急性中毒と確定診断できる．魚貝摂取歴がある場合はヒ素の各代謝物などの分離同定が必要になる．なお，ヒ素の血中濃度測定は，半減期が短いために有用ではない[6]．

救命に至る治療（事件解決）の極意

治療経過

来院後直ちに胃洗浄（gastric lavage）・活性炭（charcoal）投与を行った．ヒ素中毒自体で下痢になるが，本例ではX線写真で不透過像を認めたため，経口腸管洗浄剤（bowel irrigation solution，ニフレック®）も投与した．

さらに，**ジメルカプロール（バル®筋注100 mg）** 200 mgを筋注4時間毎投与を開始した．3日目は6時間ごと，4日目は12時間ごとに投与した．輸液と心モニタリングのためICUへ入室した．

5大原則に則った治療のポイント[7]

❶全身管理
血圧低下に対し大量輸液で体液・循環の安定を図る．急性腎障害には血液透析法を施行する．

❷吸収の阻害
服用後数時間以内であれば胃洗浄を施行する．活性炭への吸着はあまりよくないが活性炭を投与する．X線で不透過像を認めたら，排泄を経過観察する[1]．

❸排泄の促進
この目的での血液浄化法は無効である．

❹解毒薬・拮抗薬
ジメルカプロール（バル®，図4）を**筋注**する．これは，ヒ素などの重金属中毒の解毒剤（キレート剤）であり，有毒ガスの1つである有機ヒ素化合物ルイサイトの解毒剤としてイギリスで開発されたことから，**British Anti-Lewisite＝BAL（バル）** とも呼ばれる．

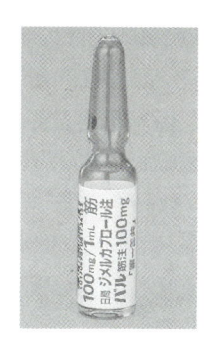

図4　バル®筋注100 mg「第一三共」
第一三共株式会社ホームページより

ジメルカプロールの投与法は20年以上前の論文に基づいており，定まったものはないが，UpToDateによれば，「3〜5 mg/kg筋注を4〜6時間ごとに投与し，24時間尿ヒ素濃度が50μg/L未満になるのをゴールとする」とある[6]．

トリセノックス®（三酸化ヒ素） の添付文書に記載されている中毒時の解毒法として，「通常のキレート療法はジメルカプロール1回2.5 mg/kgを最初の2日間は4時間ごとに1日6回，3日目には1日4回，以降10日間あるいは回復するまで毎日2回筋肉内注射する．その後，ペニシラミン250 mgを経口で最高1日4回（≦1,000 mg/day）まで投与してもよい．」とある．

❺ 精神科的評価

うつ病患者で希死念慮がみられた場合には，引き続き精神科での加療を考慮する．

その後の経過

入院3日目，蛋白尿・顕微鏡的血尿を認め，腎機能が悪化した．6日目，両腋下・両鼠径・下腹部に点状紅色性丘疹を認めた．また，Hb 8.7 g/dLまで貧血が進行し，網状赤血球0.5％であったため骨髄抑制と考えられた．2カ月後に身体的には完全に軽快し，うつ病のために精神科通院中である．

文献・参考図書

1) Wang, E.E., et al.：Successful treatment of potentially fatal heavy metal poisonings. J Emerg Med, 32：289-294, 2007
   ↑致死的重金属中毒の治療成功例（アメリカ）．

2) Berul, C.I., et al.：Acquired long QT syndrome. UpToDate, 2013
   ↑QT延長の総説．

3) 環境省_国内における旧軍毒ガス弾等に関する取組について：www.env.go.jp/chemi/gas_inform/
   ↑日本における井戸水など環境中のヒ素に関する最近の事例．

4) Uede, K. & Furukawa, F.：Skin manifestations in acute arsenic poisoning from the Wakayama curry-poisoning incident. Br J Dermatol, 149：757-762, 2003
   ↑1998年7月25日和歌山市園部地区の夏祭り会場で出されたカレーにヒ素が混入された事件を，皮膚所見を中心にまとめた論文．

5) Yilmaz, Y., et al.：Acute arsenic self-poisoning for suicidal purpose in a dentist：a case report. Hum Exp Toxicol, 28：63-65, 2009
   ↑歯科医の自殺企図による三酸化ヒ素中毒の症例報告（トルコ）．

6) Goldman, R.H.：Arsenic exposure and poisoning. UpToDate, 2013
   ↑ヒ素中毒の総説．

7) 「急性中毒診療レジデントマニュアル」（上條吉人/著，相馬一亥/監），医学書院，2012
   ↑2005年に発売された「急性中毒診療ハンドブック」の改訂版．日本における中毒診療の原則と各論がよくまとまっており，初学者からお勧め．

8) Kinoshita, H., et al.：Oral arsenic trioxide poisoning and secondary hazard from gastric content. Ann Emerg Med, 44：625-627, 2004
   ↑産業廃棄物会社で入手したヒ素による急性中毒の症例報告．胃内に残存するヒ素を除去するために胃切除術をした際に，職員がヒ素と胃酸が反応してできたArsine（アルシン：ヒ素の水素化合物．ニンニク臭の原因）に曝露された．（新潟）

Column

急性中毒と推理小説④〜ヒ素と推理小説

上條吉人

　海外の著名な推理小説家の多くが毒殺の手段としてヒ素を用いています．アガサ・クリスティーの『葬儀を終えて』では，ミス・ギルクリストはヒ素が混入されたウェディング・ケーキを食べ，その晩，激しい吐き気に襲われ，瀕死の状態となり，救急車で病院に運ばれます．ミス・ギルクリストの枕の下には一片のケーキが，無残な姿で横たわっていました．ウェディング・ケーキを枕の下に入れて寝ると，未来の夫の夢を見るという古い習慣のために，彼女がケーキを全部食べなかったのが幸いして一命をとりとめたのです．

　エラリー・クイーンの『災厄の町』では，ローズマリー・ハイトはヒ素が混入されたカクテルを飲んで殺害されます．毒物については，「三酸化砒素あるいは酸化第一砒素．俗に白砒．おもに体質変換薬または強壮剤として薬の中に混ぜる」と解説されています．ところで，この作品の中では，今では決して用いることのない"水酸化第二鉄"や"マグネシア乳剤"がヒ素中毒の解毒薬として用いられています．

　ジョン・ディクスン・カーの『火刑法廷』では，マイルズ・デスパードはヒ素が混入された飲み物を飲んで殺害されます．ヒ素については，「愚者の用いる毒薬だと言われている．毒薬として砒素が依然として用いられているのは，今日なおこれが最も安全に使用できる毒薬だという理由による．まず第一に，医師は何か疑惑をもつ理由がないかぎり，砒素による毒殺と診断するのはきわめて困難である．注意深く分量を増やして投与すれば，その徴候は胃腸炎のそれに酷似している」と解説されています．

　ドロシー・L・セイヤーズの『毒を食らわば』では，フィリップ・ボーイズはヒ素を混入されたオムレツを食べて殺害されます．ヒ素については，「人間が砒素を摂取すると，ある程度の割合が皮膚，爪，そして毛髪に沈澱する．毛髪では毛根に沈澱し，毛が伸びるにつれて先端へ移動するので，毛髪中の砒素の位置によって，いつ頃から摂取されていたのか，おおまかな見当がつく」と解説されています．

　このように，推理小説の中でヒ素が用いられやすい背景としては，代表的な毒物である三酸化ヒ素は白色または透明な無味・無臭の固体であるため気づかれずに飲食物に混入できること，初期には嘔吐や下痢などの消化器症状が中心で特徴的な症状はないためヒ素中毒であることに気づかれにくいことがあげられます．

文献・参考図書

「葬儀を終えて」（アガサ・クリスティー／著，加島祥造／訳），ハヤカワ文庫―クリスティー文庫，2003

「災厄の町」（エラリー・クイーン／著，青田　勝／訳），ハヤカワ・ミステリ文庫，1977

「火刑法廷」（ジョン・ディクスン・カー／著，小倉多加志／訳），ハヤカワ・ミステリ文庫，1976

「毒を食らわば」（ドロシー・L・セイヤーズ／著，浅羽莢子／訳），創元推理文庫，1995

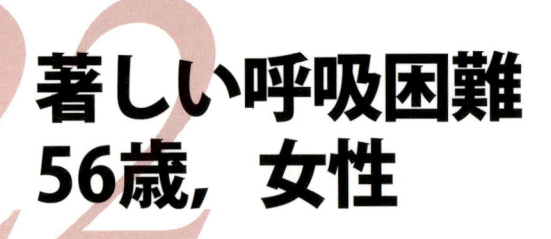

第2章 実践！中毒診療〜謎を解き診断に至る推理の道筋

22 著しい呼吸困難 56歳，女性

池内尚司

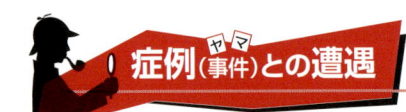

症例（事件）との遭遇

●患者（被害者）のプロフィール

症　例：56歳，女性，主婦

発見時の状態：夜8時頃，長時間風呂から出てこない妻を気づかい，夫が様子を見に行くと，浴室のドアと窓はガムテープに密閉されており，強い臭気と刺激性のガスが漂った浴室内洗い場で倒れている妻を発見した．

現場の状況：浴室内には塩素系漂白剤，カビ取り剤とトイレ洗浄剤，浴室用洗浄剤のプラスチックボトルが転がっていたが，いずれも空で開栓されていた．救急隊が居室のゴミ箱を含めて周囲を探したが，薬の殻を発見できなかった．

救急隊現着時から搬送中の状態：救急隊現着時，夫により浴室の窓は開放されていたが，残留ガスのため目や咽頭に痛みを感じた．室内のガスは無色で，浴室壁に付着した水滴も無色透明であった．患者は脱衣場に移されており，上下とも着衣をつけた状態で仰臥位であった．意識状態は呼びかけで開眼するが発語なし，離握手はかろうじて可能（JCS Ⅱ-10），瞳孔は左右とも3 mm，対光反射あり，結膜に異常なし，呼吸数20回/分で浅くチアノーゼあり，血圧98/68 mmHg，脈拍数90回/分，SpO_2は70％（room air）であった．

患者情報：患者は20年前からうつ病の診断で某病院精神科へ通院し，抗うつ薬や睡眠薬，便秘薬などを処方されていた．薬物大量服用やリストカットなど自殺企図の既往はない．家庭の収入減を理由に夫と大喧嘩することが多く，死にたいと周囲に漏らしていたが，精神科医に相談はしていなかった．

●現　症

気　道：舌根沈下なし，鼻汁や唾液などの分泌物過多はないが，体位変換で咳が誘発された．嗄声は判断できなかった．

呼　吸：呼吸数は23回/分，ベンチュリーマスクによる酸素投与（5 L/分）でSpO_2は93％，喘鳴あり，両下肺野で湿性ラ音を聴取した．

循　環：血圧は110/80 mmHg，脈拍は100回/分（整）であった．チアノーゼはなく，末梢の冷感・湿潤は認めなかった．

中枢神経：意識レベルはGCS E1V1M4で，瞳孔は左右4.0 mm，対光反射は正常であった．

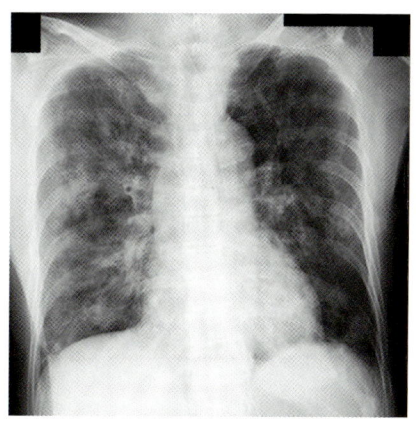

図1　来院時の胸部X線写真

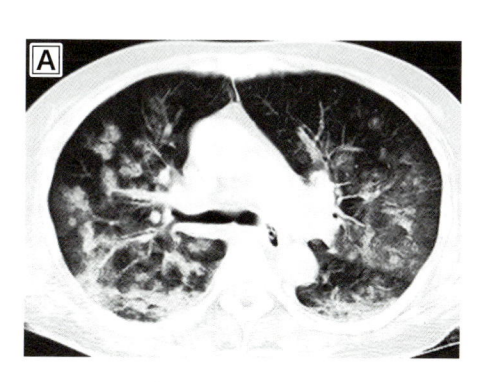

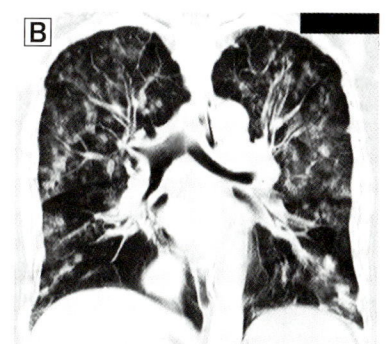

図2　入院当日の胸部CT

体　温：37.2℃であった．
その他の身体所見：流涙や鼻腔・口腔からの分泌物なし，結膜や口腔内粘膜に異常なし，皮膚に紅斑やびらんを認めなかった．

●検査所見

末梢血：WBC 8,500/μL以外は異常なし．
血液生化学：血糖167 mg/dL以外は異常なし．
動脈血ガス：酸素10 L/分投与下で，pH 7.366，$PaCO_2$ 46 Torr，PaO_2 170 Torr，HCO_3^- 25.1 mEq/L，BE −0.5 mEq/L
心電図：異常なし．
X線（胸および腹部）：肺野全体に肺水腫が認められた（図1）．
頭部CT：脳血管障害なし．
胸部CT：経気道的に炎症が発生したと推測される炎症像とびまん性の肺水腫，気管粘膜浮腫が認められた（図2）．

> **➡本症例のKeyword**
> - **患者背景を整理する**：うつ病 / 向精神薬の服用
> - **患者の sign & symptoms を整理する**：意識障害 / 低酸素血症 / 両肺野の浸潤影

診断に至る推理の道筋

1 原因薬毒物（犯人(ホシ)）を推定する

- 現場の状況より，刺激性のガスが疑われる．
- チアノーゼが見られるので，窒息性のガスが疑われる．
- 循環動態に異常がないので，シアン系のガスではない．
- 自律神経系の異常がないので，有機リン系のガスではない．
- 皮膚症状がないので，びらん系の薬物ではない．
- 漂白剤とカビ取り剤やパイプクリーナーは次亜塩素酸を含有している．
- トイレ洗浄剤の主成分は塩酸であり，浴室用洗浄剤は弱酸性である．
- 塩素系薬剤単独でも塩素ガス中毒になり得る．
- 塩素系薬剤と酸性薬剤の混入により塩素ガスが生じる．

2 裏を取る

❶行動歴（アリバイ）は？
　　　　風呂場の窓やドアにガムテープで目張りをし，密閉状態を作成していたので，毒性の強いガスを発生させて自殺しようとした意図が感じられる．

❷動機は？
　　　　最近，経済的な理由で悩みがあり，死にたいと訴えていたことが確認された．

❸分析（科学捜査）の結果は？
　　　　分析は実施されなかった．

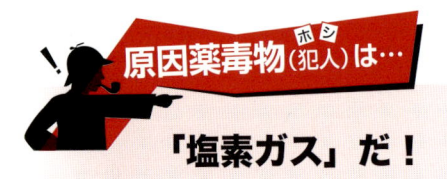

原因薬毒物（犯人(ホシ)）は…「塩素ガス」だ！

3 謎解きのポイント

　　　　次亜塩素酸ナトリウムは，空気，熱，光に不安定で，放置すると徐々に分解し，塩素を失うの

表 塩素ガスの曝露濃度と中毒作用

曝露濃度（ppm）	中毒作用
0.2〜3.5	臭いを感ずるが，曝露に耐えうる
1〜3	軽度の粘膜刺激性があるが，1時間以内の曝露には耐えうる
5〜15	上気道に中程度の刺激性あり
30	曝露直後より胸痛，嘔吐，呼吸困難，咳
40〜60	肺炎，肺水腫
430	30分間以上の曝露で致死的
1,000	数分間以内の曝露で致死的

で，単独でも塩素ガス中毒は発生する．しかし，酸を加えpH 7以下になると下記の反応式のように急速に分解が促進し，塩素ガスが発生する．

$$NaClO + HCl \rightarrow NaCl + HClO$$
$$2HClO \rightarrow 2HCl + O_2$$
$$HClO + HCl \rightarrow H_2O + Cl_2$$

家庭における塩素ガス中毒は次亜塩素酸ナトリウム含有の洗浄剤と酸性洗浄剤を併用して発生する件数が最も多い．トイレ用およびタイル用洗浄剤には次亜塩素酸ナトリウムを含有する商品と塩酸を含有する商品の2種類があり，用途のみでは区別が難しい．酸性の商品は，塩酸を含む酸性洗浄剤と弱酸性の洗浄剤があり，酸性洗浄剤はpH 1以下に調整されているものもある．浴槽掃除中の事故は次亜塩素酸ナトリウム含有の洗浄剤と弱酸性の浴室洗浄剤の併用下であることが多く，強酸性洗浄剤だけではなく弱酸性でも塩素ガス中毒の可能性がある．

塩素ガスは空気より重く，低所や密閉空間では危険性が高まる．曝露濃度と中毒作用は相関する（表）．皮膚・粘膜刺激作用が強く，高濃度では腐食作用を示す．また，呼吸器に対する刺激作用が強い．特に塩素は水に溶けやすいため，吸入により喉頭など上気道に作用する．塩素は生体の水に触れると活性酸素と塩酸を生じ，活性酸素の強い酸化作用により組織障害や刺激を引き起こす．

救命に至る治療（事件解決）の極意

治療経過

来院後直ちに気管挿管し，人工呼吸管理とした．また，静脈路を確保した．鎮静下に補助換気を行い，抗菌薬の予防投与とステロイドを投与した．P/F比は受傷日に最低値（180）を示したが，第8病日には300以上まで改善し，第14病日には人工呼吸器を離脱できた．著明な喉頭浮腫を認めたため第12病日に気管切開術を行い，第20病日に喉頭浮腫が消失したことを確認できたので気管カニューレを抜去した．1カ月後の呼吸機能検査では肺拡散能力が軽度低下していたが，肺活量は正常であった．

5大原則に則った治療のポイント

❶全身管理
喉頭浮腫や低酸素血症による意識障害に対して気管挿管による気道確保を行い，人工呼吸管理にて低酸素の改善．

❷吸収の阻害・除染
必要に応じて脱衣による除染を行う．

❸排泄の促進
特になし．

❹解毒剤・拮抗薬
この種の薬剤は存在しない．

❺精神科的評価
うつ病患者で希死念慮がみられた場合には，引き続き精神科での加療を考慮する．

極意

★観察期間が重要

急性塩素ガス中毒は塩素が目・鼻・咽頭・気道などの粘膜に直接障害を与えることにより発生し，濃度が高くなれば急性肺障害（acute lung injury：ALI）を発症する．低濃度でも長時間曝露になった場合は下気道障害からALIに陥りやすいとされ，特に高齢者や肺に基礎疾患をもつ症例ではこの傾向が強くなる．症状が軽い場合でも遅発性に呼吸障害を生じるので，**72時間**は十分な観察をする（図3）．

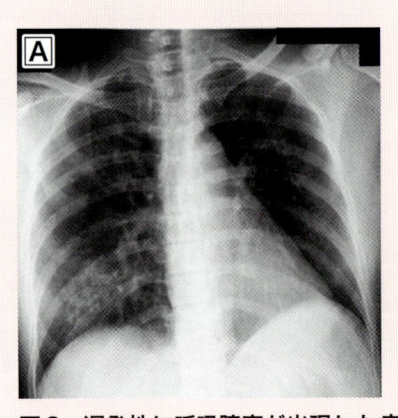

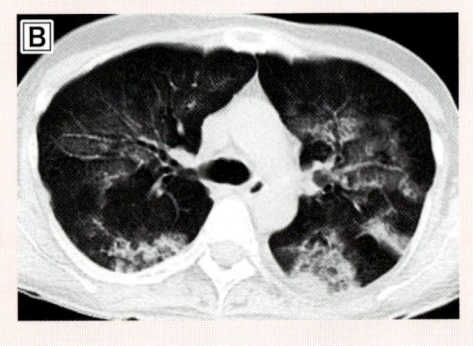

図3 遅発性に呼吸障害が出現した症例
A）受傷24時間後に右下葉に出現した肺水腫
B）受傷40時間後に呼吸困難を訴えた肺水腫／炎症像

極意

★Reactive airways dysfunction syndrome (RADS) と呼吸機能検査

塩素ガスによる急性期呼吸障害の後，一部の症例は喘息様の呼吸器症状が数カ月から数年にわたって続き，reactive airway dysfunction syndrome (RADS) という病態に進展する．動物実験においてRADSの病理組織像は気道上皮の再生と粘膜下組織の線維化，肥厚，および障害部位への持続的なリンパ球主体の炎症細胞の浸潤と報告されている．慢性期に喘息用症状が出現し，呼吸機能検査が必要になるかもしれない．

その後の経過

身体的に軽快し希死念慮も消失したので，自宅退院とし，かかりつけの精神科外来でうつ病の治療を継続することになった．

文献・参考図書

1) Batchinsky, A. I., et al. : Acute respiratory distress syndrome secondary to inhalation of chlorine gas in sheep. J Trauma, 60 : 944-956, 2006
   ↑羊モデルで呼吸生理学と画像診断，病理の観点から塩素ガス吸引後の変化を分析した．

2) D'Alessandro, A., et al. : Exaggerated responses to chlorine inhalation among persons with nonspecific airway hyperreactivity. Chest, 109 : 331-337, 1996
   ↑塩素ガスによる気道過敏性のために呼吸機能が低下することは稀ではないと警告した．

3) Aslan, S., et al. : The effect of nebulized $NaHCO_3$ treatment on "RADS" due to chlorine gas inhalation. Inhal Toxicol, 18 : 895-900, 2006
   ↑塩素ガス中毒後の呼吸困難に対する重炭酸の気道散布とステロイド，beta2-agonistの治療効果を比較した．

23 入浴中の意識障害 71歳，女性

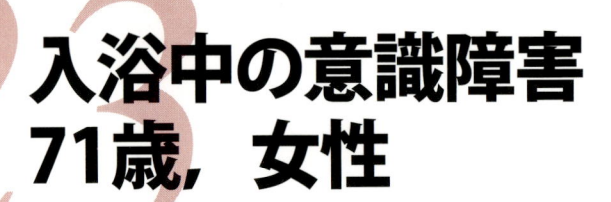

八木啓一

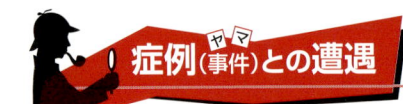

症例(事件)との遭遇

●患者のプロフィール

症　例：71歳，女性

発見時の状態：午後5時頃風呂に入ったのを家族が目撃している．いつもなら30分ほどで出てくるのに5時40分になっても出てこないので様子を見に行くと，浴槽の中で意識をなくしていた．幸い浴槽の縁に後頭部を載せた状態であったため顔面は水に浸からず溺れてはなかった．あわてて浴槽より引き上げ脱衣場に出し救急車を要請した．

現場の状況：脱衣場に横たわっていたが，身体は家族により拭われ浴衣を着せられていた．入浴後のためか顔面はやや紅潮していたが発汗は目立たなかった．

救急隊現着時から搬送中の状態：意識レベルはGCS E4V4M6，会話は混乱し呆然とした様子をしていた．命令動作は可能で四肢筋力の左右差はないが脱力を訴えていた．血圧154/91 mmHg，脈拍数90回/分，呼吸数20回/分，SpO$_2$ 96%，体温37.5℃．酸素10 L/分を非再呼吸式リザーバーバッグ付きフェイスマスクで投与しながら搬送した．搬送中に意識は少しずつ改善してきた．現場出発後約30分で病院到着した．

患者情報：年齢の割に元気で，ADL（日常生活動作）は完全に自立している．朝夕30分の散歩が日課である．既往は特記すべきものはなく医師にはかかっていない．

●現　症

気　道：開通

呼　吸：呼吸音清で左右差なし，呼吸数17回/分，SpO$_2$ 99%（酸素10 L/分）

循　環：血圧147/65 mmHg，心拍数83回/分（整）

中枢神経：意識レベルGCS E4V5M6，清明と思われた．ただし入浴時の記憶はなかった．瞳孔2.5 mm/2.5 mm，対光反射＋/＋，四肢筋力に左右差なく，筋力は強くはないが年齢相応と思われた．

体　温：36.2℃

その他の身体所見：めまいと嘔気を訴えていたが，それ以外特記すべきものはなかった．

●検査所見

末梢血：WBC 7,900/μL, RBC 369×10⁴/μL, Hb 12.1 g/dL, Ht 35.0％, Plt 21.1×10⁴/μL

血液生化学：CRP 0.4 mg/dL, Alb 4.1 g/dL, BUN 22.4 mg/dL, Cre 7.3 mg/dL, Na 141 mEq/L, K 4.0 mEq/L, Cl 105 mEq/L, AST 20 IU/L, ALT 19 IU/L, LDH 199 IU/L, ALP 229 IU/L, CK 59 IU/L, BS 95 mg/dL

動脈血ガス：pH 7.409, PaO_2 258.0 Torr, $PaCO_2$ 37.8 Torr, HCO_3^- 23.4 mEq/L, BE −0.4 mEq/L

トライエージ®：陰性

心電図：洞調律，不整脈なし．

胸部X線：異常なし．

頭部CT：異常なし．

> **➡本症例のKeyword**
> - **患者背景を整理する**：元来健康な高齢者／入浴中に意識消失／救出後次第に意識改善
> - **患者のsign & symptomsを整理する**：来院時は意識清明／神経学的異常なし／バイタルサイン異常なし

診断に至る推理の道筋

1 原因薬毒物（犯人ホシ）を推定する

　来院後の問診，身体所見の取得，各種検査で約1時間を経過したら，患者はすっかり元気になり，家族も全く元通りだと喜んでいた．

　当直医は，冬季，高齢者，入浴，意識障害などのキーワードから，以前より社会問題になっている高齢者の入浴中の神経調節性失神と考えた．救出後は自然に意識が改善し，全く障害を残さず，検査所見にも異常を認めないことなどを考え合わせれば，診断には誤りはないと思った．家族と本人に，入浴中の失神の機序や，発見が遅れて死亡例が多いこと，脱衣場を温めること，熱い湯には入らないこと，などをとうとうと説明していた．検査所見を提示しながら説明していたときに，ふと血液ガス所見で見逃していたとんでもない数値に気づき，「COHb（一酸化炭素ヘモグロビン）26.5％・・・」絶句してしまった．

- COHb 26.5％で失神するとは考えにくい（表）．しかし現場ではもっと高かった可能性がある．
- 100％酸素を投与すれば，COHb濃度の半減期は平均1時間（40〜80分）とされている（図）．
- 救急隊が患者に接触してから酸素投与を始め，現場出発から病院到着まで30分であったから，少なくとも30分以上は高濃度酸素投与が続けられている．
- 逆算すると発見時のCOHb濃度は30〜40％あった可能性がある．
- COHb濃度が40％を越えれば意識消失してもおかしくはない．

表　血中COHb濃度と中毒症状

血中COHb濃度（％）	中毒症状
5％以下	なし，または軽い頭痛
10～20％	軽い頭痛（前頭部頭重感），激しい体動で息切れ，小児で不機嫌，興奮
20～30％	拍動性頭痛，息切れ，易疲労感，いら立ち，耳鳴，悪心，嘔吐，失見当識（記銘力・計算力低下），判断力低下
30～40％	激しい頭痛，脱力，興奮，めまい，視力低下，難聴
40～50％	過呼吸，頻脈，意識障害，混迷，失神，幻覚を伴う錯乱，運動失調（歩行障害，平衡障害）
50～60％	Cheyne-Stokes呼吸，循環虚脱，昏睡，痙攣，皮膚蒼白，体温低下，ときに死亡
60～70％	呼吸不全，心拍減弱，ショック，意識喪失，間代性痙攣，尿便失禁，散瞳，対光反射消失
70％～	死亡

文献1より転載

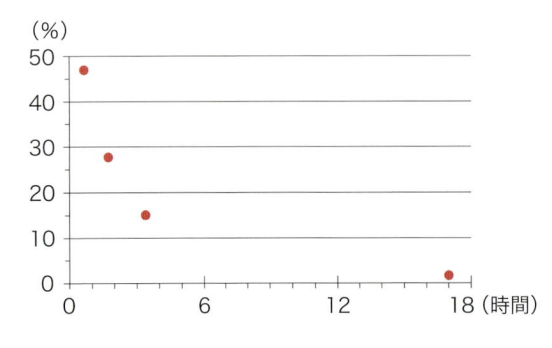

図　100％酸素投与時のCOHb濃度の推移

自験例：36歳，男性．練炭による一酸化炭素中毒
救急隊の現場での酸素投与開始時を起点にして39分後に救急外来で測定したCOHbが47.1％，103分後27.9％，202分後15.2％，1020分後1.5％と低下している

2　裏を取る

・家族に尋ねると浴室内に湯沸かし器があることがわかった．

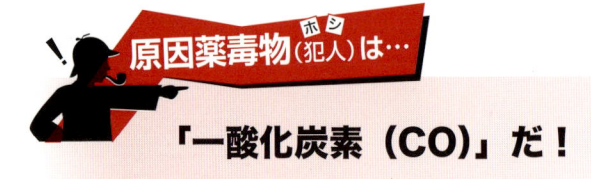

原因薬毒物（犯人ホシ）は…

「一酸化炭素（CO）」だ！

3　謎解きのポイント

　　CO中毒は軽症の場合，症状が頭痛・悪心・嘔吐などのように特異的なものではないため見逃しやすい．したがって原因がよくわからない意識障害を診るときにはオキシメーター付の血液ガス分

析装置での検査を必ず行っている〔最近の機種では血ガスやCOHb，メトヘモグロビン（MetHb）のみならず，血糖，乳酸，電解質なども同時に結果が得られるため，意識障害の鑑別には非常に重宝する〕．

今回の症例で最初誤診した原因は，冬場よく経験する高齢者の入浴中の意識障害と経過がよく似ていたため，てっきりそれだと思い込んでしまったことにあった．それにまさか現在の都市住宅の浴室内に湯沸かし器があるとは想像もしなかったというのも言い訳のひとつである．

救命に至る治療（事件解決）の極意

治療経過

患者は意識清明で神経学的異常も全く認めなかったが，COHb濃度がまだ高かったため入院して非再呼吸式リザーバーバッグ付きフェイスマスクで10 L/分の酸素投与を続けることにした．翌朝にはCOHb濃度は1.2％となり酸素投与を中止した．念のために頭部MRIを撮影したが，CO中毒に典型的な淡蒼球の病変を含め他の部位にも全く異常所見は認めなかった．いったん症状が改善してから，数日から6週間の後に再び精神・神経症状が出現する遅発性（間欠型）脳症の可能性を説明して退院とした．

5大原則に則った治療のポイント

❶全身管理

昏睡状態を呈するような重症のCO中毒の場合は，気道確保や人工換気が必要である．特に100％酸素投与を確実にするためには気管挿管が適応となる．しかし，本例では意識清明であったため特別な気道確保法は行わなかった．

❷吸収の阻害

特になし．

❸排泄の促進

COのヘモグロビン（Hb）に対する親和性は酸素の200～250倍とされている．すなわち血中で分圧が同じであれば，酸化ヘモグロビンとCOHbの組成比は1:200～250となる．したがってCOHbを少なくする（COを排泄する）ためには血中の酸素分圧とCO分圧の比をできるだけ大きくすることである．室内空気吸入下でのCOHbの半減期は平均5時間（2～7時間）であるが，100％酸素を吸入することにより平均1時間（40～80分）に短縮される．大気圧の2～3倍の気圧下で100％酸素を投与する高気圧酸素療法（HBO）では，半減期は平均20分（15～30分）とさらに短縮される．

❹解毒薬・拮抗薬

CO中毒の急性期の病態は組織が低酸素に曝されることによるものであるから，酸素投与は「解毒薬」としての役割も考えられる．

❺精神科的評価

本症例では特に必要なし．

その後の経過

患者の治療は終わったが，本症例では治療と同じくらい重要なことは再び事故が発生しないように対策を講じることである．家族に，CO中毒であるとわかった直後には原因が明らかになるまで自宅浴室を使わないことや，湯沸かし器のチェックを進言した．

> **One More Experience**
>
> **CO中毒に対する高気圧酸素療法（HBO）の適応について**
>
> 急性期におけるCOの徹底した洗い出しおよび迅速な呼吸代謝の正常化に関して，HBOの効果は明らかである．一方，近年遅発性精神神経障害に関してhypoxic stress（低酸素ストレス）と異なるCOの細胞毒性機序が指摘され，これがHBOにより軽減されるという報告がなされている．しかし相反する報告もあり，現時点での神経症状の予防に関するHBOの効果についてのエビデンスは一般に弱い．したがってHBOは急性CO中毒患者を治療する際の選択肢ではあるが，必須のものではないとされている．これに関しては今後さらなる研究が待たれる（p.208 **3-2**参照）．

文献・参考図書

1）伊関 憲：特集 中毒診療のトピックス：自然災害と急性一酸化炭素中毒. 中毒研究, 25：214-220, 2012

2）「臨床中毒学」（上条吉人/著，相馬一亥/監），pp.376-386, 医学書院, 2009

3）山本五十年 ほか：PROS/CONS DEBATE「CO中毒に対するHBO」PROS：肯定的立場から―最近の研究から何を学ぶべきか？ 中毒研究, 24：91-96, 2011
　↑CO中毒に対するHBOについて肯定的立場からの解説．

4）坂本哲也：PROS/CONS DEBATE「CO中毒に対するHBO」CONS：否定的立場から. 中毒研究, 24：97-99, 2011
　↑CO中毒に対するHBOについて否定的立場からの解説．

Column

急性中毒と推理小説⑤〜一酸化炭素と推理小説

上條吉人

　日本人作家の多くは「練炭自殺」を作品のモチーフとしています．雫井脩介の『犯罪小説家』では，練炭による集団自殺をコーディネートする「落花の会」の幹部であった市村千秋は，自宅マンションの風呂場で練炭自殺により死亡します．バスタブには練炭が置いてあり，換気扇や排水口はテープでふさがれていたのですが，何故か風呂場の戸はテープで目張りされず，ドアには鍵がかかっていなかったこと，千秋がロミオとジュリエットばりの悲劇的な心中に憧れていたことが単独の自殺かどうか疑われるきっかけとなっています．発見した千秋の友人である大江早智子は，その様子について「1人で行って，1人で発見したから大変でしたよ．お風呂場で倒れてる千秋に駆け寄って，身体を揺すりながら呼びかけてたら，急に気分が悪くなって……危うく千秋の道連れになるところでした」と話しています．

　今野敏の『ST警視庁科学特捜班　黄の調査ファイル』では，「苦楽苑」という名の宗教法人を主催している阿久津昇観が分院として所有していたマンションの一室で，20歳前後の女性2人，男性2人が，集団自殺を装った一酸化炭素中毒で殺害されます．部屋の中に木炭を燃やした痕のある七輪があり，窓の内側からガムテープで目張りがされ，ドアの新聞受けにもタオルが詰めてありました．遺体の様子は「どの遺体もまるで生きてるみたいにピンク色だ．唇の色も赤い」と描写されています．

一酸化炭素中毒については，「一酸化炭素中毒だったら，それほど苦しまずに死ねただろう．視野狭窄，意識の混濁，やがて意識を失い，死に至る」と解説されています．

　石田衣良の『反自殺クラブ』では，スパイダーという男が，「スイ，スイ，スイサイド！」という自殺系サイトで，あれこれとハンドルネームを変えながら，集団自殺のメンバーを募集している心中掲載版を利用して，次々と集団自殺をプロデュースします．東京近郊を募集地とし，集団自殺のオフ会を開いて自殺の迷いを解き，レンタカーの中で，強力であるために，一酸化炭素ガスを吸い込んでも目を覚まさず，眠ったままあっちにいけるイソミタールとブロバリンという睡眠導入剤をウォッカで流し込み，そして七輪の中で練炭を燃やして自殺するという方法を推奨していたのです．練炭自殺の死体の様子は「一酸化炭素中毒によるロウ人形のようにピンクに透きとおった死体」と表現されています．

文献・参考図書

「犯罪小説家」（雫井脩介／著）双葉文庫，2011）

「ST警視庁科学特捜班 黄の調査ファイル」（今野　敏／著）講談社文庫，2006

「反自殺クラブ―池袋ウエストゲートパークⅤ」（石田衣良／著）文春文庫，2007

第2章 実践！中毒診療～謎を解き診断に至る推理の道筋

24 交感神経症状を伴う興奮状態 39歳，男性

清田和也

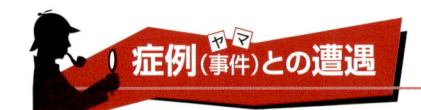

症例（事件）との遭遇

●患者（被害者）のプロフィール

症　例：39歳，男性

発見時の状態：8月の某日夕刻，自宅近くの路上を自転車を押して歩いている際，気分が悪いと言って近くにある店舗に駆け込んだ．挙動不審，不穏であり，ぐるぐると歩き回って椅子を振り回すなどをしたため，救急要請された．

現場の状況：薬物などは所持していなかった．

救急隊現着時から搬送中の状態：救急隊現着時，患者は歩行可能な状態であった．意識JCS I-1，呼吸数48回/分，心拍数89回/分，血圧96/68 mmHg，体温40.2℃であった．搬送中に意識がJCS III-300まで低下，心拍数が180回/分となった．

患者情報：患者は統合失調症の診断で近医に通院していた．以前より月に1回程度，呼吸苦，不穏のため救急要請をくり返しており，原因不明ながら毎回ビペリデン（アキネトン®）の筋注にて軽快していた．

●現　症

気　道：舌根沈下し，いびき様，泡を吹いている．

呼　吸：呼吸数は42回/分，SpO_2は測定不能（リザーバーマスク10 L/分），呼吸音は下顎挙上により異常を認めなかった．

循　環：血圧は180/86 mmHgで，心拍数は186回/分（整）であった．冷感，冷汗を認めず．

中枢神経：意識レベルはGCS E1V1M1で，瞳孔左右6.0 mm，対光反射は緩慢であった．来院直後，顔面，頸部，両上肢に痙攣を認めた．

体　温：41.8℃（直腸）であった．

その他の身体所見：皮膚は乾燥し，発汗は停止していた．口腔内アルコール臭等の異臭なし．

●検査所見

末梢血：WBC 13,720/μL，Hb 16.3 g/dL，Ht 47.7 %，Plt 35.8×10⁴/μL

血液生化学：血糖113 mg/dL，Na 148 mEq/L，TP 10.3 g/dL，BUN 37 mg/dL，Cre 3.1 mg/dL，CK 496 IU/L，CPR 0.0 mg/dL，プロカルシトニン 陰性，ほか異常なし．

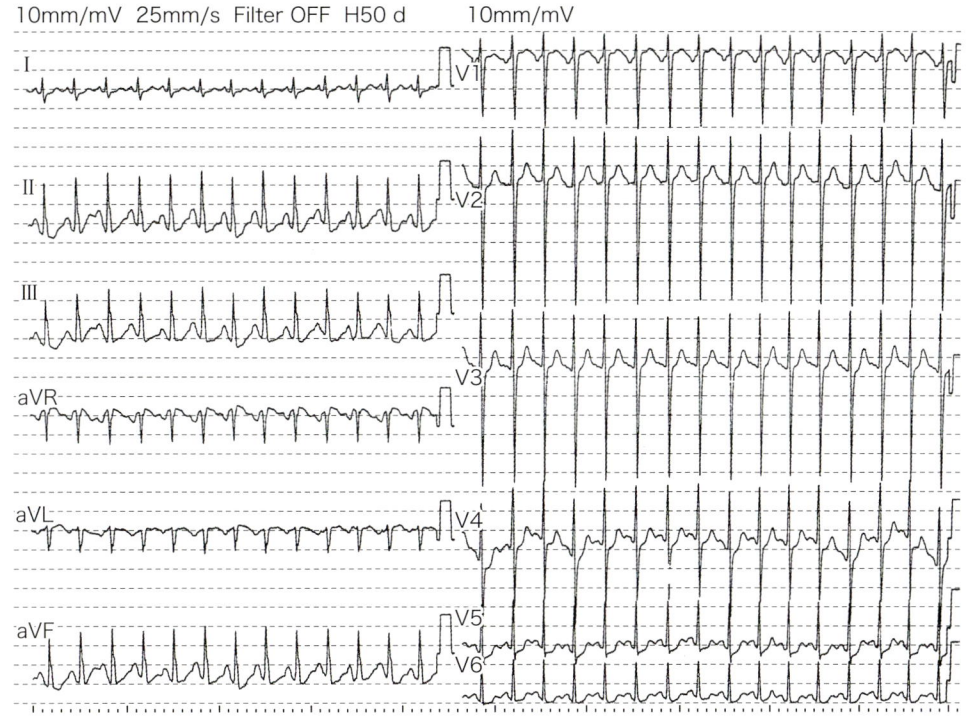

図1 初診時の心電図

動脈血ガス：pH 7.462，PaCO$_2$ 26.8 Torr，PaO$_2$ 72.3 Torr，HCO$_3^-$ 18.7 mEq/L，BE －3.3 mEq/L

心電図：上室性頻拍のみでSTなどに異常なし．QRS，QT幅異常なし（図1）．

頭部CT，胸腹部単純写真：異常なし．

> ➡**本症例のKeyword**
> - **患者背景を整理する**：統合失調症 / 炎暑下に意識障害発症
> - **患者のsign & symptomsを整理する**：意識障害 / 痙攣 / 散瞳 / 頻呼吸，呼吸性アルカローシス / 頻脈，高血圧 / 高体温 / 皮膚の乾燥 / 急性腎不全

診断に至る推理の道筋

1 原因薬毒物（犯人（ホシ））を推定する

- 炎暑下であり，単純に熱中症かもしれない．
- 交感神経亢進症状，意識障害があり覚醒剤中毒も疑われる．
- 覚醒剤中毒では通常発汗過多となるが，脱水著明になれば発汗停止し，さらに高熱となること

も考えられる．
・髄膜脳炎などの感染症や悪性症候群なども鑑別診断には挙がるが，炎症反応に乏しいこと，筋肉の硬直やCKの上昇は見られないことから可能性は低い．

2 裏を取る

❶ 行動歴（アリバイ）は？
患者の通院している精神科クリニックに問い合わせたところ，覚醒剤中毒の後遺症もあることが判明した．現在乱用しているかは不明であった．

❷ 動機は？
くり返す不穏のエピソードについては原因が特定されていなかった．

❸ 分析（科学捜査）の結果は？
トライエージ® では AMP（覚せい剤）が陽性であった（図2）．

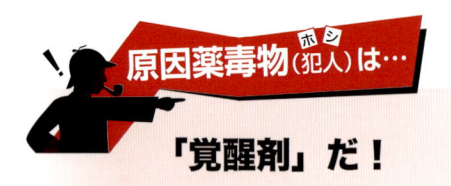

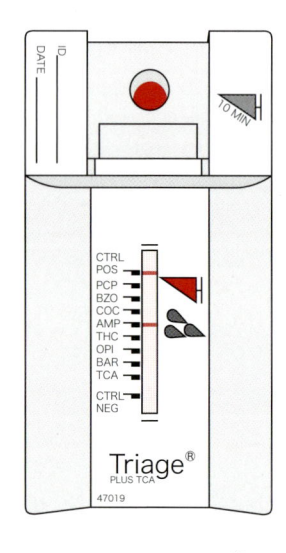

原因薬毒物（犯人／ホシ）は…「覚醒剤」だ！

測定結果		
CTRL（陽性コントロール）POS		陽性・陰性
PCP （フェンシクリジン類）		陽性・陰性
BZO （ベンゾジアゼピン類）		陽性・陰性
COC （コカイン系麻薬）		陽性・陰性
AMP （覚せい剤）		⦿陽性・陰性
THC （大麻）		陽性・陰性
OPI （モルヒネ系麻薬）		陽性・陰性
BAR （バルビツール酸類）		陽性・陰性
TCA （三環系抗うつ剤）		陽性・陰性
CTRL（陰性コントロール）NEG		陽性・陰性

図2　トライエージ® の検査結果

表 覚醒剤中毒の症候

中枢神経作用	興奮，幻覚，妄想，昏睡，痙攣
交感神経刺激作用	頻脈，散瞳，発汗，血圧上昇
臓器障害	心臓，血管	不整脈，心室細動，ショック
	肝臓	肝障害
	腎臓	急性腎不全
	その他	横紋筋融解症

3 謎解きのポイント

　覚醒剤は中枢神経の興奮作用，交感神経刺激作用を中心とする違法薬物である．痙攣や昏睡，高体温，肝・腎障害などの多臓器不全をきたすこともある．本例では発汗の点で典型例とは異なるが，その他の点では覚醒剤中毒に矛盾しない（表）．

救命に至る治療（事件解決）の極意

治療経過

　直ちに気管挿管し，人工呼吸管理とした．また，静脈路を確保し，大量輸液を開始した．輸液により腎障害は軽快，解熱も得られた．第3病日には意識も回復し，抜管した．

5大原則に則った治療のポイント

❶ 全身管理
　覚醒剤中毒の治療は呼吸，循環，体温などの全身管理に尽きる．気道確保と十分な輸液管理が重要である．

❷ 吸収の阻害
　本例では注射による乱用であった．経口での乱用では活性炭が有効である可能性がある．

❸ 排泄の促進
　覚醒剤では酸性利尿により排泄が促進されるとされているが，横紋筋融解症を合併することも多く，その際にはアルカリ利尿が推奨される．覚醒剤は比較的速やかに腎排泄されるので，乏尿にならないように十分な輸液を行えばよいものと考えられる．

❹ 解毒薬・拮抗薬
　覚醒剤に対する解毒薬・拮抗薬は存在しない．

❺ 精神科的評価
　長期乱用者の覚醒剤精神病の患者の治療はかなり困難なものがある．

その後の経過

第4病日には身体，精神的に安定したため退院とした．薬物依存についてはかかりつけ医のフォローとした．Toxidromeからは強く覚醒剤中毒が疑われるものの，確実な同定検査は行われていないことから，今回の件については警察への情報提供は行わなかった．情報提供を行う義務はないため通報を行うかどうかについては法的，倫理的にさまざまな議論がある[1]．

One More Experience

疑うことから

覚醒剤は乱用薬物の中で頻度が高く，日本ではほとんどメタンフェタミンが用いられている．静脈注射以外にも経口，吸入などの摂取経路があり，注射痕の有無だけでは判断の根拠とならない．摂取歴が明らかでない場合も多く，説明のつかない行動や意識障害，ショックなどの症候で疑う．本例のように熱中症の症候を示す例もある．症候を疑うことから始まり，尿定性検査を行うことが重要である．

文献・参考図書

1) 清田和也 ほか：特集　覚せい剤検出時の法的対応. 中毒研究，24：185-199，2011
　↑通報するべきかしないべきか？ さまざまな立場からの議論.

25 縮瞳，昏睡，呼吸抑制 68歳，女性

丸山克之

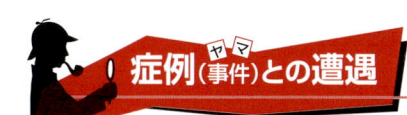

症例(事件)との遭遇

●患者（被害者）のプロフィール

症　例：68歳，女性，主婦

発見時の状態：ある朝，なかなか起きてこないのを不思議に思い家人が部屋に行くと床に倒れている妻を発見し，揺すっても全く反応がないため，救急隊に連絡となった．

現場の状況：部屋の中やゴミ箱などを探したが，名前のわかる薬の空シートやビンを発見することはできなかった．

救急隊現着時から搬送中の状態：救急隊現着時，傷病者は床の上で仰臥位であった．いびき様呼吸で，呼吸数8回/分，心拍数138回/分，血圧は触診で80mmHg，意識レベルはJCS 300，体温34.8℃であった．心電図は正常．

患者情報：約10年前から慢性気管支炎の診断で某内科クリニックに通院し，抗菌薬や鎮咳薬などを処方されていた．しかし，この1～2年前より咳が治まらない，夜間眠ることができないことからうつ状態となっており，数回自殺企図を行って近々精神科クリニックを受診する予定であった．

●現　症

気　道：舌根沈下（＋），いびき様呼吸を認めた．

呼　吸：呼吸数6回/分，SpO$_2$は94％（リザーバー付きマスクで酸素5L/分），呼吸音は正常であった．

循　環：血圧は84/56mmHgで，心拍数は130回/分（整）であった．

中枢神経：意識レベルはGCS E1V1M4で，瞳孔は左右1.0mm，対光反射は（±）．

体　温：35.2℃であった．

その他の身体所見：末梢の冷感・湿潤を認めた．

●検査所見

末梢血：WBC 10,500/μL以外は異常なし．

血液生化学：異常なし．

動脈血ガス：pH 7.302，PaO$_2$ 172.6 Torr，PaCO$_2$ 56.4 Torr，HCO$_3^-$ 28.5 mEq/L，BE 1.0

mEq/L

心電図：洞調律

X線：胸・腹部ともに異常なし．

> ➡ **本症例のKeyword**
> - **患者背景を整理する**：うつ状態／慢性気管支炎／鎮咳薬／自殺企図
> - **患者のsign & symptomsを整理する**：意識障害／低体温／縮瞳／呼吸抑制／循環不全／呼吸性アシドーシス

診断に至る推理の道筋

1 原因薬毒物（犯人 ホシ）を推定する

- 患者情報から，処方薬の鎮咳薬または市販薬の睡眠薬や鎮咳薬の過量服薬が考えられる．
- 鎮咳薬に用いられるコデインは局所麻酔作用，鎮咳作用などがあるオピオイドであるが，一般的にはコデイン硫酸塩やコデインリン酸塩などとして市販されている．経口摂取では速やかに消化管から吸収され，1〜2時間で血中濃度がピークに達する．
- 同じく鎮咳薬に用いられるジヒドロコデインは，コデインの水素化で得られるもので，半合成オピオイドである．コデインと同じく消化管から吸収されるが，吸収は悪い．
- オピオイドが，中枢神経系に存在するオピオイド受容体に結合し，呼吸抑制や中枢神経抑制が出現する．

2 裏を取る

❶ 行動歴（アリバイ）は？

- 患者の通院している内科クリニックでは，リン酸コデイン散1％を1回2g（主成分として20 mg），1日3回（主成分として1日60 mg）が30日分処方されていた．
- その他，市販薬の鎮咳薬や風邪薬を多数購入し服用していたことが確認された．

❷ 動機は？

- 最近では咳がなかなか治まらず，その影響から不眠となり自殺企図をたびたび起こしている状況であった．

❸ 分析（科学捜査）の結果は？

- トライエージ®ではOPI（モルヒネ系麻薬）が陽性であった．
- 血中コデイン濃度は1,200 ng/mLであった．

原因薬毒物(犯人ホシ)は…

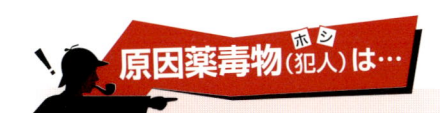

「オピオイド類(コデイン，ジヒドロコデイン)」だ！

3 謎解きのポイント

　　コデインは鎮咳作用のほかに，局所麻酔作用，止痢作用をもっているオピオイドである．オピオイドは中枢神経系にあるオピオイド受容体のなかでも特にμ受容体に結合し，呼吸抑制，意識障害，縮瞳といった症状が出現する．コデインを簡単に検査するものとしてトライエージ®があり，OPI(モルヒネ系麻薬)が陽性であった．さらに血中コデイン濃度が高値を示し，コデイン中毒と診断された．

救命に至る治療(事件解決)の極意

治療経過

　　来院後，静脈路を確保し急速輸液を行うと同時に気管挿管を行い人工呼吸管理とした．急速輸液にて約2Lの輸液が投与された頃から血圧は徐々に回復した．その後，家人からの情報や処方薬などの情報から，コデイン中毒に対する拮抗薬であるナロキソン塩酸塩の投与を行った．その結果，徐々に全身状態も改善し数日後には呼吸器から離脱し，症状は軽快した．

5大原則に則った治療のポイント

❶全身管理
・気道閉塞に対しては，エアウェイまたは気管挿管による気道確保．
・人工呼吸管理を行うことで呼吸性アシドーシスの改善を図る．
・急速輸液にてショックからの離脱を図る．

❷吸収の阻害
　　服用から1～2時間以内であれば胃洗浄や腸洗浄を考慮する．また活性炭の投与も行う．

❸排泄の促進
　　有効な手段はあまりない．

❹解毒薬・拮抗薬
　　ナロキソン塩酸塩の投与を行う．一般的にはナロキソン塩酸塩として，通常成人1回0.2 mgを静脈内注射する．効果不十分の場合，さらに2～3分間隔で0.2 mgを1～2回追加投与する．なお，患者の状態に応じて適宜増減する．(ナロキソン塩酸塩静注0.2 mg「第一三共」添

付文書より抜粋）

❺精神科的評価

全身状態が安定してから，精神科医師により診察を行ったところ精神的にも安定しており，希死念慮は認めなかった．

極意

★ナロキソン塩酸塩の薬物動態

ナロキソン塩酸塩の血中濃度に関する海外での検討によると，静脈内注射後，約5分で投与量の97％が血清中に存在せず，投与後20分から2時間にかけてのナロキソン塩酸塩の平均血中半減期は64分であった，と報告されている（前記添付文書より）．すなわち投与により症状が改善しても，数時間から半日くらいは経過観察が必要である．
死亡原因は，呼吸停止によることが多く注意が必要である．

その後の経過

身体的治療は約1週間で終了し，精神的治療に関しても今回のことは発作的に行ったことで，希死念慮もないことから現在通院中の内科クリニックで今後も通院加療を続けることとなった．

MEMO ❶ オピオイド受容体

オピオイド受容体は，μ（μ1，μ2）受容体，κ受容体，δ受容体がある．モルヒネはμ（μ1，μ2）受容体およびκ受容体刺激薬である．μ1刺激により上脊髄性鎮痛や縮瞳が出現，μ2刺激により呼吸抑制，徐脈，縮瞳などが出現する．またκ刺激により脊髄性鎮痛，呼吸抑制，鎮静などが出現する．そしてオピオイド受容体すべての遮断薬がナロキソン塩酸塩である．

文献・参考図書

1）「急性中毒標準診療ガイド」（日本中毒学会/編），じほう，2008
　↑一般的な中毒における対処方法や個々の中毒物質に対する処置方法などを掲載．

2）「中毒学概論―毒の科学―」（Tu, A. T./著，井上尚英/監），じほう，1999
　↑麻薬に関する概論，薬理学的な作用機序などが掲載されている．

26 著しい精神運動興奮，痙攣 25歳，男性

井出文子

症例（ヤマ）との遭遇

●患者のプロフィール

症　例：25歳，男性，無職

発見時の状態：自室に閉じこもっていたが，突然裸で外に飛び出し，訳のわからないことを叫び暴れていた．家族が警察を呼んでいる最中に痙攣が出現し救急隊を要請された．

現場の状況：自室の中は煙草のような臭いがしていた．

救急隊現着時から搬送中の状態：救急隊現着時，不穏状態だった．JCS 3，呼吸数25回/分，脈拍115回/分，血圧160/90 mmHg，体温37.5℃だった．

患者情報：患者は以前大麻使用経験があった．最近は仕事をやめ慢性的な意欲低下で悩んでいた．

●現　症

気　道：異常なし．

呼　吸：呼吸数は25回/分，SpO$_2$は100%（鼻カニューラで2 L/分），呼吸音は正常であった．

循　環：血圧は150/90 mmHgで心拍数は120回/分（整）であった．

中枢神経：意識レベルはGCS E3V3M5で，瞳孔は左右6.0 mm，対光反射迅速であった．痙攣は止まっていた．

体　温：37.5℃であった．

その他の身体所見：発汗著明であった．

●検査所見

末梢血：WBC 17,600/μL以外は異常なし．

血液生化学：CK 2,530 IU/L，LDH 412 IU/L，GOT 70 IU/L，GPT 65 IU/L

動脈血ガス：pH 7.395，PaCO$_2$ 35.0 Torr，PaO$_2$ 100.5 Torr，HCO$_3^-$ 21.3 mEq/L，BE −2.9 mEq/L

心電図：洞性頻脈が認められた．

X線（胸および腹部）：異常なし．

頭部CT：異常なし．

> **➡ 本症例の Keyword**
> - **患者背景を整理する**：大麻使用経験／煙草のような臭い／慢性の意欲低下
> - **患者の sign & symptoms を整理する**：不穏／痙攣／散瞳／頻呼吸／頻脈／発汗著明／代謝性アシドーシス／筋原性酵素の上昇

診断に至る推理の道筋

1 原因薬毒物（犯人（ホシ））を推定する

- 大麻使用経験があることから何らかの乱用薬物が使用された疑いが強い．
- 現場に煙草のような臭いが残っていたことから吸入して摂取された可能性が高い．
- 不穏，痙攣など精神神経症状を起こす薬物の可能性が高い．
- 散瞳，高血圧，頻呼吸，頻脈より交感神経亢進症状が疑われる．
- 精神神経症状や交感神経症状を引き起こす薬物が最も疑わしい．

2 裏を取る

❶ 行動歴（アリバイ）は？
　家族から聴取したところ，最近患者は脱法ハーブをインターネットで購入していた．

❷ 動機は？
　意欲低下が著明だったため気分を高揚させる目的で脱法ハーブを使用していた．

❸ 分析（科学捜査）の結果は？
　トライエージ®は陰性であった．

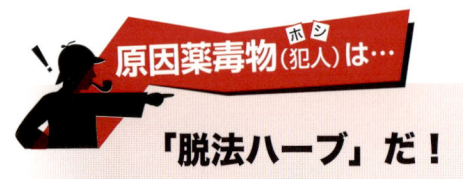

原因薬毒物（犯人（ホシ））は…「脱法ハーブ」だ！

3 謎解きのポイント

　脱法ハーブはさまざまな合成化合物が含有されており，その薬理作用によって多彩な臨床症状を起こす（図）．最も多い合成カンナビノイドによる中毒では大麻類似の症状を起こす．脳内に分布しているカンナビノイド受容体であるCB1受容体と結合して精神神経症状や鎮痛作用などの中枢神経作用を起こす．また末梢組織に存在しているCB1受容体と結合し頻脈や末梢血管抵抗の減少などの心循環器作用を起こす．合成カンナビノイドは大麻の数倍から数百倍CB1受

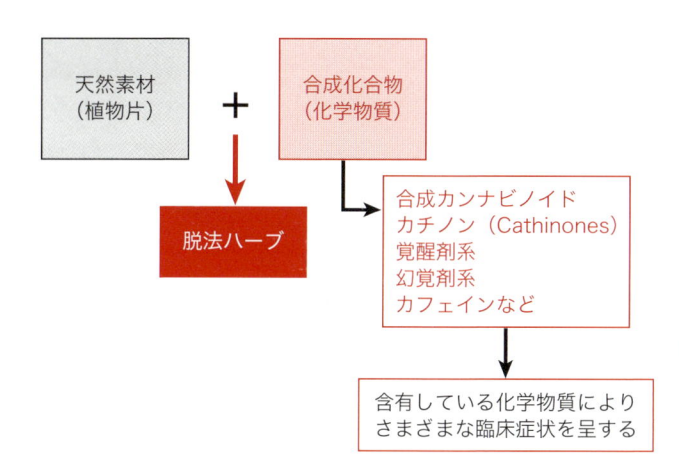

```
天然素材           合成化合物
(植物片)    +     (化学物質)
   │              │
   ▼              ├─→ 合成カンナビノイド
 脱法ハーブ            カチノン（Cathinones）
   │                  覚醒剤系
   │                  幻覚剤系
   ▼                  カフェインなど
 含有している化学物質により
 さまざまな臨床症状を呈する
```

図 脱法ハーブとは？
＊その他にリキッド・アロマという液体状の製品やフレグランス・パウダーという粉末状の製品もある

容体との親和性が強力といわれているためその薬理作用も大麻以上となる．このためsign & symptomsのような交感神経症状や精神神経症状が出現したと考えられる．

脱法ハーブを原因とする多くの症例がトライエージ®の結果では陰性であり，脱法ハーブ自体，尿や血液などの生体試料からの原因物質の同定は一般の医療機関では難しい．しかし，本症例では現場の状況や薬物依存乱用歴，多彩な臨床症状から脱法ハーブによる急性中毒と診断された．

救命に至る治療（事件解決）の極意

治療経過

不穏状態であったため鎮静薬持続投与を開始した．入院後CKが上昇したため横紋筋融解症と診断し細胞外液輸液の負荷を行った．入院翌日に鎮静薬を中止したが，精神症状は落ち着いていた．第4病日CK 86,000 IU/Lまで上昇したがその後は低下傾向であった．

5大原則に則った治療のポイント

❶全身管理
大量輸液により利尿促進させ横紋筋融解症を改善，急性腎不全を予防する．精神運動興奮があれば鎮静薬投与．

❷吸収の阻害
特になし．

❸排泄の促進
特になし．

❹ 解毒薬・拮抗薬

特になし．

❺ 精神科的評価

以前大麻使用経験があり，今回も脱法ハーブを常用している．脱法ドラッグの慢性的な使用は大麻同様に統合失調症の発症や精神疾患の再発リスクが高くなるため，患者本人にやめたいという意思があれば薬物依存治療専門施設に紹介する．

その後の経過

横紋筋融解症は軽快し第7病日に自宅退院となった．併せて，本人から「薬をやめたい」という希望があったため薬物依存治療専門施設に紹介した．

MEMO ❶ 大麻の臨床症状と薬物動態

参考として大麻摂取による臨床症状（表1）と大麻の成分である⊿9-THC（delta-9-tetrahydrocannabinol：デルタ-9-テトラヒドロカンナビノール）の薬物動態（表2）を示す．

表1 大麻（マリファナなど）摂取による臨床症状

精神症状	陶酔感，多幸感，性欲亢進，聴覚や視覚の鋭敏化． 高用量でパニック発作，不安，抑うつ状態，幻覚妄想，錯乱，離人感，興奮，失見当識など
心血管系症状	洞性頻脈，四肢の血流増加，起立性低血圧，失神，心房性期外収縮，心室性期外収縮，T波の変化，ST変化，ⅠまたはⅡ度の房室ブロックなど
呼吸器症状	気管支拡張，慢性の吸煙で呼吸機能の低下，慢性炎症や肺癌のリスクの増加など
離脱症状	最終摂取10時間で起こり約48時間でピークとなる．落ち着きのなさ，不安，不快感，非協調性，敵意，不眠，食欲低下，振戦，反射の亢進や発汗・下痢などの自律神経症状など

表2 ⊿9-THCの薬物動態

分布容積（L/kg）	4〜14
蛋白結合率（%）	97
半減期	20〜57時間 （常用者は3〜13日）

デルタ-9-テトラヒドロカンナビノール
（⊿9-THC）

引用文献・参考文献

1) 大麻（マリファナなど）.「臨床中毒学」（上條吉人／著, 相馬一亥／監）, pp.222-224, 医学書院, 2009

2) Lapoint, J., et al.：Severe toxicity following synthetic cannabinoid ingestion. Clin Toxicol, 49：760-764, 2011
   ↑合成カンナビノイドで薬剤抵抗性の上室性頻脈が出現.

3) Zimmermann, U.S., et al.：Withdrawal phenomena and dependence syndrome after the consumption of "spice gold". Dtsch Arztebl Int, 106：464-467, 2009
   ↑合成カンナビノイド含有のハーブを常用者が中止したことで離脱症状が出現.

4) Davies, S., et al.：Risk of caffeine toxicity associated with the use of 'legal highs' (novel psychoactive substances). Eur J Clin Pharmacol, 68：435-439, 2012
   ↑脱法ハーブに含まれるカフェインによる中毒症状にも注意が必要.

Column

急性中毒と推理小説⑥〜違法薬物と推理小説

上條吉人

　違法薬物を扱った推理小説としては，アガサ・クリスティーによるものが数多くあります．『ディオメーデスの馬』では，ペイシェンス・グレイス夫人はコカインを鼻から吸飲し，「体中を虫が這いずりまわって……もうがまんできない．もうダメ．気が狂いそう……」と叫びます．これは，マグナン徴候を表現していると思われます．コカインについては，「最初のうちは，すばらしい気分になるし，何を見ても美しく見える薬物．気が大きくなって，いつもの2倍も3倍もでかいことがやれそうに思えてくる．図に乗って度を超すと，極度の興奮状態に陥り，幻覚や妄想といった症状が現れる」と解説されています．

　『杉の柩』，『ヒッコリー・ロードの殺人』，『満潮に乗って』では，毒殺の手段としてモルヒネを用いています．『杉の柩』の中でモルヒネについては，「モルヒネによる症状で，最も普通にみられるのは，極度の興奮状態がある時間続くと，次に睡気が襲い，昏睡に陥り，瞳孔が狭まる」と解説されています．

　『アクロイド殺し』では，チャールズ・ケントは，ガチョウの羽根の羽軸に入れてあったヘロインを鼻から吸入していました．ヘロインについては，「ヘロイン（塩酸ジアセチルモルヒネ），いわゆる"スノウ"．麻薬常習者は管状になった羽軸にヘロインを入れて持ち歩き，鼻から吸い込む．鼻から吸引する方法は，アメリカ大陸では広く行われている」と解説されています．

　『ゲリュオンの牛たち』では，エイミー・カーナビイは，大麻の注射を受けます．その後の症状については，「急に全身がほてって，気分が浮き立ってくるのを感じた．すばらしく爽快な気分だった．みんなが，急にものすごく背が高くなったように見えた．明日になれば，彼女は世界平和のための国際親善のための手はずを整えるだろう．もはや戦争も，貧困も，病気すらもなくなるように．彼女は，エイミー・カーナビイは，新しい世界をデザインするだろう．しかし，急ぐ必要はない．時間は無限にある．1分は次の1分に続き，1時間は次の1時間に続くのだ！四肢は重く感じられたが，心は自由にはずんだ．全宇宙を思いのままに飛び回ることができそうだった」と記述されています．大麻については，「ハシシとかバングといった名前でも知られている麻薬で，誇大妄想や快感を与える」と解説されています．

文献・参考図書

ディオメーデスの馬．「ヘラクレスの冒険」（アガサ・クリスティー／著，田中一江／訳），ハヤカワ文庫―クリスティー文庫，2004

「杉の柩」（アガサ・クリスティー／著，恩地三保子／訳），ハヤカワ文庫―クリスティー文庫，2004

「ヒッコリー・ロードの殺人」（アガサ・クリスティー／著，高橋 豊／訳），ハヤカワ文庫―クリスティー文庫，2004

「満潮に乗って」（アガサ・クリスティー／著，恩地三保子／訳），ハヤカワ文庫―クリスティー文庫，2004

「アクロイド殺し」（アガサ・クリスティー／著，羽田詩津子／訳），ハヤカワ文庫―クリスティー文庫，2003

ゲリュオンの牛たち．「ヘラクレスの冒険」（アガサ・クリスティー／著，田中一江／訳），ハヤカワ文庫―クリスティー文庫，2004

第2章 実践！中毒診療〜謎を解き診断に至る推理の道筋

27 口唇のしびれ，呼吸困難 66歳，男性

廣瀬保夫

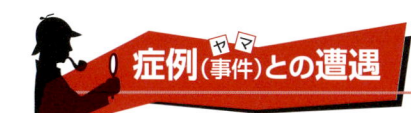

症例（事件）との遭遇

● 患者（被害者）のプロフィール

症　例：66歳，男性，趣味は釣り

発見時の状態：自分で釣ってきた魚を食べた約30分後に，口唇のしびれ，息苦しさを訴え，妻が救急車を要請した．

患者は自分で釣ってくる魚を自分で調理してときどき食べていた．妻は「あぶないんじゃないの」と言って注意していたが，「大丈夫だ」と言って聞き入れなかった．これまでは何も起こらなかった．今回もいつもの海から釣ってきて，いつもと同じように自分で料理して食べていたが，今回は「息が苦しい」と言ってきたため救急車を呼んだと言う．

救急隊現着時から搬送中の状態：救急隊現着時，意識は清明，口の周りがしびれると訴え，やや呂律が回っていない印象であった．呼吸数24回/分，脈拍数88回/分，血圧124/72 mmHg．心電図モニターでは洞調律で，特記すべきST変化なし．

● 現　症

気　道：安定

呼　吸：呼吸数28回/分で，やや浅い．SpO$_2$ 92 %（room air），呼吸音は正常であった．

循　環：血圧140/72 mmHg，心拍数88回/分，洞調律．

中枢神経：閉眼していたが，呼名には開眼し質問には頷く．四肢筋力は全体に低下していたが，左右差は認めなかった．瞳孔は左右3.0 mm同大，対光反射は緩慢であった．

体　温：36.3℃

その他の身体所見：特記事項はなし．

● 検査所見

血液検査，心電図，胸部X線で特記すべき異常を認めなかった．

> ➡ **本症例のKeyword**
> - **患者背景を整理する**：釣ってきた魚を食べた
> - **患者のsign & symptomsを整理する**：口の周りがしびれる/呼吸困難感/四肢筋力低下

診断に至る推理の道筋

1 原因薬毒物（犯人(ホシ)）を推定する

- 本例では，「自分で釣ってきた魚」を食べ，口唇のしびれ，息苦しさを訴えている．これまでは同様の行為をしても大丈夫だったとのことだが，時系列的には，この「釣ってきた魚」が原因であることが強く疑われる．
- 口唇周囲のしびれ，呼吸困難感，筋力低下をきたす自然毒による中毒が最も疑わしい．
- 妻に確認すると，今回の釣りものは直接は見ていないが，フグを持って帰って来ることはときどきあった，だから怖い感じがしていた，とのこと．

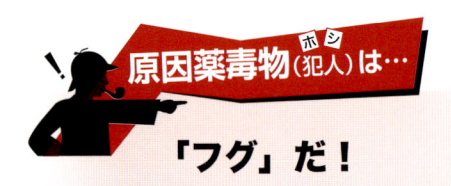

原因薬毒物(犯人(ホシ))は…「フグ」だ！

2 謎解きのポイント

　フグ中毒はフグ目の魚を食することによって起こり，日本での動物性自然毒中毒による最もメジャーな原因の1つである．フグ中毒の原因物質はテトロドトキシンであるが，その含有濃度は，魚の種類，部位，季節，産地，あるいは個体によって大きく異なる．そのため，自らの経験則や仲間内の話から「ここで釣ったフグは大丈夫だ」などと思い込んでいる人もいる．

　テトロドトキシンはフグ固有の毒ではなく，海洋細菌により産生されてフグなどの生物に生物濃縮され蓄積する．テトロドトキシンは熱に安定で，加熱しても冷凍しても不活化されない．強力な神経毒で運動神経だけでなく，知覚神経，自律神経も障害する．ヒトの経口致死量は1～2 mgと少量である．

　フグ中毒の重症度，発症速度はテトロドトキシンの摂取量による．フグ中毒の重症度分類を表に示す[1]．初期症状は口唇周囲のしびれや四肢のしびれ感で，次第に全身に広がる．中等症以上であれば筋力低下，運動失調などが出現し，呼吸筋麻痺に至れば急速に呼吸停止に陥る．

表　フグ中毒の重症度分類

重症度	徴候および症候	発症時間
Ⅰ度	・口唇周囲のしびれ感や異常感覚 ・悪心などの消化器症状を伴うこともある	5〜45分
Ⅱ度	・舌のしびれ感，顔面および四肢遠位端のしびれ感 ・初期の運動麻痺および協調運動障害 ・言語のもつれ ・反射は正常	10〜60分
Ⅲ度	・全身の弛緩性麻痺，換気不全，失声 ・眼球の固定または散瞳 ・意識は保たれている	15分〜数時間
Ⅳ度	・重症換気不全および低酸素血症 ・低血圧，徐脈，不整脈 ・意識障害を伴うこともある	15分〜24時間

上條吉人：フグ．「臨床中毒学」（相馬一亥/監），初版，p.478，2009，医学書院より転載

救命に至る治療（事件解決）の極意

治療経過

　当院に搬入20分後，採血や胸部X線撮影などを行っていたところ，突然SpO_2が低下，全身のチアノーゼが出現した．直ちにバッグバルブマスクで補助換気を開始した．直後に自発呼吸は消失，瞳孔散大，対光反射も消失した．気管挿管を施行して人工呼吸管理を開始した．血圧も低下したため乳酸リンゲル液を負荷したところ，循環動態は安定した．ICUに収容し人工呼吸管理，輸液管理を継続した．24時間後に意識清明，自発呼吸が安定していることを確認し，抜管した．軽い口唇周囲のしびれ感も徐々に改善し，第4病日に独歩で退院した．

5大原則に則った治療のポイント

❶全身管理

　フグ中毒の死因のほとんどは呼吸筋麻痺による換気不全である．呼吸状態に異常を認めてから短時間で呼吸停止まで進行することが多く，**機を失せずに適切な呼吸管理を行うことが救命の最大のポイント**になる．**呼吸器症状が進行性の場合，知覚・運動麻痺が広範な場合は，呼吸停止前に人工呼吸管理とすることを考慮する**．フグ中毒の症状は摂食後20分から30分程度で出現することが多く，呼吸停止は4〜24時間程度で起こる例が多い．また，人工呼吸管理の期間は24〜72時間程度を要することが多い[1, 2]．

　自律神経障害によって徐脈，低血圧を呈することがあり，乳酸リンゲル液などの細胞外液負荷や，ドパミンなどを使用し循環管理を行う．また麻痺があっても通常は意識が保たれ苦痛を感じていることが多いので，適切に鎮静する必要がある．

❷ 吸収の阻害

テトロドトキシンの消化管吸収は非常に速く，消化管除染は摂食後早期でなければ効果は少ない．摂食後1時間以内であれば胃洗浄，活性炭の投与を考慮してもよいが，呼吸状態の変化は急激であり，特に胃洗浄の実施中の急変には厳重に注意する．あくまで呼吸循環管理が優先である．

❸ 排泄の促進

テトロドトキシンは腎から速やかに排泄されるため，通常は血液浄化法の適応はない．

❹ 解毒薬・拮抗薬

有効な解毒薬，拮抗薬はない．

❺ 精神科的評価

特記すべき事項なし．

極意

★フグ中毒で最も重要な対処法

フグ中毒の対処は，1にも2にも呼吸循環管理などの支持療法を適切に行うことが何よりも重要である．特に機を失せずに気管挿管，人工呼吸管理を行うことがきわめて重要である．

その後の経過

患者は，「フグはちょっと口がしびれるくらいがうまい，と思っていたが，もう懲りたよ」と言って笑顔で退院していった．

文献・参考図書

1) フグ．「臨床中毒学」（上條吉人/著，相馬一亥/監），p.475-480，医学書院，2009
↑テトロドトキシンの作用機序をはじめ，フグ中毒の概要から治療まで，症例や豊富な写真，エピソードを交えて解説されている．必読．

2) Kim-Katz, S.：Food poisoning：Fish and shellfish. In：Poisoning & Drug Overdose Sixth Edition (Olson, K. R., ed.), p.219-222, McGraw-Hill, 2011
↑フグだけでなく魚介毒に関して簡潔にまとめられている．

Column

急性中毒と推理小説⑦〜自然毒と推理小説

上條吉人

　毒殺の手段に魚介類の毒を用いたものとして，今野敏の『ST警視庁科学特捜班　毒物殺人』では，杉田英吉と笹本雅彦がフグの卵巣やキモから抽出したテトロドトキシンを飲まされて殺害されます．この作品では，SCアカデミーの会長の白鷺勇一郎が，テトロドトキシンを用いて死人を生き返らせてみせることでカリスマ性を得ていますが，テトロドトキシンについては，「致死量に至らず重症の中毒に陥った場合，呼吸の麻痺，心拍数の減少や脳の反射の微弱が起き，仮死状態になる」と解説されています．

　アレクサンダー・キャンピオンの『予約の消えた三つ星レストラン』では，ジャン＝ルイ・ドゥラージュは麻痺性貝毒のサキシトキシンを頸静脈から皮下注射器で注入されて殺害されます．サキシトキシンについては，「毒によって被害者の身体は瞬時に麻痺し始め，意識がはっきりしている状態で静かに麻痺は進み，最後には窒息死する」と解説されています．

　毒殺の手段にキノコ毒を用いたものとして，ピーター・ラヴゼイの『ポメラニアン毒殺事件』では，フランクがタマゴテングタケの混入されたキッシュを食べて殺害されます．タマゴテングタケについては，「アマニタ・ファロイデス，通称，"タマゴテングタケ"，または，"破壊の天使"．食べると死ぬのでマッシュルームと間違えないように注意が必要」と解説されています．

　毒殺の手段に植物の毒を用いたものとして，エリス・ピーターズの『修道士の頭巾』では，ジャーヴァス・ボーネルは，トリカブトの根をすりつぶしてからし油と亜麻仁油で溶いた塗り薬が混入された料理を食べて殺害されます．トリカブトについては，「花の形から＜修道士の頭巾＞と呼ばれることもある．その根をすりこむと痛みを取るのに効き目があるが，飲みこめば，強力な毒」と解説されています．

　クリスティーナ・メルドラムの『マッドアップル』では，サラ・ラーナーと娘のスザンナはチョウセンアサガオ入りのシチューを食べ，チョウセンアサガオを浸したシュナプスという酒を飲んで殺害されます．チョウセンアサガオについては，「この植物はアルカロイドのヒヨスチアミンと，アトロピンと，スコポラミンとしても知られるヒヨスチンを含んでいる．アトロピンは特に猛毒だ．植物全体が有毒で一種が最も有毒．この植物は生のままでも，使用前に乾燥させたり煮たりしても有毒」と解説されています．

文献・参考図書

「ST警視庁科学特捜班 毒物殺人」（今野　敏／著）講談社文庫，2002

「予約の消えた三つ星レストラン」（アレクサンダー・キャンピオン／著，小川敏子／訳），原書房（コージーブックス），2012

ポメラニアン毒殺事件．「ポメラニアン毒殺事件」（ピーター・ラヴゼイ／著，中村保男／訳），ハヤカワ・ミステリ文庫，1989

修道士の頭巾．「修道士の頭巾―修道士カドフェルシリーズ〈3〉」（エリス・ピーターズ／著，岡本浜江／訳），光文社文庫，2003

「マッドアップル」（クリスティーナ・メルドラム／著，大友香奈子／訳），創元推理文庫，2012

第2章 実践！中毒診療〜謎を解き診断に至る推理の道筋

28 口のしびれ，不整脈
25歳，男性

八木啓一

症例（事件）との遭遇

● 患者のプロフィール

症　例：25歳，男性

発見時の状態：朝5時30分頃自宅室内で苦しんでいるのを母親に発見された．母親は患者が3時頃から2〜3回トイレへ行く物音に気づいていた．嘔気が強く全身がしびれているとのことで5時50分に救急要請がなされた．

現場の状況：嘔気・嘔吐との訴えであったので，救急隊は室内を詳細に探索したわけではなかったが，多量の薬の空殻などの特別な異常はなかったとのことであった．

救急隊現着時から搬送中の状態：現着時，意識清明で，呼吸数17回/分，脈拍数78回/分，血圧108/68 mmHg，体温36.6℃，SpO$_2$ 100％であった．救急隊は搬送を始めて救急車内のモニターで不整脈に気づいた．問診で午前2時頃から四肢がしびれ始め今は全身がしびれている，午前3時頃から2〜3回嘔吐をくり返していると聴取した．

患者情報：既往に喘息あり（最近は加療していない）．高校卒業後いったん就職していたが解雇され，この1年間職業訓練学校に通っていた．来週から新しい職場に就く予定で，本人は仕事に対する不安を漏らしていたとのこと．

● 現　症（午前6時30分来院）

気　道：開通

呼　吸：呼吸数19回/分，やや努力様しかし呼吸音清で左右差なし，SpO$_2$ 100％（酸素10 L/分）．

循　環：心拍数91回/分（不整），血圧114/69 mmHg．

中枢神経：意識清明，瞳孔5.0 mm/5.0 mm，対光反射＋/＋．四肢筋力低下はなかったが，四肢・顔面全体に感覚（痛覚・触覚）低下あり（本人はしびれと表現している）．

体　温：36.0℃

その他の身体所見：口の中と全身のしびれを訴え，嘔気は引き続いていた．来院後一時，全身性間代性痙攣が10秒ほどみられたが自然に治まり，その後は発生していない．

● 検査所見

末梢血：異常なし．

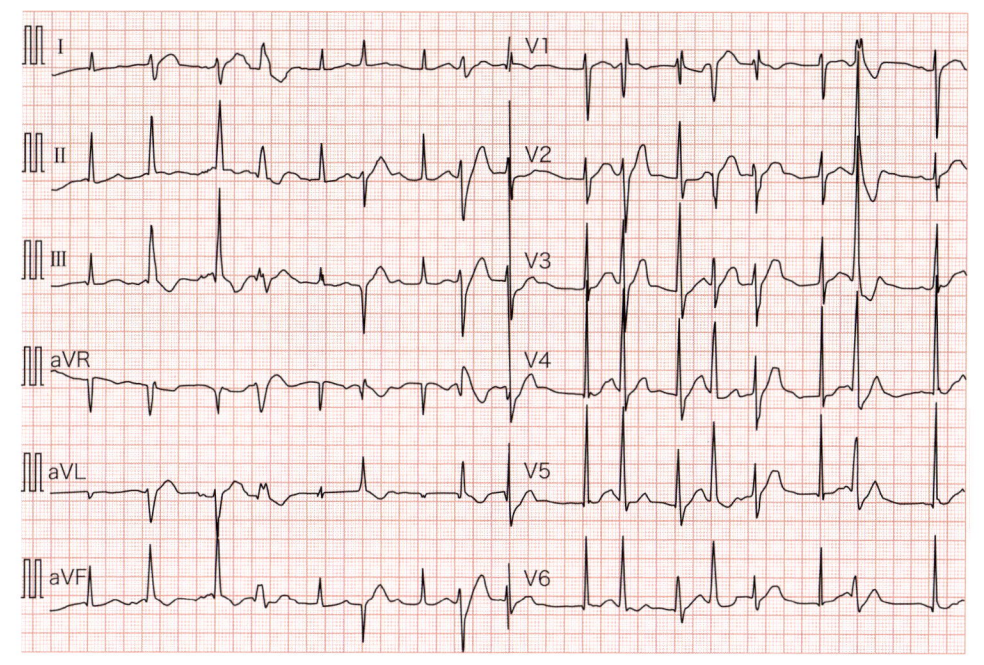

図1　来院時の心電図
上室性期外収縮や多源性心室性期外収縮が頻発し多彩な不整脈がみられる

血液生化学：異常なし．
動脈血ガス：pH 7.545, PaO₂ 152.0 Torr, PaCO₂ 23.9 Torr, HCO₃⁻ 20.6 mEq/L, BE 0.3 mEq/L
心電図：上室性期外収縮や多源性心室性期外収縮が頻発している多彩な不整脈（図1）．
胸部X線写真：異常なし．

> ➡**本症例のKeyword**
> - **患者背景を整理する**：うつ病などの精神疾患の既往はなかったが，就職に関して不安を漏らしていた．
> - **患者のsign & symptomsを整理する**：午前2時に四肢のしびれで発症/午前3時から嘔気・嘔吐/午前6時には口と全身のしびれ/心電図で多彩な不整脈/意識清明

診断に至る推理の道筋

1 原因を推定する

- 血液ガス所見からPaCO₂が低値で過換気による呼吸性アルカローシスは存在する．
- 食中毒あるいは急性胃腸炎による嘔気・嘔吐で，過換気症状が合併したか？

28　口のしびれ，不整脈　25歳，男性

- しかし嘔気・嘔吐より四肢のしびれが先行しているため順序が逆である．
- しかもしびれは感覚の低下を意味しているため過換気によるテタニーとは様相が違う．
- 就職に不安を訴えていたとのことで自損の疑いは？　なにか毒物でも服用したか？
- しびれでも特に口のしびれを訴えていること，また多彩な不整脈は非常に特徴的．もしやトリカブト？　しかしどこで手に入れたか？

2 裏を取る

- 幸い本人は意識清明であったので問い詰めてみると，午前1時頃トリカブトの根をかじったと告白した．
- 数年前に園芸店で手に入れた鉢植えのトリカブトの根を干して自室に隠し持っていた．
- 中学時代にいじめにあって，それ以来死にたいと思っていた．就職後も自信がもてなくて解雇されたときに少しかじってみたことはあるが，軽いしびれがあった程度であった．
- 今回は以前の10倍ほどの量で，鉛筆の芯の太さで1 cmほどをかじった．こんなに苦しくなると思わなかった．
- 自宅で発見された乾燥根と血清・尿のサンプルを分析機関に依頼した結果，アコニチン類が検出され確定診断がついた．

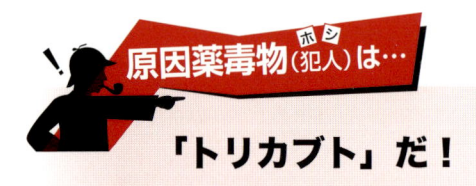

原因薬毒物(犯人 ホシ)は…「トリカブト」だ！

3 謎解きのポイント

　　トリカブト毒の本態であるアコニチン類の毒性は，神経・心・筋肉などの興奮性細胞のナトリウムチャネルを開放させることにより発揮される．神経系では口や舌のしびれで始まるのが特徴的で，全身性のしびれに進行し，痙攣，呼吸筋麻痺で死に至ることがある．心循環器症状としては，難治性の多彩な不整脈が特徴で，血圧低下から心停止まで起こりうる．腹痛や激しい嘔吐・下痢などの消化器症状も発生する．

　　トリカブト属は日本国内で山野に広く自生している（図2）．秋には独特の兜型の花を咲かせ，紫色できれいなため観賞用として園芸店に置かれていることもある．アコニチン類は根に多いが全草に含まれている．そのため花のない早春から初夏にかけての山菜採取時期にトリカブトがニリンソウやモミジガサ（シドケ）と間違って採取され中毒事故がときどき発生している．

　　このように入手はそれほど困難ではないため，口周囲のしびれで始まることや多彩な不整脈などの特徴的な症状があるときには，トリカブト中毒の可能性も頭の片隅に置く必要がある．

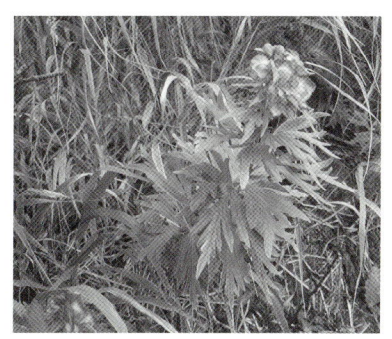

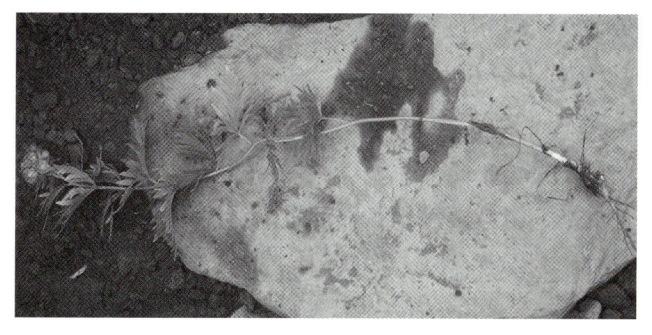

図2　トリカブト（リシリブシ） (p.10巻頭カラーアトラス参照)
筆者が利尻山に登山したときに山道で見つけた

本症例では四肢のしびれで始まったと本人が言っているが，全身にしびれが広がったときに，口の中のしびれも特別に訴えていたのがヒントになった．

救命に至る治療（事件解決）の極意

治療経過

来院時には服用から5時間半を経過していたため胃洗浄の適応はないと判断したが，活性炭は投与した．ICUに収容し不整脈中心に呼吸循環動態を注意深く監視した．経皮的心肺補助装置（percutaneous cardiopulmonary support：PCPS）をいつでも装着できるように準備を行った．不整脈に対しアミオダロン塩酸塩125 mgを10分間で急速投与し，その後50 mg/時の速度で6時間，さらにその後25 mg/時の速度での投与計画を立てた．来院後2時間ほどの間は心室性頻拍や心室頻拍も時に交えたが，その後次第に不整脈は改善し，トリカブト摂取後12時間を過ぎる頃にはほぼ洞調律となった．アミオダロン塩酸塩の投与はその4時間後に中止した．全身のしびれはトリカブト摂取後6時間頃が最大であったが，さらに6時間後には自覚的には半減し，翌日にはほぼ消失した．

5大原則に則った治療のポイント

❶全身管理

心電図モニターを行う．徐脈性不整脈にはアトロピン投与や体外ペーシングを考慮する．心室性不整脈にはアミオダロン塩酸塩，フレカイニド酢酸塩，硫酸マグネシウム水和物などの投与を考慮する．致死性不整脈や心停止をきたした場合はPCPSを施行する．

❷吸収の阻害

致死量を服用して1時間以内なら胃洗浄を，中毒量を服用しているなら活性炭の投与を考慮する．

❸排泄の促進

有効な手段は特にない．

❹解毒薬・拮抗薬

特異的な解毒薬・拮抗薬はない．ただし特別な治療を行わなくても消失半減期は3〜16時間で，1〜3日で血中からほとんどが消失する．

❺精神科的評価

精神的不安定から毒物を摂取するような行為に至った場合，また過去にも同様の行為がみられた場合には，精神科による評価が望ましい．

その後の経過

身体的症状の消失した入院翌日に当院精神科を受診し，翌々日には自宅退院した．その後精神科で当初はうつ病，後には気分変調症とのことで外来通院治療を続けている．

文献・参考図書

1) 「臨床中毒学」（上條吉人/著，相馬一亥/監），pp.376-386，医学書院，2009
2) 厚生労働省ホームページ：自然毒のリスクプロファイル：高等植物：トリカブト類：http://www.mhlw.go.jp/topics/syokuchu/poison/higher_det_15.html
3) 岩手医科大学医学部救急医学講座ホームページ：トリカブト中毒注意報：http://ccm.iwate-med.ac.jp/tori/tori.html

Column

急性中毒と推理小説⑧〜ニコチンと推理小説

上條吉人

　海外の著名な推理小説家の多くが毒殺の手段としてニコチンを用いています．アガサ・クリスティーの『三幕の殺人』では，スティーヴン・バビントン牧師は，ニコチンの混入されたカクテルを一口飲んで，顔をしかめ，立ちあがって前後に揺れ，顔が痙攣し，そのまま亡くなります．バーソロミュー・ストレンジ医師は，ニコチンの混入されたポートワインを飲んで，あっという間に死亡します．ミセス・ド・ラッシュブリッジャーは，ニコチンの混入されたチョコレートを１つ食べ，ひどい味にびっくりして飲み込み，ほぼ２分で死亡します．犯人はバラの殺虫剤から化学実験によって純粋のアルカロイドであるニコチンを抽出して殺人に用いたのです．ニコチンについては，「純粋なアルカロイドは無臭の液体で，数滴でほとんど即時に人間を殺せるそうです」と解説されています．

　エラリー・クイーンの『Xの悲劇』では，ハーリー・ロングストリートは，バスの中でコルク玉のまわりに53本のニコチンの濃縮液の塗られた針先がつき出たものを手に握らされて殺害されます．犯人は，どこでも手に入る殺虫剤を買ってきて煮つめ，純粋ニコチン含有率の高い粘液を抽出して，針を毒に浸したのです．死体の様子は，"顔をゆがめ，両眼をまばゆい明かりに向けて開き，瞳孔が異常に拡大していた"と描写されています．ニコチンについては，「新しい純粋液は無色無臭の油状だが，水につけたり，ほっておいたりしたやつは，すぐに暗褐色になって，たばこ特有のにおいがする」と解説されています．

　シャーロット・マクラウドの『ビルバオの鏡』では，ミフィ・ターゴインは，ニコチンが混入したマティーニを一気に喉に流し込み，あっという間に死亡します．ニコチンについては，「今みたいにスプレーがない頃，鉢植えの虫取りに使った」と解説されています．

　ジョージェット・ヘイヤーの『マシューズ家の毒』では，グレゴリー・マシューズは，皮下注射器を使ってチューブ入りの練り歯磨きに混入されていたニコチンを口腔内から吸収して殺害されます．死体の様子は"不自然なこわばった姿勢で仰向けに横たわったグレゴリーは，左右の腕を夜具の外に投げ出し，断末魔の痙攣に耐えかねているかのようにシーツを握りしめていた．両眼はかっと見開かれている"と描写されています．ニコチンについては，「ニコチンは皮下注射，あるいは皮膚から直接吸収された場合でも，致命的効果をもたらすことが知られている．その昔には，煙草を肌身離さずひそかに持ち歩いた騎兵大隊がまるごと病に倒れた事例もあるそうですよ」と解説されています．

文献・参考図書

「三幕の殺人」（アガサ・クリスティー／著，長野きよみ／訳），ハヤカワ文庫—クリスティー文庫，2003

「Xの悲劇」（エラリー・クイーン／著，鮎川信夫／訳），創元推理文庫，1960

「ビルバオの鏡」（シャーロット・マクラウド／著，浅羽莢子／訳），創元推理文庫，1991

「マシューズ家の毒」（ジョージェット・ヘイヤー／著，猪俣美江子／訳），創元推理文庫，2012

第2章 実践！中毒診療〜謎を解き診断に至る推理の道筋

29 指先から上腕に拡がる著しい腫脹　72歳，女性

林田昌子

● 症例（事件）との遭遇

● 患者（被害者）のプロフィール

症　例：72歳，女性，主婦

発見時の状態：9月中旬の夜8時頃，自宅裏山の収集場でゴミを捨てていたところ，右手指にチクっと何かが刺さった．小動物に咬まれたと思っていたが，約5分後から疼痛を伴い腫脹し始めたため，救急車を要請した．

現場の状況：受傷当時，ゴミ収集場は暗かったため，原因動物は特定されなかった．

救急隊現着時から搬送中の状態：患者は自宅前路上に立っていた．意識清明，歩行可能であったが，気分不良を訴えた．呼吸数18回/分，脈拍数68回/分，血圧106/62 mmHg，SpO₂ 99％，体温36.3℃．右手環指の腫脹を認めた．受傷後約30分で病院に到着した．

患者情報：患者は高血圧で内服加療中である．小動物による受傷は初めてであった．アレルギーの既往はなかった．

● 現　症

気　道：会話可能．

呼　吸：呼吸数は18回/分，SpO₂は98％（room air），呼吸音は正常であった．

循　環：血圧は116/60 mmHg，心拍数は70回/分（整）であった．

中枢神経：意識清明

体　温：36.3℃

その他の身体所見：右環指腹側に，出血点を2カ所認めた（図1）．右母指を除く右手指から手背にかけて腫脹，疼痛，熱感を認め，全体的に紫色調を呈し，同部位のしびれを自覚していた．腫脹は時間を追うごとに体幹方向へ拡大していった．

● 検査所見（受傷後約1時間）

末梢血：WBC 5,400/μL，Plt 25.8×10⁴/μL

血液生化学：CK 170 IU/L，CRP 0.33 mg/dL．その他の項目に異常なし．

心電図：異常なし．

X線（右手指）：明らかな骨傷は認めなかった．軟部組織の腫脹を認めた．

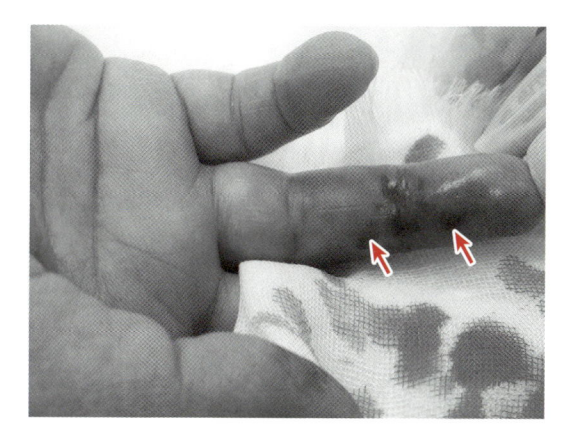

図1　来院時に認めた手指の傷
(p.10巻頭カラーアトラス参照)

> **本症例のKeyword**
> - 受傷時の状況を整理する：裏山・暗闇／音を立てない小動物／刺傷または咬傷
> - 患者のsign & symptomsを整理する：2カ所の出血点／拡大する軟部組織の腫脹／救急車を要請するほどの局所の疼痛

診断に至る推理の道筋

1 原因薬毒物（犯人(ホシ)）を推定する

- 患者から聴取した情報から，小動物による刺傷もしくは咬傷が疑われる．
- 原因動物として，まだ暖かい季節に暗闇で光らず音を立てずに人を攻撃するものが考えられる．
- 右環指腹側の2カ所の出血点は，針で刺したような傷であり，出血点間の距離が第一関節を屈曲した状態で1cm前後であることから，ヘビの牙痕が疑われる．
- 牙痕と局所の疼痛，受傷後早期に体幹方向へ**拡大する腫脹**を呈することから，マムシ咬傷が疑われる．

2 裏を取る

❶ 行動歴（アリバイ）は？

患者に確認したところ，自宅は本州農村地域にあり，過去の目撃情報や捕獲状況から自宅周辺でのマムシの生息が確認されていた．

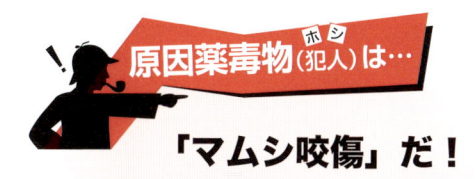

> **原因薬毒物(ホシ)（犯人）は…**
> **「マムシ咬傷」だ！**

3 謎解きのポイント

　マムシは，一部離島を除く奄美大島以北の日本全土に生息し，4月～11月，特に7月～9月にかけて多く活動するヘビである．マムシ咬傷の受傷場所として田畑が多いが，自宅などその他の意外な場所での咬傷も見受けられる．マムシは上顎先端に2本の長い毒牙をもち，この牙で毒が注入される．マムシ咬傷の牙痕は，針で刺したような傷が8mm程度の間隔をあけて，通常は2カ所，場合によって1～4カ所みられる．受傷部位は四肢が多い．咬まれて毒が注入された場合，受傷後に局所の疼痛を生じ，30分程度で腫脹が現れ，体幹方向へ拡大する．腫脹が拡がると末梢循環障害が出現する．悪心や嘔吐，複視がみられる場合もある．腫脹がみられる場合はまずマムシ咬傷を疑う．早期の血液検査で血小板の減少を認める場合には重症化する可能性がある．

　マムシを目撃したという患者の陳述，牙痕，局所の腫脹，疼痛などからマムシ咬傷の診断を行う．マムシは体長が40～60cm程度，太い胴，短い尾，背に銭型斑紋をもち，典型的なものは灰褐色～暗褐色（図2）だが，個体によって色はさまざまである．患者がヘビを見慣れていない場合や，草むらや石垣に手を入れて咬まれたときには，ヘビの種類を同定できないこともある．その際には，受傷時の状況，牙痕，腫脹の様子などから判断する．

　本症例では，聴取された受傷状況，手指に認めた2つの牙痕と腫脹の拡大傾向などから，マムシ咬傷と診断された．

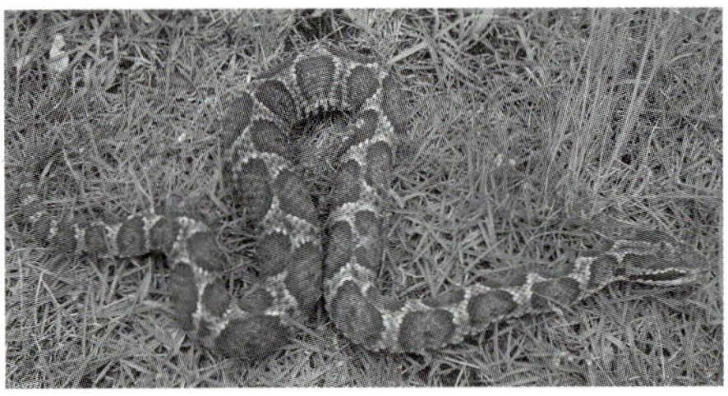

図2　ニホンマムシ
（財）日本蛇族学術研究所　堺　淳先生より提供

MEMO 1　その他のヘビ咬傷

　他のヘビ咬傷として，ヤマカガシ，ハブ，輸入ヘビ等が挙げられる．
　ヤマカガシはマムシと異なり，知らずに近づいて咬まれることはほとんどなく，捕まえようと手を出したときや，捕獲して手で扱っているときに咬まれることが多い．ヤマカガシの毒牙は上顎の後端に位置し，一瞬咬まれただけではほとんど毒は注入されず，毒が注入されても痛みや腫れをほとんど生じない．ヤマカガシ毒は血液凝固作用を有しており，患者は受傷後1時間～1日ほど経過したのちに生じた歯肉・咬傷部位からの持続性の出血を主訴に医療機関を受診する．受傷後30分前後で頭痛を生じる症例では重症化する危険がある．血液検査では，フィブリノゲンの低下が認められる．
　同様に疼痛・腫脹をきたすものにハブ咬傷があるが，ハブの生息域はトカラ海溝以南に限定される．

救命に至る治療（事件解決）の極意

治療経過

　診療中にみられた血圧低下に対して，急速輸液を施行したところ血圧は安定した．
　救急外来で，咬傷部を洗浄し，破傷風予防に沈降破傷風トキソイド（沈降破傷風トキソイド）0.5 mL（10 Lf/mL）の筋注を施行し，細菌感染予防にセファゾリンナトリウム水和物（セファメジンα®）2 g/日の投与を開始した．**腫脹の拡大**と**複視**などの全身症状もみられたため，メチルプレドニゾロン（ソル・メドロール® 500 mg）を静注したうえで，生理食塩液に溶解した**乾燥まむしウマ抗毒素**（乾燥まむし抗毒素）約6,000単位（約20 mL）の点滴静注を施行した．翌朝には腫脹が右上腕まで拡大し（図3），「マムシ咬傷のGrade分類（表）」におけるGrade Ⅳと判断された．疼痛に対して鎮痛薬（トラムセット®配合錠1回1錠，1日4回）の内服を開始した．第4病日には腫脹が右肩甲骨まで拡大したが，手指・前腕の腫脹は徐々に軽快した．

表　マムシ咬傷のGrade分類

Grade Ⅰ	咬まれた局所のみの発赤，腫脹
Grade Ⅱ	手関節または足関節までの発赤，腫脹
Grade Ⅲ	肘関節または膝関節までの発赤，腫脹
Grade Ⅳ	1肢全体におよぶ発赤，腫脹
Grade Ⅴ	それ以上の発赤，腫脹

文献2より転載

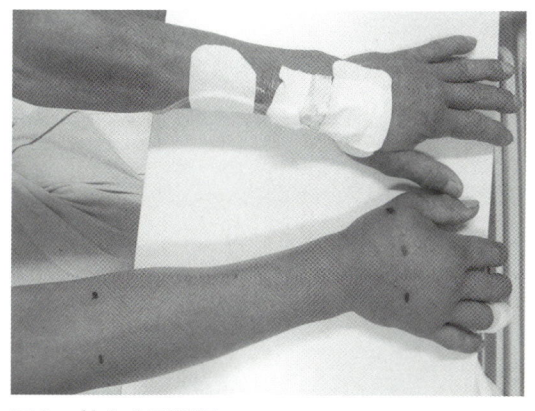

図3　拡大する腫脹（p.10巻頭カラーアトラス参照）

5大原則に則った治療のポイント

❶全身管理
　受傷した患肢の浮腫に伴い急速に進む**低容量性ショック**に対して，静脈路を確保する．早期からの輸液療法が重要である．

❷吸収の阻害
　特になし．

❸排泄の促進
　特になし．

❹ 解毒薬・拮抗薬

一般的にマムシ咬傷のGrade分類により，受傷後6時間までにGrade III以上となった症例に対して，乾燥まむしウマ抗毒素6,000単位を投与する．受傷後6時間以内，遅くても24時間以内の抗毒素の投与が効果的である．

❺ 精神科的評価

特になし．

極意

★血清病の予防

乾燥まむしウマ抗毒素はウマ血清を利用した製品であり，副作用として血清病やアナフィラキシーショックが問題となる．抗毒素の投与に先行してステロイド剤を投与しておくことで，副作用の発現を減らすことができる．

その後の経過

患肢の腫脹が縮小傾向に転じたことを確認し，外来通院へ切り替えとなった．眼症状は2週間程度で自然に回復した．

MEMO ❷ マムシ咬傷の症状

全国で年間2,000～3,000人以上のマムシ咬傷患者が発生し，数人が死亡している．マムシ毒は多種類の酵素の複合作用により，出血，血管透過性亢進，局所壊死，DIC（disseminated intravascular coagulation syndrome：播種性血管内凝固症候群）などを引き起こす．腫脹が軽度であっても重症化することがある．重症例では溶血尿やミオグロビン尿，尿量の減少がみられ，腎不全を併発する場合がある．重症化が疑われる場合，早めに抗血清を投与するとよい．
【ヘビ咬傷に関する問い合わせ先】（財）日本蛇族学術研究所
（〒379-2301 群馬県太田市薮塚町3318　Tel（Fax）：0277-78-5193）

文献・参考図書

1) 内藤宏道 ほか：マムシ咬傷—抗毒素の使用施設の立場から—．中毒研究，20：217-221，2007
2) 崎尾秀彦 ほか：当院におけるマムシ咬傷について．臨外，40：1295-1297，1985
3) 猪狩龍佑 ほか：マムシ咬傷により複視・眼瞼下垂をきたした1例．BRAIN and NERVE，62：273-277，2010

第3章

Pros & Cons
～あなたならどうする？

第3章 Pros & Cons〜あなたならどうする？

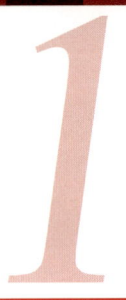

1 今暴かれるPAMの素顔
有機リン中毒にPAMを投与すべきか？
有罪？ 無罪？ 裁くのはあなた

冨岡譲二

ここが論点！

Pros 賛成論
- PAMの解毒作用には理論的根拠がある
- WHOの推奨する投与方法では，**予後が著明に改善**している

Cons 反対論
- PAM自体にも有機リンと同様の抗コリンエステラーゼ作用がある
- 慎重に計画された臨床研究では，PAMはむしろ**予後を悪化させる**という結果が出ている

■ はじめに

　ある春の昼下がり，医局でうとうとしていて，ふと目が覚めたら，見知らぬ場所に座っている自分に気がつきました．あれ，と思ってあたりを見渡してみたら，同じ列の中央に座っている法服を着た男性が「それでは開廷します．」とおごそかに宣言しました．どうも僕は，裁判員として法廷に座っているみたいです．そして，読者のあなたも，僕の隣，裁判員席にいるようですよ．

裁判長：被告人の氏名はプラリドキシムヨウ化メチル，通称PAM（パム）に間違いありませんか？
被告人：はい，そうです．
裁判長：被告人は，1955年に，コロンビア大学のWilson博士によって見出され，1958年から日本でも働くことになった．この点も間違いありませんね？
被告人：はい，その通りです．
裁判長：それでは，検察官，起訴状を朗読してください．

Cons 反対論

1 起訴状：PAMの何が問題なのか

検察官：（公訴事実）被告人PAMは，長年にわたり，有機リン中毒に対する解毒薬として使われてきた．しかしながら，最近の調査によれば，PAMが有機リン中毒患者の死

亡率を低下させた証拠も，合併症の有病率を低下させた証拠もないばかりか，症例によっては，有機リン中毒の解毒薬として投与されたにもかかわらず，筋力低下や呼吸停止などの，有機リン中毒の症状を増悪させることすらある．(罪名及び罰条) 詐欺罪．刑法246条．被告人PAMにあっては，潔く罪を認め，中毒診療の場から速やかに退去することを求めるものである．

裁判官：被告人に質問しますが，先ほど検察官が読み上げた起訴状の内容は，その通り間違いないですか．

被告人：全然違います．私は詐欺など働いたことはありません．

裁判長：弁護人の意見はいかがですか．

弁護人：被告人が述べた通りです．被告人は詐欺の犯人ではなく，無罪です．そればかりか，被告人は今まで，有機リン中毒患者の治療に貢献してきており，臨床現場からの退去は公益に反するものであります．

裁判長：それでは，検察側から冒頭陳述を行ってください．

2 検察側の冒頭陳述〜PAMの罪状とその証拠

検察官：それでは，PAMがなぜ詐欺なのか，証拠を挙げてご説明したいと思います．

まず，PAMに即効性がないことは，誰しもが認める事実だと思われます．PAMと同じく，有機リン中毒の解毒・拮抗薬として用いられているアトロピンの場合，投与直後から，大量の気道分泌や喘鳴，縮瞳といった有機リン中毒患者に特有の症状は速やかに消失しますが，PAMを投与しても臨床症状が目の前で改善することはまずなく，使用効果を実感できません．

さらに，長期的にみても，PAMの効果は怪しいものがあります．

Peterらのメタ解析[1]によれば，PAMの投与を受けた患者と受けなかった患者では，生命予後には差がないばかりか，むしろPAM投与群の死亡率が増加したとの報告があります．

また，PAMはそれ自身が，弱いとはいえ，有機リン系殺虫剤と同じコリンエステラーゼ阻害作用があり，筋力低下を引き起こすことがありますし，大量投与では呼吸停止を起こすことすらあります[2,3]．これは，警官と思って呼び入れた人物が，実は盗賊の一味で，一緒に盗みを働くようなもので，盗人猛々しいとはこのことと言っていいかと思います．

さらに，PAMの作用機序は，図に示すように，有機リン化合物によってリン酸化され，失活したアセチルコリンエステラーゼ（AChE）からリン酸エステルを離脱させ，アセチルコリンエステラーゼの酵素活性を回復させることによっていますが，このときにリン酸化されたPAMは，それ自身が，再度アセチルコリンエステラーゼをリン酸化する可能性があります[2]．これは，いったん火事場に出動し，消火活動

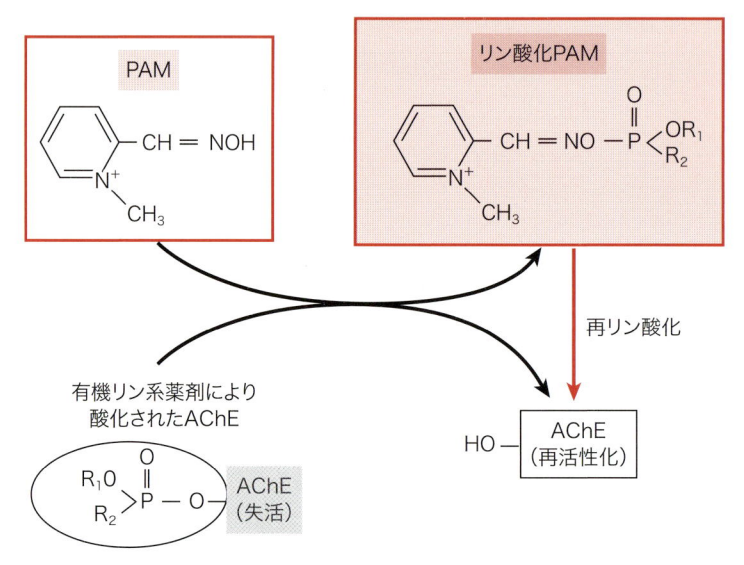

図　PAMの作用とリン酸化PAMの作用

に従事した消防士が，帰宅後に放火して回るようなもので，このような，まさにマッチポンプ的な働きをする薬剤が，中毒診療の現場に善人面をして居座っていることの不条理さを，裁判長や，裁判員各位にご理解いただきたく思います．

Pros 賛成論

1 PAMの臨床効果

裁判長：それでは，弁護人からの弁論をお願いします．
弁護人：ただいまの検察官の冒頭陳述には誤解と明らかな虚偽がありますので，1つ1つご説明申し上げます．
　アトロピンは，アセチルコリンと競合してムスカリン受容体に結合することによって効果を発揮します．これに対しPAMは，アセチルコリンエステラーゼの活性を回復させ，その結果としてアセチルコリンの分解が進むことによって，アセチルコリン過剰状態を改善させます．検察官は，PAMの効果について，アトロピンと比較して「使用効果が感じられない」と述べましたが，これは，作用機序の違いによって起こる現象で，必ずしもこのことをもってPAMがアトロピンより劣っているとは言えません．
　また，PAMは，すべての有機リン中毒に有効であるわけではないことも着目すべきです．検察官が示した通り，PAMの作用機序は，失活したアセチルコリンエステラーゼからリン酸エステルを離脱させることにあるわけですが，有機リン中毒が発

生してある一定の時間が経つと，リン酸化アセチルコリンエステラーゼは脱アルキルによって（aging）イオン化し，PAMの効果がなくなります．agingまでの時間は有機リン化合物の種類によっても異なりますが，中毒発生から24〜36時間以内でないとPAMの効果は期待できないとされています．また，フェニトロチオンやマラチオンは，PAMが反応しにくい化学構造で，このような場合PAMの効果は期待できません[4]．一方，パラチオン中毒に対し，早期にPAMを投与し，好ましい臨床経過が得られたとする報告は数多くあります．このように，PAMは万能薬でないことは確かですが，「効果がない」例だけを取り上げて，PAMが「詐欺師」であるように断定することは「疑わしきは被告人の利益に」とする法理にかなわないことと思われます．

2 PAMの予後改善効果

弁護人：検察官が述べた，PAMは予後改善効果が乏しいばかりか，死亡率を増加させる可能性があるという主張にも異論があります．確かに2006年までのメタ分析では，PAMが明らかな予後改善効果を示したという証拠はみられませんでした．しかし，この背景には，過去に使用されてきたPAMの量が少なすぎたのではないかという指摘があり，現在，WHO（世界保健機関）は，30 mg/kgを初回に静脈投与し，その後8 mg/kg/時で投与する方法を推奨しています．実際，WHOのプロトコールを準用したPawarらの報告[5]では，死亡率，肺炎合併率，アトロピンの必要量，気管挿管率，呼吸管理の必要期間のいずれにおいても，従前の低用量PAM投与より，WHOの推奨する高用量PAM投与の方が有意に改善していたとされています．すなわち「PAMに予後改善効果がない」のは，PAMに問題があったのではなく，それを使う側に問題があった可能性が高く，過去の成績についても，PAMに詐欺罪を問うのではなく，使用者責任を問うべきであると考えます．

再度 Cons 反対論

検察官：裁判長，ただいまの弁護人の弁論には重大な事実誤認がありますので，反論させていただいてよろしいでしょうか．

裁判長：発言を許可します．

検察官：弁護人が引用したPawarらの報告は，PAMの少量投与と大量投与の比較であり，PAMを投与していない対照群との比較ではありません．一方対照群との比較を行ったEddlestonらの報告[6]では，PAM投与群の方が死亡率が増加するという結果が得られています．

弁護人：裁判長，検察官のその主張には異議があります．

裁判長：弁護人の発言を許可します．

弁護人：確かに，Eddlestonらの報告ではPAM投与群の方が死亡率が高くなっていますが，

統計学的には有意差はありません．また，PAM投与群と非投与群との間では重症度に差があるという指摘もなされており，公正な分析とはいえません．

■おわりに

裁判長：裁判員の方々もお気づきの通り，検察官と弁護人の意見は真っ向から対立しています．そこで，ここで，参考人を招致し，意見を伺いたいと思います．なお，この参考人招致については，検察官・弁護人とも了解しています．
　では，参考人のCochrane先生[7]，よろしくお願いいたします．

参考人：はい，私たちは，過去に発表された，有機リン中毒に対するPAMの効果についての文献を整理し，分析しました．その結果，有機リン中毒に対し，PAMが有効なのか，無効なのか，あるいは有害なのかは，現時点では断言できないと言わざるを得ません．今後，この問題に決着をつけるためには，有機リン中毒を，原因薬剤等によってサブグループに分け，さらなる分析を行うべきだと思われます．

裁判長：それでは，参考人は，検察官の主張するように，PAMは有機リン中毒治療の現場から退去すべきであると考えますか？

参考人：いや，先ほど述べましたように，現在までの研究では，PAMは有機リン中毒に対して有効か，無効か，あるいは有害かの決定的な証拠はなく，詐欺罪が成立するかどうかは私には判断しかねます．そこで，当面は，既存の投与量にこだわるのではなく，臨床症状にあわせ，また，原因薬剤によって，さまざまな投与量・投与法を試みるべきであると考えます．

裁判長：ありがとうございました．それでは，本日はこれにて閉廷します．これから裁判員の方々とともに協議に入り，次回期日に判決を言い渡します．

僕の夢はここまででした．
　そう，PAMが有罪なのか無罪なのかは，裁判員である僕や，読者のあなたに委ねられたのです．さて，あなたの評決は有罪でしょうか？それとも無罪でしょうか？

極意

　ここまでお読みいただいたように，PAMが果たして有効なのか，はたまた有害なのかについては，結論が出ていません．しかしながら，最後に参考人が述べたように，現時点では，PAMの使用を完全にやめてしまうほどの根拠もないことは確かですから，実際の臨床では，1人1人の患者さんについて，現病歴や臨床症状をみながら，投与量を調節し，また，症例を集積して分析していく，というのが一番よい方法なのかもしれません．

文献・参考図書

1) Peter, J.V., et.al.：Advances in the management of organophosphate poisoning. Expert Opin Pharmacother, 8：1451-1464, 2007

2) 内藤裕史：有機リン系殺虫剤．「中毒百科—事例・病態・治療 改訂第2版」, pp.230-248 南江堂, 2001

3) 白川洋一：中毒治療ガイドライン「有機リン」．「急性中毒標準診療ガイド」（日本中毒学会／編）, pp.138-146, じほう, 2008

4) 有機リン．「臨床中毒学」（上條吉人／著, 相馬一亥／監）, pp.238-246, 医学書院, 2009

5) Pawar, K.S., et al.：Continuous pralidoxime infusion versus repeated bolus injection to treat organophosphorus pesticide poisoning: a randomised controlled trial. Lancet, 368：2136-2141, 2006

6) Eddleston, M., et al.：Pralidoxime in acute organophosphorus insecticide poisoning--a randomised controlled trial. PLoS Med, 6：e1000104, 2009

7) Buckley, N.A., et al.：Oximes for acute organophosphate pesticide poisoning. Cochrane Database Syst Rev, Feb 16：CD005085, 2011

このほかに、「特集 Pros & Cons：有機リン中毒にPAMは有効か」（中毒研究, 23：30-40, 2010）の諸論文も参考にしました．本稿の科学的背景をより詳しく知りたい方には、この特集も一読されることをお勧めします．

第3章 Pros & Cons〜あなたならどうする？

2 一酸化炭素中毒に高気圧酸素療法を施行すべきか？

井出俊光

ここが論点！

Pros 賛成論
- 高気圧酸素療法（hyperbaric oxygen therapy：HBO）は一酸化炭素（CO）を迅速に体外へ排出するには効率的な手段であり，曝露後早期にHBOを施行することは治療に有効と考えられる
- HBOが予後を改善するとする二重盲検ランダム化比較試験がある

Cons 反対論
- HBO治療の効果が否定的とする臨床試験があり，常圧酸素吸入（normobaric oxygen therapy：NBO）のみで十分な治療効果が得られるとする論文がある
- 病院到着前の曝露時間や濃度により予後はすでに決定されているという考え方がある
- CO中毒の病態は低酸素ストレスのみではなく酸化ストレスが関与しており，HBOにより組織障害を悪化させるという考え方もある

■はじめに

　急性一酸化炭素中毒では，COガスがヘモグロビン（Hb）と結合し，末梢組織への酸素運搬を阻害し低酸素血症の病態を呈する．このため初期治療として酸素吸入が重要となる．非再呼吸式リザーバーバッグ付きフェイスマスクを用いた100％酸素吸入により血中CO半減期は約5分の1（約1時間）へ短縮する．HBO施行時には半減期は約20〜30分へとさらに短縮される．1980年代よりHBOのランダム化比較試験が報告されてきたが賛否両論であり，HBOの絶対的な有効性は示されてはいない．

Pros 賛成論

1 HBOは遅発性神経症状を改善する（表）

❶Weaverら（2002）

　厳密なプロトコールに従った二重盲検によるランダム化比較試験によって，HBOの有効性を示した結果である．意識障害から頭痛までの症状を伴った計152人を対象とし，HBO群76例

表　CO中毒に対する常圧酸素療法（NBO）と高気圧酸素療法（HBO）の比較試験

研究者	年	症例数	研究デザイン	介入	結果	HBO効果
Raphael ら[1]	1989	343	ランダム化比較	意識障害なし：HBO（2.0気圧）vs 6時間NBO 意識障害あり：1回HBO vs 2回HBO	1カ月後の症状回復率に有意差なし	否定
Ducasse ら[2]	1995	26	ランダム化比較，非盲検	HBO（2.5気圧）vs NBO	HBOは脳血流反応性を改善	有効
Thom ら[3]	1995	65	ランダム化比較，非盲検，重度意識障害例を除外	HBO（2.8気圧）vs NBO	後遺症：HBOなし vs NBO 23％	有効
Mathieu ら[4]	1996	575	ランダム化比較，非盲検，意識障害例を除外	HBO vs NBO	HBOは1，3カ月後の後遺症を有意に減少 1年後の有意差なし	有効
Scheinkestel ら[5]	1999	191	ランダム化比較，二重盲検，意識障害含む	HBO（2.8気圧）3〜6回 vs 3日間NBO	1カ月後の有意差なし，脱落例多数	否定
Weaver ら[6]	2002	152	ランダム化比較，二重盲検，意識障害含む	HBO（初回3.0気圧，24時間以内）3回 vs NBOと2回の疑似チャンバー	6週後の認知障害を減少（HBO 25％ vs NBO 46％） 12カ月後も有意差は継続	有効
Annane ら[7]	2011	385	ランダム化比較，非盲検	トライアル1（一過性意識障害例）：HBO（2.0気圧）＋4時間NBO vs 6時間NBO トライアル2（初期昏睡例）：2回HBO＋4時間NBO vs 1回HBO＋4時間NBO	1カ月後の症状質問票と診察所見で評価 トライアル1：有意差なし トライアル2：完全回復率は47％（2回HBO）vs 68％（1回HBO）	否定

には受診後24時間以内にHBOを3回（初回3.0気圧，以後2.0気圧）施行し，一方のNBO群76例は治療チャンバー内で酸素吸入が行われた．結果，認知障害などの精神神経症状の発現率は2週後では両群に有意差はなかったが，6週後では有意差を認め，12カ月後でもHBOの有効性を認める報告がなされた．この報告を受け，2004年欧州では神経障害が認められるか意識障害の既往があれば早急にHBO（2.5気圧，90分）を1〜3回行い，さらに妊婦と子どもでは軽症でもHBOが推奨されることとなった．

❷ その他の報告

1）Thom ら（1995）

非盲検であるが，ランダム化比較試験で65例を対象に，急性CO中毒から6時間以内に受診

した軽症〜中等症でHBOを行いHBOは遅発性障害を抑制したと報告した．

2) Ducasseら（1995）

　小規模だが，発見から2時間以内に受診したCO中毒26例にてランダム化比較試験でHBOの有効性を報告している．

3) Mathieuら（1996）

　ランダム化比較試験を行い，発見から12時間以内に受診した575例を対象にHBOの有効性を指摘している．

Cons 反対論

1 CO中毒の病態は急性期の低酸素障害だけではない

　細胞直接作用としてミトコンドリアの酸化ストレス，好中球の脂質過酸化やアポトーシス，免疫原性や遅発性炎症，NO産生などに関連があるとする多数の基礎的報告がある．

2 臨床研究（表）

❶ Raphaelら（1989）やScheinkestelら（1999）

　HBO施行例とNBO施行例との治療比較で，1カ月後の症状に有意差がなかったと報告した．

❷ Annaneら（2011）

　急性CO中毒の385人を対象とした2つの前向きランダム化試験である．一過性意識消失を呈した患者群（トライアル1，179例）を，"1回のHBOと4時間のNBO"か"6時間のNBO"に振分ける一方，初期に昏睡であった患者群（トライアル2，206例）を，"2回のHBOと4時間のNBO"か"1回のHBOと4時間のNBO"に振分け，1カ月後の完全回復の患者の割合が調べられた．結果，トライアル1ではHBOの施行の有無により回復に差は見られなかったのに対し，トライアル2では完全回復率は有意にHBO2回の方が1回よりも低かった．結論として，一過性意識障害のある患者群ではNBOを越えるHBOの優位性は示されず，昏睡の患者群ではHBO1回よりも2回の方が予後悪化に関連したと報告された．

■ おわりに

　急性CO中毒に対するHBOが予後を改善するか否かは十分なエビデンスがないが，重症例では曝露後24時間以内のHBOが推奨される．

　CO中毒の重症度は曝露時間，曝露濃度，搬送時間，年齢，体重，基礎疾患の有無などの因子により左右される．来院時の血中COヘモグロビン（COHb）濃度のみでは予後の評価はできないため，総合的な判断が必要である．また，最良のHBOの施行方法や回数も不明であり，多くの課題が残されている．

重要

患者と家族への説明について
急性期障害より回復し外来帰宅や退院をする際には，患者のみならず家族にも遅発性脳症の症状や出現の可能性について説明し，症状出現時には医療機関への受診を促す必要がある．

MEMO ① 当施設（北里大学）での急性期HBOの基準

1）意識障害もしくは頭痛以外の神経症状を認めるもの
2）神経症状がなくともCOHb値が25％以上であるもの
上記の場合に原則としてHBOを行っている．

MEMO ② 遅発性脳症の発症予測に関する研究[8, 9]

研究レベルにおいて，筆者らはHBO適応症例に対し，最終曝露から24時間以内の髄液インターロイキン6濃度上昇が遅発性脳症を予測すること，S100B濃度上昇が遷延性障害と関連することを報告している．

MEMO ③ 遅発性脳症に対する治療

数％から30％にみられる遅発性脳症は，約1年以内に50％から75％で症状改善がみられる．対症療法や継続したリハビリテーションが基本的治療となる．この遅発性脳症に対するHBOの有効性も不明である．

文献・参考図書

1) Raphael, J.C., et al.：Trial of normobaric and hyperbaric oxygen for acute carbon monoxide intoxication. Lancet, 334：414-419, 1989

2) Ducasse, J.L., et al.：Non-comatose patients with acute carbon monoxide poisoning：hyperbaric or normobaric oxygenation? Undersea Hyperb Med, 22：9-15, 1995

3) Thom, S.R., et al.：Delayed neuropsychologic sequelae after carbon monoxide poisoning：prevention with hyperbaric oxygen. Ann Emerg Med, 25：474-480, 1995

4) Mathieu, D., et al.：Randomized prospective study comparing the effect of HBO2 versus 12 hours of NBO in non comatose CO poisoned patients. Undersea Hyperb Med, 23：7-8, 1996

5) Scheinkestel, C.D., et al.：Hyperbaric or normobaric oxygen for acute carbon monoxide poisoning：a randomized controlled clinical trial. Med J Aust, 170：203-210, 1999

6) Weaver, L.K., et al.：Hyperbaric oxygen for acute carbon monoxide poisoning. N Engl J Med, 347：1057-1067, 2002

7) Annane, D., et al.：Hyperbaric oxygen for acute domestic carbon monoxide poisoning ： two randomized controlled trials. Intensive Care Med, 37：486-492, 2011

8) Ide, T. & Kamijo, Y. ： The early elevation of interleukin 6 concentration in cerebrospinal fluid and delayed encephalopathy of carbon monoxide poisoning. Am J Emerg Med, 27：992-996, 2009

9) Ide, T., et al.：Elavated S100B level in cerebrospinal fluid could predict poor outcome of carbon monoxide poisoning. Am J Emerg Med, 30：222-225, 2012

10) 一酸化炭素．「臨床中毒学」（上條吉人/著，相馬一亥/監），pp.376-386，医学書院，2009

11) 一酸化炭素．「急性中毒標準診療ガイド」（日本中毒学会/編），pp.179-186，じほう，2008

12) 総説　Pros/Cons Debate「CO中毒に対するHBO」．中毒研究，24：89-99，2011

13) 特集　一酸化炭素中毒；病態と治療の現状と将来．中毒研究，25：297-318，2012

14) Hampson, N. B., et al.：Practice recommendations in the diagnosis, management, and prevention of carbon monoxide poisoning. Am J Respir Crit Care Med, 186：1095-1101, 2012

↑近年の臨床研究をまとめたレビューである．

第4章

専門家も陥った ピットフォール
〜失敗から学べ

第4章 専門家も陥ったピットフォール～失敗から学べ

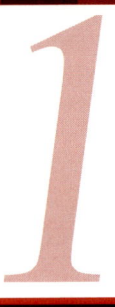

1 アジ化ナトリウム集団中毒の体験から

廣瀬保夫

Point
- 原因毒物が不明の場合のアプローチを押さえておこう！
- 救助者の二次被害に気をつけろ！
- 胃内容のリスク：毒物そのものが残存している可能性に加えて，胃酸との反応によりガス状の毒物が発生するリスクを知ろう！

■はじめに

　1998年8月の朝に新潟市で毒物混入事件が発生した．原因毒物不明の患者が多数搬送され，その治療中に医療スタッフ6人が体調不良を訴えた．いささか旧聞に属する事例で恐縮ではあるが，この経験を通じていくつかの教訓を得たのでご紹介したい[1]．

1 救急通報から搬送まで

　1998年8月某日朝，新潟市のある会社から消防へ救急要請があり，内容は「喘息の人が具合が悪くなった」というものであった．救急隊が現場に到着すると，会社の中にざっと見て10人程度が倒れていた．社員みんなで朝のお茶を飲んでいたら，次々に具合が悪くなった，とのことであった．最初に苦しみ出した人にたまたま喘息の既往があったため，119番通報をした人が，前記のような内容で話した，とのことであった．

　最先着救急隊の隊長は直ちに救急指令課に「集団災害対応」に切り替えること，救急隊の増隊を要請した．患者は計10人でうち2人が意識消失．いずれもお茶やコーヒーを飲んだ後に苦しみ出したとのこと．新潟市民病院には結果的に7人の患者が搬送された．

> **重要**
> 救急隊が現場に到着し，119番要請の内容からは予想できない事態に遭遇することは，しばしばある．特に多数傷病者事案では，傷病者1人の事案とは異なる概念で活動することが求められる．この隊長は直ちに「集団災害対応のスイッチ」を入れ，その後の対応が速やかに行われることに大きく貢献した．

2 ER到着

　最初に搬送された患者は，50歳代の男性．現場では意識を消失していたが搬送中に回復傾向となり，呼名に開眼し，めまい，目の前が真っ暗になったと訴えた．血圧94/50 mmHg，縮瞳は認めず，口腔内にびらん等も認めず，咽頭痛なども訴えなかった．症状のほとんどは急激に低血圧になったことによると考えられた．その後に次々搬送されてくる患者も，程度の差はあってもほぼ同様の傾向であった．いずれも，職場のポットのお湯で作ったお茶やコーヒーを1，2口飲んだ後に急激に症状が出現した，とのことであった．警察はすでにポットを押収し，原因物質の分析を始めたとのこと．

　まずは，静脈路を確保し輸液負荷を開始．意識レベル，呼吸循環を評価．血液検査では特異的な所見は認めず，コリンエステラーゼも正常であった．

3 初期治療の方針は

　初療医は考えた．ポットのお湯が原因であれば，誰かが意図的に混入したわけだから，毒として世間に知られている物質だろうか．服毒直後から低血圧，ショック状態になる毒物のようだ．症状からは腐食性の毒物，有機リン系の毒物ではない．毒性は強そうだし，服毒直後だから胃洗浄はやった方がよさそうだ．

　静脈ラインを確保し，心電図，SpO$_2$モニターを装着．細胞外液を急速輸液し，循環が落ち着いたところで，呼吸循環に十分に注意をしながら胃洗浄を施行した．

> **重要**
>
> 　原因毒物は全く不明．それでも治療は開始しなければならない．原因となったブツや患者の血液，尿，嘔吐物の分析により，原因が判明することも期待されるが，機器分析による同定はそう簡単ではない．それまでに得られた情報と，患者の臨床症状，病院で可能な一般検査から判断して治療を開始するしかない．「トキシドローム」の考え方も有用だろう．本例ではショック症状を呈しており，「全身管理」特に呼吸循環の管理が最もプライオリティが高い．胃洗浄を行うのは，呼吸循環が確保されていることが前提であることを忘れてはならない．

One More Experience

トキシドロームとは

　トキシドロームは，同様の徴候をきたす中毒物質をおおまかにグループ分けして症候群として捉え，そのグループごとに対応を決定していく，という考え方である．トキシドロームの意義は，原因物質が特定されていない段階から，おおよその"あたり"をつけ，診療を開始できることにある．トキシドロームは非常に重要な概念なので，詳しくは文献5を参照されたい．

4 原因毒物の推定…「解毒拮抗薬」はどうする？

　初療医は考えた．毒として知られている物質で急速にショックに至る中毒…，「青酸化合物」だろうか？
　何人かの患者でいったん落ち着いた血圧が再び低下し，ノルアドレナリンの持続静注を開始した．青酸化合物であれば解毒拮抗療法を直ちに行った方がよいが…．分析の結果はすぐには出ないし，ここでこれ以上情報が増えることはない…．数分迷った末，青酸化合物中毒の解毒拮抗療法である亜硝酸アミルの吸入，亜硝酸ナトリウム静注，チオ硫酸ナトリウムの静注を1クール行うこととした．

重要

　青酸化合物中毒の場合，全身の支持療法に加えて，迅速な解毒拮抗療法が救命のカギであり，疑われる場合は確定診断を待たずに投与する[2]．当時は青酸化合物中毒の解毒拮抗療法は，亜硝酸塩とチオ硫酸ナトリウムの組み合わせしかなかったが，現在は，より安全なヒドロキソコバラミン（シアノキット®）も使用可能となっており，そちらを選択する方がよいと思われる．

5 混乱する現場で，医療スタッフが「具合が悪い」と訴えた

　狭い救急外来は7人の患者とスタッフでごった返し，警察もなだれ込んできて胃洗浄で回収された胃内容の確保を要請してきた．そんななか，医療スタッフのうち何人かが，具合が悪いと訴えているとのことであった．現場のリーダーを務めていた初療医は，正直なところ，これだけの修羅場だから仕方がないか，という程度の認識であった．

重要

　当時，治療者側に二次被害が生じる危険などの認識はきわめて薄かった．具合が悪くなったスタッフは6人で，症状はめまい，呼吸困難感，嘔気，眼痛などで，全員が胃洗浄ないしは胃内容の処理にかかわっていた．症状は比較的速やかに改善したが，ナース1人は気分不快が続き早退せざるを得なかった．原因毒物が判明した後にこの経過はピタリと符合し，大いに反省させられることとなった．

6 原因毒物と二次被害のメカニズムの判明

　翌日，警察より，科学捜査研究所の分析でポットのお湯より高濃度の「アジ化ナトリウム」が検出されたとの情報が提供された．初療医にとって「アジ化ナトリウム中毒」は全く経験も知識もなく，あわてて文献を探した．

アジ化ナトリウムの毒性は高く，臨床像は青酸化合物中毒と非常によく似ているが，亜硝酸ナトリウム・チオ硫酸ナトリウムによる解毒拮抗療法は効かないと記載されていた．何より驚いたのは，アジ化ナトリウムを服毒すると胃酸と反応してアジ化水素ガスが発生し，治療者側に二次被害が発生するとの記載があったことである．さらに，治療チームに頭痛や吐き気などが出現することがアジ化ナトリウム中毒の診断の手がかりとなる，との記載さえあった．そうなるとあのときの症状は，アジ化ナトリウムの二次被害だったのか…．

　7人の患者さんたちは，ICUに入室して呼吸循環管理を開始後，比較的速やかに改善した．第7病日までに特に後遺症はなく全員が退院した．

One More Experience
胃内容のリスクを知っておこう

　欧米の中毒治療のテキストには，アジ化ナトリウム中毒の項に，Cautionとして，適切な呼吸器系防護をして治療に当たれ，と記載されている[3]．胃酸は塩酸であることから，化学反応によりガス状の毒物を発生する可能性があり，石灰硫黄化合剤服毒による硫化水素ガスの発生などが報告されている．その後当院では，ヒ素中毒の症例で，胃酸との反応でヒ化水素ガスが発生したことによる二次被害症例も経験した[4]．原因不明の中毒の診療にあたる際には，胃内容に毒物が含まれていること，さらに胃酸によりガス状の毒物が発生する可能性も念頭に置くべきである．

必読文献

1) 広瀬保夫 ほか：アジ化ナトリウム集団中毒症例の検討．日本救急医学会雑誌，12：125-129, 2001
  ↑本稿で紹介した「新潟毒茶事件」の臨床報告．ご興味があればぜひご一読ください．

2) シアン化物．「臨床中毒学」（上條吉人／著，相馬一亥／監），p.404, 医学書院，2009
  ↑青酸化合物中毒の治療，解毒拮抗療法も具体的に記載されています．

3) Blanc, P. D.：Azide, sodium. In：Poisoning & Drug Overdose 6th edition (Olson, K. R., et al., eds.), p.134, McGraw-Hill Medical, 2012
  ↑アジ化ナトリウム中毒の治療が簡潔明快に記載されています．Cautionのところはぜひ読んでください．

4) Kinoshita, H., et al.：Oral arsenic trioxide poisoning and secondary hazard from gastric content. Ann Emerg Med, 44：625-627, 2004
  ↑私たちはヒ素中毒でも胃内容から痛い目にあっています．被害そのものはこちらのほうが大きかったのが現状です．ご興味があればぜひご一読ください．

5) 奥村徹：急性中毒の症状とトキシドローム．月刊薬事，53：789-793, 2011
  ↑トキシドロームの概念がわかりやすく解説されています．

第4章 専門家も陥ったピットフォール〜失敗から学べ

2 クロルピクリンによる集団二次被害の体験から
毒物を飲んだ，と搬入依頼！
〜何を考え，何を準備すべきか

井 清司

Point

- 薬物中毒症例には予想外に周辺に被害を及ぼすことがある
- 救急スタッフやほかの患者への安全を配慮することが重要である
- 救急室での化学災害を予想し，除染するスペースと手順を考えておく
- 原因物質を特定するための情報収集，救急隊との連携，除染プランなど事前に十分に考えて訓練しておくことが望ましい

■ はじめに

　農薬を飲んで自殺を図った患者が，救急処置室で嘔吐し，嘔吐物の中の揮発性の高い中毒物質が拡散して医療スタッフやほかの患者・家族に危害を及ぼした．このように，中毒患者は潜在的に，医療スタッフへ危害を及ぼす可能性があること，医療スタッフは二次被害を予防する手立てを考えることが重要である．

1 事例の概要

　平日の夜8時ごろ，救命救急センターに，近隣の消防から患者搬入依頼の電話が入った．40歳台の男性が自殺目的で農薬を100 mLほど飲んだとのことで，農薬は「ピクリン」とのことであった．当直医Aは書籍やインターネットで「ピクリン」を検索し，「ピクリン酸：爆薬や染料に用いる」は見つけたが「ピクリン」の名前の農薬を見つけることはできなかった．Aは，これまでの経験から有機リンや除草剤などの農薬を想定して，自分と看護師にゴーグルやマスク，防護衣をつけて準備した．
　20分後に救急車が到着．患者は着衣に農薬が付着し異臭が強いとのことで現場で脱衣されていた．モニター装着し，酸素投与しながら，輸液や採血を開始した．バイタルサインはJCS Ⅲ-100，血圧60 mmHg，脈拍90回/分，呼吸数32回/分，SpO_2 94％ (room air)．
　Aは胃管を患者に挿入し，胃内容物を吸引し，生理食塩液で洗浄しようと試みたところ，患者は突然嘔吐し，強い刺激臭が救急室内に拡散した．その瞬間に，救急室にいるすべての人たち—医療スタッフ，経過観察や待合室の患者とその家族—が流涙，鼻汁，咽頭や喉頭の刺激，咳，呼吸苦を感じて，救命救急センター全体がパニック状態となった．即刻，救急診療を中止

し，医療スタッフ，患者，家族にショッピングモールへ避難してもらい，救命救急センターを閉鎖した．5分後に，全員避難完了し，同時に病院の職員の非常召集がかかった．

2 被害を受けた人たちと経過

そのとき，救命救急センターに居合わせたのは，医師15人（研修医6人を含む），看護師9人，コメディカル5人，事務5人，見学していた学生2人，計36人であった．このうち，有症状あるいは曝露の可能性のあるのは31人，診察中の患者や家族の有症状者は23人の計54人であった．

非常召集で集まった病院スタッフは院長以下90人で，曝露された患者・家族・職員のトリアージと治療，転送依頼，消防の化学対応班による除染処置の依頼などの指示を出した．有症状・曝露の可能性のある人のうち44人は軽症で4時間の経過観察の後に帰宅．4人は経過観察で翌日まで当院に入院した．5人は，救命救急センターでの検査や診療が不能となったため，原疾患の診療を目的に救急車にて市内のほかの救命救急センターへ転送依頼した．ほとんどが翌日には転院先の病院から退院となった．被害を受けた人数は多かったが，幸い重症患者はいなかった（図1）．

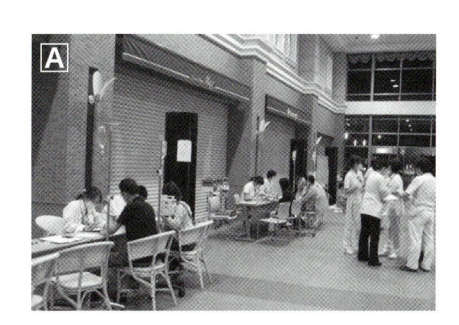

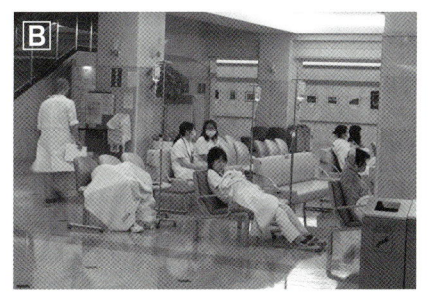

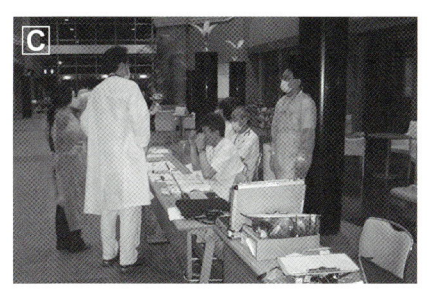

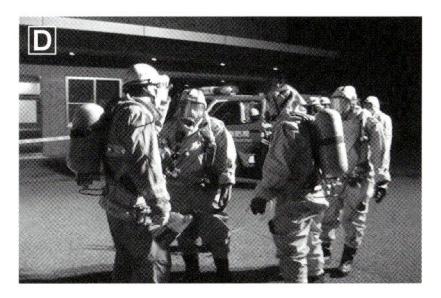

図1　中毒による二次被害が発生したときの病院の様子
A）臨時に設けたトリアージブース，B）軽症患者エリア，C）臨時対策本部，D）熊本市消防局の化学災害対応班

3 経過と対応，反省点

　この間，自殺企図の患者が服用したのと同じ薬品ビンを別の救急隊が家族から手渡されて持参し，そのビンのラベルに「クロルピクリン」と記されていたため（表1写真），農薬が特定できた．この物質の特徴は書籍やインターネットから表1，2のような特徴があり，過去にも同様な事例があったことがわかった（**One More Experience** 参照）．その後患者は急激に容態が悪化し，1時間半後にモニター上で死亡を確認した．

　一方，閉鎖された救命救急センターは，熊本市消防局の化学災害対応班により遺体の密閉処置も含めて嘔吐物の除染と換気処置が行われた結果，4時間後には立ち入り可能となった．熊本市保健所へ連絡し，保健所職員が救命救急センターを視察し，状況を確認，指導を行った．救命救急センターが業務を再開できたのは，患者搬入から13時間後であった．この間，急患の受け入れは全く不能となった．

4 事後の対応策

　この事例から学んだものはきわめて大きい．

　後日，最初に患者に接触した救急隊の話によると現場では次のような状況であった．患者のそばに近づくと，異臭がきわめて強く，救急隊も息を止めて対応しないと近づけない状況であっ

表1　クロルピクリンの特性

構造式	Cl−C(Cl)(Cl)−NO₂
化学名	トリクロロニトロメタン
外観	無色または淡黄色透明液体で容易に気化
臭い	強い催涙性，粘膜刺激性
使用方法	本邦においては土壌燻蒸剤，貯蔵穀物殺虫として使用されている

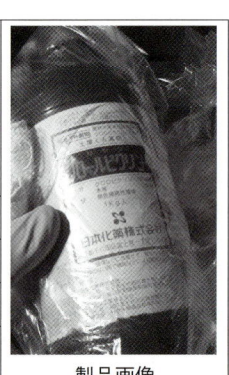

製品画像

表2　クロルピクリンの毒性

毒性	ホスゲン＞クロルピクリン＞塩素
障害部位	（参考）ホスゲン：肺胞 クロルピクリン：気管支・細気管支 （参考）塩素：喉頭
症状	・吸入すると催涙，結膜刺激，肺を傷害（咳，呼吸苦），咽頭痛，頭痛，嘔吐，めまい，低血圧 　数時間後に遅発性肺水腫を引き起こす ・皮膚に付着すると皮膚炎（水疱，びらん）

た．数十秒息を止めて接触し，その後5～10 m離れた所まで移動して大きく息つぎし，再度患者に近づいて処置を続けるということのくり返しであったとのことである．このような状況は，救急処置室の当直医Aには残念ながら伝達されておらず，セカンドコールで詳細に伝えられたなら，もう少し違った準備も考えられたかもしれない．

以後の救命救急センターに依頼があった中毒患者は，二次被害をなくすため，入口近くの除染コーナーで脱衣やシャワー浴を行い，次に陰圧個室に入れて，バイタルサインやモニター，採血，胃洗浄などの処置を行って，医療スタッフやほかの患者に被害を及ぼさないことを確認した後に，救命救急センター内に移動することにした（図2）．

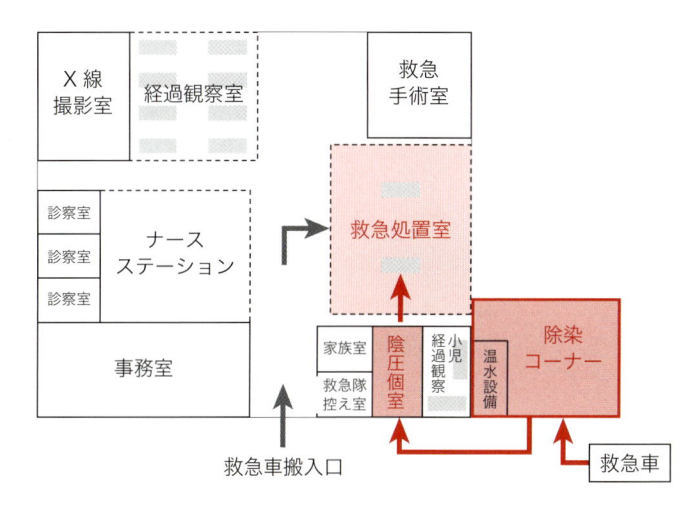

図2　除染が必要な患者の対応策
→ 従来の救急車からの患者搬入の動線
除染が必要な患者は → のように，除染コーナーで除染（脱衣，温水シャワー）して，陰圧にできる個室内で処置（採血，ルート確保，胃洗浄）を済ませてから，救命救急センター内部へ移動する

One More Experience

クロルピクリン中毒のその他の事例

このクロルピクリンには過去に似たような事例がいくつかある[1～3]．

事例1　50歳，男性．クロルピクリン溶液約100 mLを自殺目的で服用．近医で処置中，状態悪化で救命救急センターへ転送．JCS Ⅲ-300，血圧30 mmHg，脈拍70回/分，下顎呼吸．採血で代謝性アシドーシス＋高カリウム血症，LDH，Cr値上昇を示した．衣服や胃管廃液から気化したクロルピクリンが処置室に充満し，医療スタッフは異臭，粘膜刺激症状を自覚．ICUに入室したが，昇圧剤投与にも反応なく8時間後死亡．

事例2　自殺企図でクロルピクリン80 mLを飲んだ患者が救急処置室内で処置中，刺激臭が充満し医療スタッフも流涙，眼の痛み，咽頭痛，強い咳を訴え処置困難となった．患者は肺水腫，ショックに陥り死亡．遺体からの刺激臭で霊安室での家族の付き添いも霊柩車での自宅への搬送も不可能であった．20時間後の剖検時，解剖にあたった医師が急性中毒の症状を呈した．

重要

- 薬物中毒が疑われる患者の搬入を依頼されたときには，できるかぎり正確な中毒物質の名前（商品名でもよいので）を調べてもらい，さらに薬物のビンや薬包を直接持ってきてもらう．
- 救急室の入口前に除染コーナーを設け，薬品や嘔吐物で患者の身体や衣類が汚染されている可能性がある場合は，脱衣・拭き取り可能なら洗浄して可能な限り除染に努める．
  ＊除染コーナーがない場合は，救命救急センターに搬入する前に救急車内で行ってもよい．
- 救急隊が搬送中に強い刺激性の臭いがあれば，セカンドコールでその旨を連絡してもらい，窓を開けて車内の換気を指示する．
- 二次被害を及ぼしそうな中毒患者について，救急隊との事前の話し合いが大切である（下記MEMO①参照）．
- 警察，保健所への連絡と連携，メディア対応も必要である．

MEMO ①　この事例を経験した時期，世間では硫化水素を発生させて自殺しようとした症例が少なくなかった．そのため，この事例も踏まえて，除染コーナーがない施設でも対応するために，以下のような取り決めが，熊本市消防局と救急患者受け入れ施設とで合意された．

- 現場で消防隊により除染（脱衣，水除染，拭き取り）
- 除染後，救急車収容し搬送
- 病院へ確実に情報伝達（原因物質など）し，受入可否を確認
- 病院からの指示を確認（救急車停車位置，一次観察場所）
- 搬送中，窓を開放して換気に努める
- 場合によっては，防毒マスクの使用を考慮
- 病院玄関前での停車位置を確認
- 医師の一次観察は救急車内で，を原則
- 傷病者の病院内への収容は医師が確認した後に指示する

必読文献

1) 「中毒百科—事例・病態・治療 改訂第2版」（内藤裕史／著），南江堂，2001
2) 廣澤壽一：中毒 新しい治療指針 クロルピクリン．救急医学，12：1487-1490，1988
3) 本多英喜 ほか：クロルピクリン溶液を服用した急性中毒患者の1例．中毒研究，15：381-384，2002

第4章 専門家も陥ったピットフォール〜失敗から学べ

3 地下鉄サリン事件の体験から
化学テロ対応の鍵と課題

奥村 徹

Point

- 個人防護は標準予防策から．普段から個人防護のスキルを高めておくことが重要
- ウォームゾーンでの命をいかに救うかが今後の課題
- 簡易避難呼吸防護具で避難する被害者を守れ！
- 神経剤テロの救命のカギは薬剤投与にあり．化学テロで，副交感神経刺激症状が被害者に共通してみられた場合には，躊躇なくアトロピン硫酸塩水和物（以下，アトロピン硫酸塩）の投与を可及的速やかに行え

■はじめに

地下鉄サリン事件からはや20年近く．「果たして，日本は事件の教訓を踏まえて化学テロに強い国になれたのか？」その問いを続けてきた．事件当時の教訓と現状を受けて，4つに提言をまとめた．

1 医療機関は，個人防護の文化を

地下鉄サリン事件当時，医療機関には，化学防護装備は全くなかった．その後，医療機関に化学防護装備は配備されたが，ほとんど使われぬままに，納入されたままの状態である医療機関も多い．それ以前に，NBC（核・生物・化学兵器）ハザードという観点からみても，標準予防策は守られず，観血的手技に手袋は使われず，サージカルマスクから鼻を出していたり，首の部分にずり下げたり，N95マスクのフィットテストも行われていないことも多い．まずは，標準予防策，すなわちマスクの付け方といった基本から学びなおす必要がある．そのうえで，化学防護衣も普段から着脱の訓練を重ねる必要がある．

また，化学防護装備が配備されているさる救命救急センターに毒性物質が持ち込まれたことがあった．しかし，配備された化学防護装備はその毒性物質に対応していたにもかかわらず，使われることなく，診療に支障が出てしまった．化学防護装備が何に対応し，何に対応できないのか，全く理解されていなかったのだ．

以上のように，医療機関によっては，安全管理に関してきわめて「いいかげん」である場合が散見される．NBCハザードに対応する前に，もっと基本的な個人防護の文化を醸成する必要

がある．

2 誰がウォームゾーンの命を救うのか

　NBCハザードの対処にあたっては，本来の原理原則から言えば，ゾーニングを行って，ホットゾーンから被災者を引き出して，ウォームゾーンにつれて行き，除染を行った後に，コールドゾーンで医療が始まることになっている．しかし，ゾーニング，除染を待っていたら，それこそ，最低でも30分や1時間はかかってしまうので，その間，重症患者の治療を待っておかねばならないのか，という疑問が世界各国で呈されてきた．

　各国では，救急隊員に必要最小限の，薬剤投与，気道確保，骨髄路確保を行わせる体制がとられつつある．一方，本邦では，救急救命士による心肺停止症例以外の気道確保や薬剤投与は法的に認められていないので，この部分のウォームゾーンでの医療は医師，看護師が担わなければならないことになる．そこで，2009年11月の兵庫県国民保護実動訓練，2010年2月の徳島県国民保護実動訓練では，消防機関の安全管理のもと，ウォームゾーンでの医師，看護師，救助・救急隊員，4者の協同による気道確保，薬剤投与，骨髄路確保等の医療処置を試みた．個人防護装備の着脱に熟練した医師・男性看護師が相当数いて，それらの医師・男性看護師が適切に早いタイミングで現場に到着すれば，救命効果はあげうるものと思われた．しかし，実際には，個人防護装備の着脱に熟練した医療従事者の数は非常に限られており，非常に早いタイミングで現場に到着することも困難であろうとの結果となった．現実的に考えれば，現場に最初に到着するのは，警察・消防であり，消防職員が医師のメディカルコントロール下に救命処置を行えるようになれば，救命効果はさらに上がるものと期待される．これを救急救命士の処置拡大の流れで考えるのか，災害時，緊急時のメディカルコントロールで考えていくのか，いずれにしても早期の体制確立が望まれる．

　また，同時に本邦でもウォームゾーンで救命処置を行えるデバイスの導入が必要である．広く世界では一般的な，バッグバルブマスクと化学兵器の吸収缶をつなぐデバイスも導入すべきである．せっかく気管挿管しても通常のバッグバルブマスクで汚染された空気を吹き込むのでは，蘇生しているのか曝露させているのかわからなくなってしまう．

3 簡易避難呼吸防護具の普及

　化学テロにおいて人命を救う観点からは，ホットゾーンから被災者を避難させる際の呼吸防護もまた重要であるが，本邦では普及が進んでいない状態である．唯一，東京消防庁のハイパーレスキュー隊が避難住民用に配備しているのみである．

　国内の簡易避難呼吸防護具には，規格が存在する．この規格はテロ等の特殊災害時に発生する可能性のある粉塵やガスおよび火災で発生する一酸化炭素や煙から一般市民が避難するための資機材の性能および試験方法について，消防・危機管理用具研究協議会/財団法人日本消防設備安全センターが制定したもので，消防・危機管理用具研究協議会（Council of Fire Appliances Standard for Disaster Management：CFASDM，シーファスダム）の名からCFASDM規格といわれている．この規格に基づいたNBC災害用の簡易避難呼吸防護具も市販

されているが，依然として，このような規格も商品も知られておらず，今後の普及が望まれる．

簡易避難呼吸防護具は，火災対応のものと，NBC災害対応のものと，両方に対応できるものの3つあるので，選択には注意しておきたい．NBC災害，NBCテロといえば，そうそう滅多に起こるものではないが，毎年火災では，一酸化炭素中毒，シアン中毒等で1,000人を超える死亡があり，簡易避難呼吸防護具の普及が火災死亡を減らすものと期待される．

4 解毒薬早期投与の重要性

今までサリン中毒について記載のある和文の文献では，「サリン中毒の治療は，気道確保，呼吸補助，循環管理に尽きる」とするものが多い．確かに東京地下鉄サリン事件では，気管挿管には困難を感じなかったが，大きな事実を日本人は見落としている．東京地下鉄サリン事件では，サリンは濃度30％程度の急造品であり，しかも散布方法としてはサリンを入れたビニル袋に尖らせた傘の先で穴をあけ，放置し，サリン溶液の自然気化を待つというきわめて原始的なものであった．一方，松本サリン事件では濃度の高い大量なサリンが使用され，溶液は電熱器で強制的に気化され，電動ファンで積極的に散布された．そして，重篤な被害者では気管の攣縮が激しく，気管挿管も不能であった．

米国陸軍の化学兵器教本では，サリンが攻撃用の兵器として使用された場合には，D–D–A–B–C，すなわち，Decontamination（除染）– Drug（薬剤投与）– Airway（気道確保）– Breathing（呼吸補助）– Circulation（循環管理）の順で治療を行わなければならないとしている．闇雲に蘇生を試みると，気管から空気を送り込もうとすればするほどその努力は無駄に終わるとされており，まずは，アトロピン硫酸塩を投与して気管攣縮を解除してから，気道確保，呼吸補助にうつるべきであるとしている．米軍の経験や松本サリン事件での経験から，化学テロで，副交感神経刺激症状が被害者に共通してみられた場合には，躊躇なくアトロピン硫酸塩の投与を可及的速やかに行うべきである．

本邦では，自衛隊や一部の消防機関にはアトロピン硫酸塩，PAM〔プラリドキシムヨウ化メチル（パム）〕の自動注射器が輸入，導入されているが，これは個人輸入の形で導入されたもので，日本で正式に認可された薬剤ではない．残念ながら，自動注射器が瞬時に薬剤を注入するデバイスであることが理解されておらず，「アトロピン硫酸塩もPAMもすでに認可されている薬剤で別の剤型を必要としない」という意見が存在するからである．また，製剤があったとして，次には，**2** で触れたように，本邦では医師しか被害者に投与できず，そのうえ医師は現場に直ちには行けないし，個人防護装備を適切に装着して早期に臨場するのはきわめて困難である．その意味で，メディカルコントロール下に救急救命士が自動注射器を使った薬剤投与を行えるようになれば，救命効果はさらに上がるものと期待される．

必読文献

1)「スタットコール　緊急招集―地下鉄サリン，救急医は見た」（奥村　徹／著），河出書房新社，1999
　↑東京地下鉄サリン事件のルポルタージュ．事件で1,600人以上の被災者を受け入れた聖路加国際病院での状況を中心に書かれた作品．

索引 Index

欧文

A

acute lung injury	122, 162
aging	205
AIUEO TIPS	15
ALI	122, 162
α₁受容体遮断作用	34

B, C

β遮断薬	55, 60
CFASDM	224
CK	143
COHb	165
CT検査	92

D, E

⊿9-THC	182
EDTA2Na・Ca	21
EDTAカルシウム	21

H

H₁受容体遮断作用	34
HBO	168, 208
hyperbaric oxygen therapy	168, 208

I

ILE	36, 57, 62
intravenous lipid emulsion	36, 57, 62
intrinsic sympathetic activity	61
ISA	61

N

N95マスク	223
NAC	81
N-acetyl-parabenzoquinone imine	80
NAPQI	80
NBCハザード	223
NBO	208
normobaric oxygen therapy	208
N-アセチルシステイン	22, 81

O, P

OTC薬	95
PAM	21, 106, 202, 225
PCPS	193
percutaneous cardiopulmonary support	193
Proudfootの生存曲線	102

Q〜Z

QT延長	152
RADS	163
Reactive airways dysfunction syndrome	163
WHO	205
Zargarらによる重症度分類	130, 132

和文

あ行

アコニチン類	14, 192
アジ化ナトリウム	214
亜硝酸ナトリウム	21
アスピリン	19, 20, 86
アセチルサリチル酸	19, 20, 86
アセチルシステイン	22, 81
アセトアミノフェン	22, 79
アセトン臭	143
アトロピン硫酸塩	21, 62, 106, 203, 204, 225
アニオンギャップ	26
アニリン	135
アミオダロン塩酸塩	193
アモバルビタール	40
アルコール	143
イオン・トラッピング	19
意識障害	49, 91, 111, 118, 164, 171
異常体温	28
胃洗浄	18, 94, 126
一酸化炭素	166
一酸化炭素中毒	22, 208
一酸化炭素ヘモグロビン	165
胃内容	217
胃内容物	218
インスリン治療	57
咽頭痛	117, 128
ウォームゾーン	224
ウブレチド®	111
エタノール	22, 139, 148
エチゾラム	46
エチレングリコール	20, 22
塩酸	130, 161
塩素ガス	160
嘔吐	74, 84, 112, 138, 150
横紋筋融解症	27, 145
沖縄トリカブト事件	14
悪心	77, 138
オピオイド受容体	178
オピオイド類	20, 177

か行

カーバメート	21, 105, 113
界面活性剤	117, 122, 124
化学テロ被害者重症度早見表	108
過換気	84
覚醒剤中毒	171
下腿腫脹	143
カタルシス	24
活性炭	19, 51

活性炭のくり返し投与……………… 20	高カリウム血症………………………… 64	しびれ……………………… 185, 190
活性炭の投与………………………… 18	交感神経亢進症状…………………… 171	ジフェンヒドラミン………………… 93
過量服薬……………………………… 50	交感神経症状………………………… 181	ジメルカプロール……… 16, 21, 155
カルシウム拮抗薬…………………… 55	高気圧酸素療法………………… 168, 208	弱酸性………………………………… 161
カルバマゼピン……………………… 20	口腔内粘膜病変……………………… 129	集団災害対応………………………… 214
緩下薬………………………………… 51	高血糖………………………………… 53	重炭酸ナトリウム…………………… 67
乾燥まむしウマ抗毒素……………… 199	抗コリン毒性………………………… 34	縮瞳……………………… 112, 175, 203
カンナビノイド……………………… 180	口唇のしびれ………………………… 185	腫脹…………………………………… 197
ギ酸…………………………………… 140	誤嚥性肺炎…………………………… 28	出血点………………………………… 197
拮抗薬………………………… 20, 203	コールドゾーン……………………… 224	常圧酸素吸入………………………… 208
気道分泌……………………………… 203	呼吸機能検査………………………… 163	消化管除染法………………………… 18
吸収の阻害…………………………… 18	呼吸困難………………………… 158, 185	上室性期外収縮……………………… 191
急性血液浄化法……………………… 20	呼吸停止……………………………… 116	小児の急性薬物中毒………………… 96
急性腎不全…………………………… 145	呼吸抑制…………… 38, 41, 118, 175	消防・危機管理用具研究協議会… 224
急性尿細管壊死……………………… 148	コデイン……………………………… 176	静脈脂肪乳剤…………………… 36, 62
急性肺障害……………………… 122, 162	小山のノモグラム…………………… 118	静脈脂肪乳剤治療…………………… 57
強酸…………………………………… 129	コリンエステラーゼ阻害作用……… 203	除染…………………………………… 218
口のしびれ…………………………… 190	コリン作動性クリーゼ………… 112, 113	除草剤………………………………… 117
グリホサート………………………… 123	昏睡………………… 32, 38, 44, 143, 175	ショック………………………… 111, 122
グルカゴン…………………………… 62	コンパートメント症候群…………… 28	徐脈…………………… 53, 58, 64, 112
グルコース–インスリン療法………… 67		心筋ナトリウムチャネル阻害作用
グルホシネート……………………… 117	**さ行**	………………………………… 33, 34
クロルピクリン……………………… 220		神経剤………………………………… 106
蛍光X線分析………………………… 153	サージカルマスク…………………… 223	人工呼吸管理………………………… 187
蛍光X線分析装置…………………… 154	サリチル酸塩…………………… 19, 20	心室性不整脈………………………… 36
経皮的心肺補助装置………………… 193	三環系抗うつ薬……………………… 34	心室頻拍……………………………… 32
痙攣………………… 74, 91, 118, 179	三酸化ヒ素……………………… 16, 153	腎障害………………………………… 122
血圧低下………………………… 36, 53	酸素…………………………… 22, 26	浸透圧ギャップ……… 27, 139, 145
血液灌流法………………… 20, 28, 41	散瞳…………………………………… 180	水銀中毒……………………………… 21
血液剤………………………………… 106	サンポール……………………… 129, 130	青酸化合物…………………………… 216
血液浄化法…………………………… 28	次亜塩素酸ナトリウム……………… 160	青酸化合物中毒……………………… 21
血液透析………………………… 141, 147	シアン………………………………… 106	精神科的評価および対応…………… 23
血液透析法……………………… 20, 29	ジギタリス…………………………… 66	精神神経症状………………………… 181
血漿灌流……………………………… 100	ジゴキシン…………………………… 66	セカンドコール……………………… 221
血漿灌流装置………………………… 100	自殺企図………………………… 15, 23	全身性間代性痙攣…………………… 190
血清サリチル酸濃度ノモグラム…… 89	自傷行為……………………………… 15	喘鳴…………………………………… 203
血清病………………………………… 200	ジスチグミン臭化物…………… 111, 112	ゾーニング…………………………… 224
血清ブチルコリンエステラーゼ値	持続血液濾過透析…………………… 145	
……………………………………… 105	自動注射器…………………………… 225	**た行**
解毒剤…………………………… 20, 202	シドケ………………………………… 192	
下痢……………………………… 111, 112	ジヒドロコデイン…………………… 176	第一報………………………………… 105
		代謝性アシドーシス…………… 88, 139

大麻	182	
唾液量の増加	111, 112	
多源性心室期外収縮	191	
多数傷病者事案	214	
脱法ハーブ	180	
炭酸水素ナトリウム	19, 35, 36	
蛋白結合率	148	
チアノーゼ	135	
チエノジアゼピン	46	
遅発性神経症状	208	
遅発性脳症	211	
中枢神経症状	112, 119	
超音波内視鏡	133	
腸洗浄	19	
低カリウム血症	75	
低血圧	58	
低酸素障害	210	
低体温	143	
テオフィリン	20, 71	
鉄中毒	22	
テトロドトキシン	186	
デフェロキサミン	22	
疼痛	197	
トキシドローム	215	
トライエージ®	40, 47, 50, 78, 172, 176	
トリカブト	192	

な行

内因性交感神経刺激作用	61
内視鏡の適応	132
鉛中毒	21
ナロキソン塩酸塩	20, 26, 177
ニコチン様症状	113
二次被害	216, 218
ニフレック®	19
尿中パラコート定性反応	99
尿のアルカリ化	19, 51, 89
ニリンソウ	192
熱中症	171
農薬	117, 122, 135
ノモグラム	82, 89, 118

は行

肺水腫	159
排泄の促進	19
パム	21, 106, 202, 225
パラコート	99
パラチオン	205
バル®	16, 21, 155
バルビツール酸	40, 50
非外傷性挫滅症候群	28, 145
ヒスタミンH₁受容体遮断作用	33
ヒ素	153
ヒ素中毒	21
非定型抗精神病薬	55
ヒドロキソコバラミン	21
びらん	97
びらん剤	105
フィットテスト	223
フェニトイン	20
フェニトロチオン	205
フェノバルビタール	20, 40, 50, 144
不穏状態	179
フグ	186
腹痛	111
腐食性刺激物質	129
腐食性消化管損傷	130
腐食性食道・胃炎の重症度分類	132
腐食性物質	131
不整脈	191
プラリドキシムヨウ化メチル	21, 202, 225
フルマゼニル	26, 47
分析機器	124
分布容積	148
ベゲタミン®-A	51
ヘビ咬傷	198
ベンゾジアゼピン中毒	55
ペントバルビタール	41
ホットゾーン	224
ポリエチレングリコール溶液	19

ま行

膜安定化作用	61
松本サリン事件	225
マムシ咬傷	197
マラチオン	205
ミオグロビン	143
耳鳴り	84
ムスカリン受容体	204
ムスカリン受容体遮断作用	34
ムスカリン様症状	113
酪酊	138
メタノール	20, 140
メタノール中毒	22
メタ分析	205
メチレンブルー	22, 136
メトヘモグロビン	135
メトヘモグロビン血症	22
モミジガサ	192

や行

薬毒物の特徴的な臭い	16
有機溶剤	121
有機リン中毒	21, 105

ら行

リチウム	20
硫化水素中毒	21
臨床推論	56
ロメリジン塩酸塩	45

わ行

和歌山ヒ素カレー事件	16

編者プロフィール

上條吉人（Yoshito KAMIJO） ●北里大学医学部「中毒・心身総合救急医学」神奈川県寄附講座 特任教授

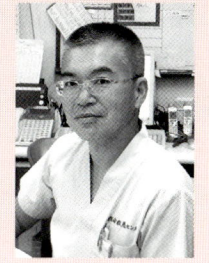

1982年東京工業大学理学部化学科卒，1988年東京医科歯科大学医学部卒．精神・神経科に入局して精神科医としての研鑽を積んでいたが，某総合病院神経科研修中に，入院中の受け持ち患者が自殺企図してERに運ばれたが呆然と立ちすくむだけで何もできず自信喪失状態となった．一念発起して1992年北里大学病院救命救急センターにお願いして半年の予定で救急医療の研修を始めた．ところが，すっかりこの世界に魅了されてそのまま救急医に転身し，当初は急性血液浄化学に傾頭した．

以後は「心も身体も救える救急医」を信条とし，自殺企図患者の身体治療と併せて精神科的介入も行っている．また，「化学」「精神医学」「急性血液浄化学」の知識と経験を活かして「臨床中毒学」をサブスペシャリティーと定めた．今では重い「中毒学中毒」を患い，通勤電車の中で毒殺ミステリーを読み漁り，時間を見つけては，水族館，植物園，海釣り，キノコ狩り，山菜狩りにでかけて有毒生物を写真撮影している．ハブの頭部の曲線美やドクツルタケの透き通るような白さにうっとりする，もはや危険な状態である．

主な著書：「精神障害のある救急患者対応マニュアル」（医学書院），「臨床中毒学」（医学書院），「急性中毒診療レジデントマニュアル」（医学書院），ほか

レジデントノート別冊　救急・ERノート9

犯人は誰だ！急性中毒を推理・解決する
症状から見極め診断・治療する、実践的ケーススタディ

2013年7月25日　第1刷発行

編　集	上條吉人（かみじょうよしと）
発行人	一戸裕子
発行所	株式会社　羊　土　社
	〒101-0052
	東京都千代田区神田小川町2-5-1
	TEL　03（5282）1211
	FAX　03（5282）1212
	E-mail　eigyo@yodosha.co.jp
	URL　http://www.yodosha.co.jp/
装　幀	野崎一人
印刷所	株式会社　三秀舎

© YODOSHA CO., LTD. 2013
Printed in Japan
ISBN978-4-7581-1349-6

本書に掲載する著作物の複製権・上映権・譲渡権・公衆送信権（送信可能化を含む）は（株）羊土社が保有します．
本書を無断で複製する行為（コピー，スキャン，デジタルデータ化など）は，著作権法上での限られた例外（「私的使用のための複製」など）を除き禁じられています．研究活動，診療を含み業務上使用する目的で上記の行為を行うことは大学，病院，企業などにおける内部的な利用であっても，私的使用には該当せず，違法です．また私的使用のためであっても，代行業者等の第三者に依頼して上記の行為を行うことは違法となります．

JCOPY ＜（社）出版者著作権管理機構　委託出版物＞
本書の無断複写は著作権法上での例外を除き禁じられています．複写される場合は，そのつど事前に，（社）出版者著作権管理機構（TEL 03-3513-6969，FAX 03-3513-6979，e-mail：info@jcopy.or.jp）の許諾を得てください．

●criticalcare 従事者のための総合誌　待望の創刊！

急性・重症患者ケア

編集委員　岡元 和文　信州大学医学部 救急集中治療医学講座 教授　　道又 元裕　杏林大学医学部附属病院 看護部 部長

2巻2号特集　Vol2 No2 2013
エキスパートが本気で教える
重症患者の栄養管理
新刊!!
編集：清水 孝宏

2巻1号特集　Vol2 No1 2013
重症患者に必要な
輸液管理と体液ケア
「ケーススタディ」で実践力を身につける!!
編集：岡元 和文, 道又 元裕

創刊号特集　Vol1 No1 2012
重症患者に必要な
人工呼吸と呼吸ケア
―事例で学べる病態生理と実践のコツ―
最新知見に基づいた実践と根拠を提供!!
編集：道又 元裕, 岡元 和文

学びのレシピ 3つの特長
- 現場での「なぜ？」に応える「病態生理」の知識が満載！
- より深く学びたい人のために実践と根拠を解説！
- 「ケーススタディ」と「Q&A」でエキスパートの思考とコツがわかる！

今後の特集テーマ（予定）
- 2巻3号 特集「重症患者の循環管理」(仮)　編集：尾野 敏明（杏林大学病院）
- 2巻4号 特集「重症患者のドレーン管理」(仮)　編集：露木 菜緒（杏林大学病院）
    …
（以下続刊）

B5判 約200ページ, フルカラー
年4回刊行（季刊）
定価（本体3,400円+税）

- 全国書店で発売！
- 年間購読予約受付中！
（詳しくは総合医学社で検索）

[総合医学社　検索]

総合医学社　〒101-0061　東京都千代田区三崎町1-1-4
TEL 03(3219)2920　FAX 03(3219)0410　http://www.sogo-igaku.co.jp

ジェネラル診療シリーズ

臨床現場で活躍する医師のためのシリーズ！

あらゆる診療科でよく出会う
精神疾患を見極め、対応する

適切な診断・治療と患者への説明、専門医との連携のために

堀川直史／編

□ 定価(本体 4,700円＋税)　□ B5判　□ 284頁　□ ISBN978-4-7581-1503-2

内科やプライマリケアで必携！
精神疾患への適切な対応が身につく

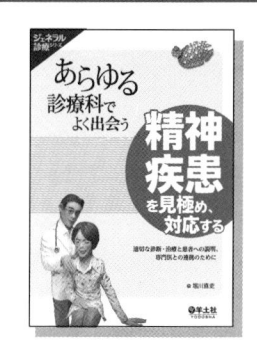

もう困らない！
高齢者診療でよく出合う問題とその対応

検査や治療はどこまで必要？ 患者・家族に満足してもらうには？
外来・病棟・在宅・施設ですぐに役立つ実践ポイント

木村琢磨／編

□ 定価(本体 4,500円＋税)　□ B5判　□ 276頁　□ ISBN978-4-7581-1500-1

高齢化が進む今, 知っておくべき内容が満載！

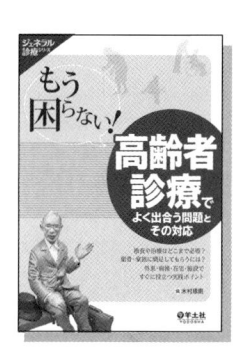

いざというとき必ず役立つ
小児診療のコツ 改訂版

症候・疾患別に、まず考えること、すべきことがわかる！

細谷亮太／編

□ 定価(本体 4,500円＋税)　□ B5判　□ 284頁　□ ISBN978-4-7581-1501-8

すぐに診療の現場で役立つ知恵と技が一目でわかる！

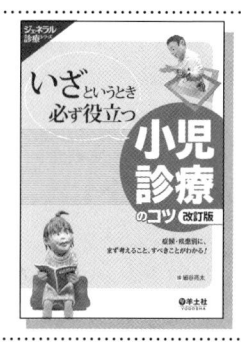

すべての内科医が知っておきたい
神経疾患の診かた、考え方とその対応

症状・疾患へのアプローチの基本から鑑別と治療、コンサルテーションまでわかる

大生定義／編

□ 定価(本体 5,200円＋税)　□ B5判　□ 374頁　□ ISBN978-4-7581-1502-5

よくある神経症状を迷わず診察するための実践書！

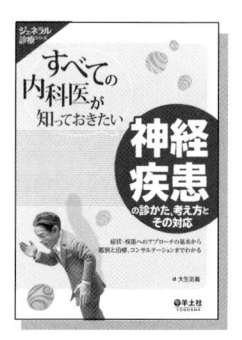

発行　羊土社 YODOSHA　〒101-0052 東京都千代田区神田小川町2-5-1　TEL 03(5282)1211　FAX 03(5282)1212
E-mail：eigyo@yodosha.co.jp
URL：http://www.yodosha.co.jp/

ご注文は最寄りの書店、または小社営業部まで

好評書籍

血液浄化療法に強くなる
やさしくわかる急性期の腎代替療法・アフェレシスの基本から、ケースで学ぶ状況・疾患別の実践的対応まで

木村健二郎, 安田 隆／監, 柴垣有吾, 櫻田 勉／責任編集
聖マリアンナ医科大学病院腎臓・高血圧内科／編

- 楽しく読めてよくわかる, 血液浄化療法を学ぶならまずこの1冊！
- 腎代替療法・アフェレシスの基本と実践を研修医＆指導医の対話形式でやさしく解説

☐ 定価(本体 4,700円＋税)　☐ B5判　☐ 271頁　☐ ISBN978-4-7581-1738-8

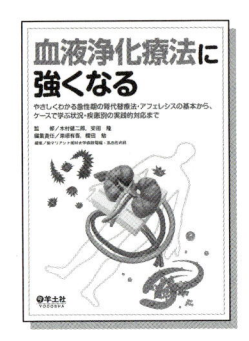

人工呼吸に活かす！
呼吸生理がわかる、好きになる
臨床現場でのモヤモヤも解決！

田中竜馬／著

- 「呼吸生理はイマイチわからない」「臨床で必要なの？」という方, 必携！
- 症状・病態と結びつけながら, 呼吸管理に必須の考え方をやさしく解説.

☐ 定価(本体 3,300円＋税)　☐ A5判　☐ 287頁　☐ ISBN978-4-7581-1734-0

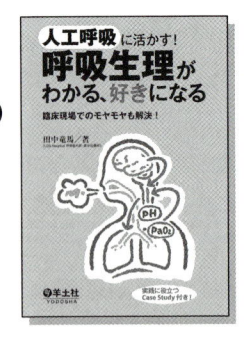

教えて！ICU
集中治療に強くなる

早川桂, 清水敬樹／著

- 現場の疑問をやさしく解説！ICU診療のツボがわかる入門書
- 鎮静薬の選び方, ARDSの呼吸管理など, 実践で役立つ話題が満載.

☐ 定価(本体 3,800円＋税)　☐ A5判　☐ 239頁　☐ ISBN978-4-7581-1731-9

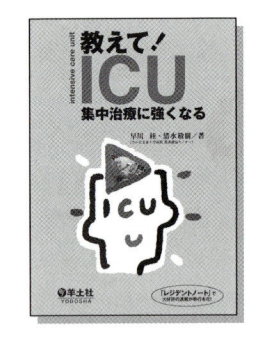

手術動画とシェーマでわかる
外傷外科手術スタンダード

日本Acute Care Surgery学会／編
真弓俊彦・大友康裕・北野光秀・益子邦洋・山下裕一／編集委員

- 救急医, 外科医必携！重症外傷外科手術の戦略と手技を解説した初のテキスト
- カラー写真約180点, シェーマ約200点, 手術動画約180分, ビジュアルの決定版！

☐ 定価(本体 14,000円＋税)　☐ A4判　☐ 291頁　☐ ISBN978-4-7581-1727-2

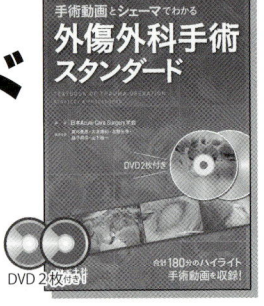

発行　羊土社　YODOSHA
〒101-0052　東京都千代田区神田小川町2-5-1　TEL 03(5282)1211　FAX 03(5282)1212
E-mail：eigyo@yodosha.co.jp
URL：http://www.yodosha.co.jp/

ご注文は最寄りの書店, または小社営業部まで